EUSTACE MULLINS

MORDERSTWO PRZEZ ZASTRZYK

HISTORIA MEDYCZNEGO SPISKU PRZECIWKO AMERYCE

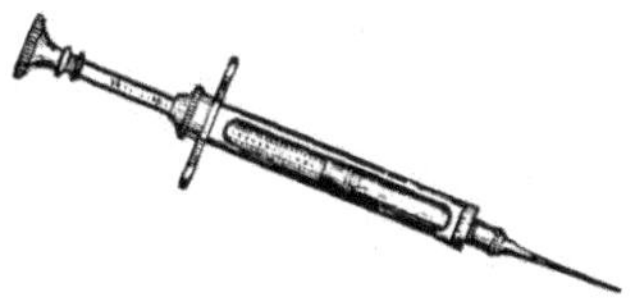

OMNIA VERITAS®

EUSTACE CLARENCE MULLINS
(1923–2010)

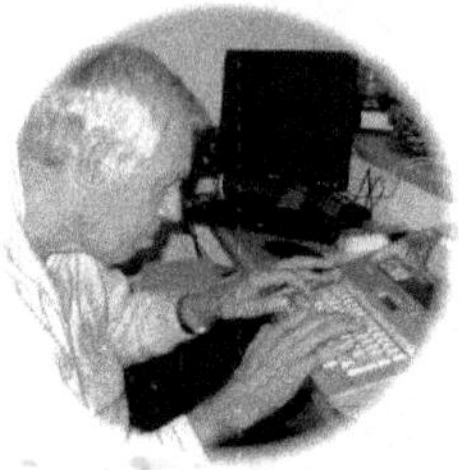

Eustace Mullins (1923–2010) był amerykańskim pisarzem znanym ze swoich krytycznych publikacji dotyczących systemu bankowego i instytucji finansowych. Pod wpływem poety Ezry Pounda opublikował w 1952 roku między innymi książkę *The Secrets of the Federal Reserve*, która wywarła znaczący wpływ na niektóre środowiska krytyczne wobec międzynarodowych finansów. Jako płodny autor przez całą swoją karierę zajmował się tematyką polityczną, ekonomiczną i historyczną.

Murder by Injection
The Story of the Medical Conspiracy Against America

MORDERSTWO PRZEZ ZASTRZYK
HISTORIA MEDYCZNEGO SPISKU PRZECIWKO AMERYCE

1988

Przetłumaczone i opublikowane przez Omnia Veritas Limited

OMNIA VERITAS®
www.omnia-veritas.com

Dla
BLAIR
w dowód wdzięczności za Twoje niezrównane
oddaniu amerykańskim ideałom

PRZEDMOWA

Niniejsza praca, będąca wynikiem około czterdziestu lat badań śledczych, stanowi logiczną kontynuację moich poprzednich książek: demaskatorskiej publikacji na temat międzynarodowej kontroli emisji pieniądza i praktyk bankowych w Stanach Zjednoczonych; późniejsza praca ujawniająca tajną sieć organizacji, za pośrednictwem których te obce siły sprawują władzę polityczną – tajne komitety, fundacje i partie polityczne, poprzez które realizowane są ich ukryte plany; a teraz; do najważniejszej kwestii ze wszystkich, czyli sposobu, w jaki te grabieże wpływają na codzienne życie i zdrowie obywateli amerykańskich. Pomimo ogromnej władzy ukrytych władców odkryłem, że tylko jedna grupa ma prawo wydawać wyroki śmierci lub skazywać na życie każdego Amerykanina – lekarze naszego narodu.

Odkryłem, że ci lekarze, pomimo swojej ogromnej władzy, sami podlegali bardzo ścisłej kontroli w każdym aspekcie swojego życia zawodowego. Co zaskakujące, kontrola ta nie była sprawowana przez żadną agencję stanową ani federalną, chociaż prawie każdy inny aspekt życia w Ameryce znajduje się obecnie pod absolutną kontrolą biurokracji. Lekarze mają swoją własną autokrację, prywatne stowarzyszenie branżowe, Amerykańskie Stowarzyszenie Medyczne. Grupa ta, z siedzibą w Chicago w stanie Illinois, stopniowo budowała swoją władzę, aż przejęła całkowitą kontrolę nad szkołami medycznymi i akredytacją lekarzy.

Ślady tych manipulatorów zaprowadziły mnie prosto do tych samych legowisk międzynarodowych konspiratorów, których ujawniłem w poprzednich książkach. Wiedziałem, że już splądrowali Amerykę, zredukowali jej potęgę militarną do niebezpiecznie niskiego poziomu i narzucili biurokratyczną kontrolę nad każdym Amerykaninem. Teraz odkryłem, że ich spiski miały również bezpośredni wpływ na zdrowie każdego Amerykanina.

Ten spisek doprowadził do udokumentowanego pogorszenia się stanu zdrowia naszych obywateli. Obecnie zajmujemy bardzo niskie miejsce na liście cywilizowanych narodów pod względem śmiertelności niemowląt i innych istotnych statystyk dotyczących opieki medycznej. Udało mi się udokumentować szokujące działania tych bezlitosnych potentatów, którzy nie tylko planują i przeprowadzają klęski głodu, kryzysy gospodarcze, rewolucje i wojny, ale także czerpią największe zyski z manipulacji naszą opieką medyczną. Cynizm i złośliwość tych spiskowców przekracza wyobraźnię większości Amerykanów. Co roku celowo wyłudzają od naszych obywateli miliony dolarów za pośrednictwem „charytatywnych" organizacji, a następnie wykorzystują te same organizacje jako kluczowe grupy do wzmocnienia swojego medycznego monopolu. Strach i zastraszanie to podstawowe techniki, dzięki którym spiskowcy utrzymują kontrolę nad wszystkimi aspektami naszej opieki zdrowotnej, bezlitośnie niszcząc każdego konkurenta, który zagraża ich zyskom. Podobnie jak w innych aspektach ich „kontroli behawioralnej" nad Amerykanami, ich najczęściej używaną bronią przeciwko nam jest zatrudnianie agentów federalnych i agencji federalnych do realizacji swoich intryg. Dowód na tę operację może być najbardziej niepokojącym odkryciem w mojej pracy.

Eustace Mullins
22 lutego 1988 r.

Podziękowania:
Jestem wdzięczny pracownikom Biblioteki Kongresu w Waszyngtonie za ich uprzejmość i współpracę przy przygotowywaniu tej pracy.

ROZDZIAŁ 1

MONOPOL MEDYCZNY

Medycyna może nie jest najstarszym zawodem świata, ale często uważa się, że działa na podobnych zasadach. Klient nie tylko zastanawia się, czy otrzymuje to, za co płaci, ale w wielu przypadkach jest zaniepokojony, gdy okazuje się, że otrzymał coś, czego nie oczekiwał. Analiza danych historycznych pokazuje, że rzeczywiste metody praktyki medycznej nie zmieniły się zbytnio na przestrzeni wieków. Niedawno odkryty papirus Ebersa pokazuje, że już w 1600 r. p.n.e. lekarz miał do dyspozycji ponad dziewięćset recept, w tym opium jako środek przeciwbólowy. Jeszcze w 1700 r. powszechnie stosowane leki obejmowały środki przeczyszczające, takie jak senes, aloes, figi i olej rycynowy. Robaki jelitowe leczono korzeniami aspidium (paproci męskiej), korą granatu lub olejem z nasion piołunu. Na Wschodzie pozyskiwano go z kwiatów santoniny; na półkuli zachodniej wyciskano go z owoców i liści chenopodium.

Środkami przeciwbólowymi były alkohol, liście lulka czarnego i opium. Lulka czarna zawiera skopolaminę, stosowaną we współczesnej medycynie do wywoływania „snu półświadomego". W XVI wieku Arabowie stosowali kolchicum, pochodną szafranu, na bóle reumatyczne i dnę moczanową. Kora chinowca, źródło chininy, była stosowana w leczeniu malarii; olej chaulmoogra stosowano w leczeniu trądu, a ipekakuana w leczeniu czerwonki amebowej. Spalona gąbka była kiedyś stosowana w leczeniu wola; jej zawartość jodu zapewniała wyleczenie. Położne stosowały sporysz w celu wywołania skurczów macicy. Około dwieście lat temu erę współczesnej medycyny zapoczątkowało odkrycie przez sir Humphry'ego Davy'ego właściwości znieczulających podtlenku azotu. Michael Faraday odkrył eter, a Wilhelm Surtner wyodrębnił morfinę z opium.

Do końca XIX wieku lekarze praktykowali jako niezależni agenci, co oznaczało, że ponosili całe ryzyko związane ze swoimi decyzjami. Ubodzy rzadko mieli kontakt z lekarzem, ponieważ opieka medyczna była zazwyczaj zarezerwowana dla bogatych i wpływowych.

Wyleczenie monarchy mogło przynieść wielkie korzyści, ale niepowodzenie w leczeniu mogło być fatalnym błędem. Być może to właśnie świadomość osobistego ryzyka związanego z tym zawodem dała początek planowi monopolu, mającemu na celu wyrównanie ryzyka i korzyści wśród wybranych nielicznych. Próby zbudowania tego medycznego monopolu stworzyły obecnie współczesną plagę, a determinacja w utrzymaniu tego monopolu kosztowała społeczeństwo ogromne pieniądze i cierpienie.

Prawie pięć wieków temu w Anglii miała miejsce jedna z pierwszych prób ustanowienia tego monopolu. Ustawa z 1511 roku, podpisana przez króla Henryka VIII, uznawała za przestępstwo wykonywanie zawodu lekarza lub chirurga bez zgody komisji „ekspertów". Ustawa ta została sformalizowana w 1518 roku wraz z utworzeniem Królewskiego Kolegium Lekarzy. W 1540 roku fryzjerzy i chirurdzy otrzymali podobne uprawnienia, gdy król zatwierdził ich stowarzyszenie. Natychmiast rozpoczęli kampanię mającą na celu wyeliminowanie nieuprawnionych praktyków, którzy służyli ubogim. Najwyraźniej nie ma nic nowego pod słońcem, ponieważ podobna kampania od dawna toczy się w Stanach Zjednoczonych. To nękanie lekarzy, którzy służyli ubogim, spowodowało tak powszechne cierpienie w Anglii, że król Henryk VIII został zmuszony do uchwalenia w 1542 r. Karty Szarlatanów. Karta ta zwalniała „nieuprawnionych praktykujących" z odpowiedzialności i pozwalała im kontynuować swoją działalność. W Stanach Zjednoczonych nigdy nie przyznano takiej karty, gdzie „szarlatan" to nie tylko nieuprawniony lekarz, czyli taki, który nie został „zatwierdzony" przez Amerykańskie Stowarzyszenie Medyczne (American Medical Association) lub jedną z agencji rządowych pod jego kontrolą, ale także podlega natychmiastowemu aresztowaniu. Ciekawe jest to, że przyznawanie kart szarlatanom nie jest jedną z cech angielskiego życia, która została przekazana amerykańskiej kolonii.

W 1617 roku w Anglii powstało Stowarzyszenie Aptekarzy. W 1832 roku zarejestrowano Brytyjskie Stowarzyszenie Medyczne; stało się to impulsem do utworzenia podobnego stowarzyszenia, Amerykańskiego Stowarzyszenia Medycznego, w Stanach Zjednoczonych. Od samego początku Amerykańskie Stowarzyszenie Medyczne miało jeden główny cel: osiągnięcie i obronę całkowitego monopolu na praktykę medyczną w Stanach Zjednoczonych. Od samego początku AMA uczyniła alopatię podstawą swojej praktyki. Allopatia była rodzajem medycyny, której praktycy zostali przeszkoleni w uznanej akademickiej szkole medycznej i którzy w dużym stopniu polegali na zabiegach chirurgicznych i stosowaniu leków. Liderzy tej gałęzi medycyny zostali przeszkoleni w Niemczech. Byli zwolennikami częstego stosowania upuszczania krwi i dużych dawek leków. Byli wrogo nastawieni do wszelkich form medycyny, które nie wywodziły się z akademii i nie stosowały standardowych lub ortodoksyjnych procedur.

Allopatia nawiązała intensywną rywalizację z dominującą w XIX wieku szkołą medyczną, jaką była homeopatia. Szkoła ta była dziełem lekarza o nazwisku Christian Hahnemann (1755-1843). Opierała się ona na jego formule „similibus curentur", czyli „podobne leczy podobne". Homeopatia ma jeszcze większe znaczenie w naszych czasach, ponieważ działa poprzez układ odpornościowy, wykorzystując nietoksyczne dawki substancji podobnych do tych, które powodują chorobę. Nawet dzisiaj królowa Elżbieta jest nadal leczona przez swojego osobistego lekarza homeopatę w Pałacu Buckingham. Jednak w Stanach Zjednoczonych zorganizowana medycyna kontynuuje swoją gorączkową kampanię mającą na celu zdyskredytowanie i wyeliminowanie praktyki medycyny homeopatycznej. Jak na ironię, dr George H. Simmons, który dominował w Amerykańskim Stowarzyszeniu Medycznym w latach 1899–1924, budując tę organizację jako potęgę krajową, przez lata publikował ogłoszenia w Lincoln w stanie Nebraska, gdzie prowadził praktykę, w których ogłaszał, że jest „lekarzem homeopatycznym".

Badania kliniczne wykazały, że homeopatia jest równie skuteczna jak niektóre powszechnie przepisywane leki na artretyzm, a ponadto ma tę nadrzędną zaletę, że nie powoduje żadnych szkodliwych skutków ubocznych.

Jednak osiągnięcia homeopatii były historycznie pomijane milczeniem lub, jeśli w ogóle o nich wspomniano, były w znacznym stopniu błędnie interpretowane lub zniekształcane. Klasyczny przykład tej techniki miał miejsce w Anglii podczas niszczycielskiej epidemii cholery w 1854 roku; dane wykazały, że podczas tej epidemii śmiertelność w szpitalach homeopatycznych wyniosła zaledwie 16,4%, w porównaniu z 50% śmiertelnością w szpitalach medycyny konwencjonalnej. Ten rekordowy wynik został celowo zatajony przez Radę Zdrowia Miasta Londynu.

W XIX wieku praktyka homeopatii szybko rozprzestrzeniła się w Stanach Zjednoczonych i Europie. Dr Hahnemann napisał podręcznik „Homeopathica Materia Medica", który umożliwił wielu praktykom przyjęcie jego metod.

W 1847 roku, kiedy w Stanach Zjednoczonych powstało Amerykańskie Stowarzyszenie Medyczne (AMA), homeopaci przewyższali liczebnie alopatów, czyli lekarzy typu AMA, w stosunku ponad dwa do jednego. Ze względu na indywidualistyczny charakter zawodu homeopaty oraz fakt, że zazwyczaj praktykowali oni samodzielnie, nie byli oni przygotowani na wspólny atak alopatów. Od samego początku AMA udowodniła, że jest jedynie lobby branżowym, zorganizowanym w celu stłumienia konkurencji i wyeliminowania homeopatów z rynku. Na początku XX wieku, gdy AMA zaczęła osiągać ten cel, medycyna amerykańska wkroczyła w swoją ciemną epokę. Dopiero teraz zaczyna wychodzić z tych dziesięcioleci ciemności, gdy nowy, holistyczny ruch wzywa do leczenia całego systemu fizycznego, zamiast skupiania się na jednej dotkniętej części.

Charakterystyczną cechą alopatycznej szkoły medycznej AMA była ciągła autoreklama i promowanie mitu, że tylko ten rodzaj medycyny jest skuteczny. To zgubne zjawisko stworzyło nowego potwora – szalonego lekarza jako osobę absolutnie nieomylną, której osądu nie wolno kwestionować. Z całą pewnością nie wolno wspominać o jego błędach. Jak wskazał Iwan Iljicz w swojej szokującej książce „Medical Nemesis, the Expropriation of Health" (1976), nie tylko skuteczność alopatycznej szkoły medycznej okazała się mitem, ale lekarze sprowadzili teraz nowe plagi, choroby, które Iljicz określa jako „jatrogenne", powodując plagę, którą nazywa „jatrogenezą". Ilyich twierdzi, że plaga ta ogarnia obecnie cały kraj. Definiuje on iatrogenię jako „chorobę spowodowaną interwencją medyczną lekarza". Ilyich definiuje następnie trzy powszechnie spotykane rodzaje iatrogenesis: iatrogenesis kliniczną, czyli chorobę wywołaną przez lekarza; iatrogenesis społeczną, która jest celowo tworzona przez intrygi kompleksu medyczno-przemysłowego; oraz iatrogenesis kulturową, która osłabia wolę przetrwania ludzi. Spośród tych trzech rodzajów iatrogenesis trzeci może być najbardziej powszechny. Reklamy różnych leków nazywają to „stresem" – trudnością w pokonywaniu problemów codziennego życia, które są spowodowane przez totalitarny rząd i złowrogie postacie stojące za nim, które kierują nim dla własnych korzyści. W obliczu tej potwornej obecności, która wkracza w każdy aspekt codziennego życia obywatela amerykańskiego, wielu ludzi ogarnia uczucie beznadziejności i przekonanie, że nic nie mogą zrobić. W rzeczywistości ten potwór jest niezwykle wrażliwy, ponieważ jest tak bardzo rozciągnięty, a gdy zostanie zaatakowany, okazuje się papierowym tygrysem.

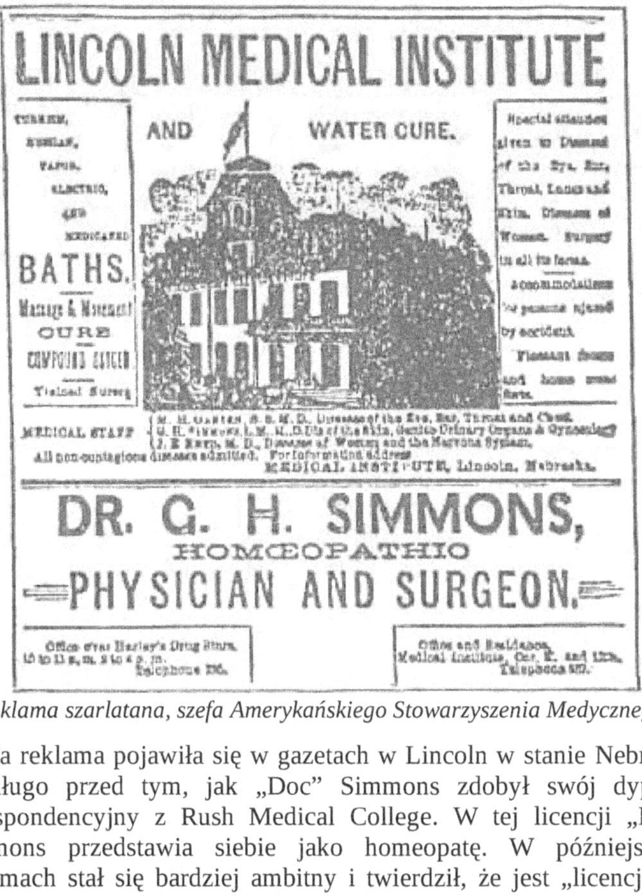

Reklama szarlatana, szefa Amerykańskiego Stowarzyszenia Medycznego

Ta reklama pojawiła się w gazetach w Lincoln w stanie Nebraska na długo przed tym, jak „Doc" Simmons zdobył swój dyplom korespondencyjny z Rush Medical College. W tej licencji „Doc" Simmons przedstawia siebie jako homeopatę. W późniejszych reklamach stał się bardziej ambitny i twierdził, że jest „licencjatem ginekologii i położnictwa ze szpitali Rotunda w Dublinie w Irlandii". Zwróć uwagę na bzdurne lekarstwo „Compound Oxygen".

Pomimo gorączkowych zapewnień AMA o poprawie opieki medycznej, dane wskazują, że stan zdrowia Amerykanów pogarsza się. W XIX wieku odnotowywano stałą poprawę, prawdopodobnie dzięki opiece homeopatów. Typową chorobą tego okresu była gruźlica. W 1812 r. śmiertelność z powodu gruźlicy w Nowym Jorku wynosiła 700 na 100 000 mieszkańców. Kiedy Koch wyizolował prąt w 1882 roku, wskaźnik ten spadł już do 370. W 1910 roku, kiedy otwarto pierwsze sanatorium dla chorych na gruźlicę, wskaźnik ten spadł jeszcze bardziej, do 180 na 100 000 mieszkańców. Do 1950 roku wskaźnik ten spadł do 50 na 100 000 mieszkańców. Dokumentacja medyczna dowodzi, że 90-procentowy spadek śmiertelności dzieci z powodu szkarlatyny, błonicy, krztuśca i odry nastąpił przed wprowadzeniem antybiotyków i szczepień, w latach 1860–1896. Miało to miejsce również na długo przed uchwaleniem w 1905 r. ustawy o żywności i lekach, która ustanowiła rządową kontrolę nad międzystanowym handlem lekami. W 1900 r. na 750 Amerykanów przypadał tylko jeden lekarz. Zazwyczaj odbywali oni dwuletnią praktykę, po której mogli liczyć na zarobki mniej więcej na poziomie dobrego mechanika. W 1900 r. czasopismo *AMA Journal,* które było już pod redakcją dr. George'a H. Simmonsa, ogłosiło mobilizację. „Rozwój zawodu musi zostać powstrzymany, jeśli poszczególni członkowie mają uznać praktykę lekarską za lukratywny zawód". Trudno byłoby znaleźć w literaturze poświęconej jakiejkolwiek profesji bardziej zdecydowane żądanie monopolu. Ale jak miało się to osiągnąć? Merlinem, który miał machnąć swoją magiczną różdżką i doprowadzić do tego dramatycznego rozwoju w zawodzie lekarza, okazał się nikt inny jak najbogatszy człowiek świata, nienasycony monopolista, John D. Rockefeller. Świeżo po triumfie związanym z zorganizowaniem gigantycznego monopolu naftowego, zwycięstwie tak krwawym jak każdy starożytny rzymski triumf, Rockefeller, stworzenie Domu Rothschildów i jego wysłannik na Wall Street, Jacob Schiff, zdał sobie sprawę, że monopol medyczny może przynieść mu jeszcze większe zyski niż jego trust naftowy. W 1892 roku Rockefeller mianował Fredericka T. Gatesa swoim agentem, nadając mu tytuł „szefa wszystkich swoich przedsięwzięć filantropijnych". Jak się okazało, każda z szeroko nagłośnionych „działalności filantropijnych" Rockefellera została specjalnie zaprojektowana, aby zwiększyć nie tylko jego bogactwo i władzę, ale także bogactwo i władzę ukrytych postaci, które tak umiejętnie reprezentował.

Pierwszym prezentem Fredericka T. Gatesa dla Rockefellera był plan zdominowania całego systemu edukacji medycznej w Stanach Zjednoczonych. Pierwszym krokiem było utworzenie Instytutu Badań Medycznych Rockefellera. W 1907 roku AMA „zwróciła się" do Fundacji Carnegie z prośbą o przeprowadzenie badania wszystkich szkół medycznych w kraju. Już w tym wczesnym okresie interesy Rockefellera osiągnęły znaczną kontrolę operacyjną nad Fundacjami Carnegie, która jest utrzymywana do dziś. W świecie fundacji powszechnie wiadomo, że Fundacje Carnegie (jest ich kilka) są jedynie słabymi przybudówkami Fundacji Rockefellera. Fundacja Carnegie powołała Abrahama Flexnera na czele badania szkół medycznych. Przypadkowo jego brat Simon był dyrektorem Instytutu Badań Medycznych Rockefellera. Raport Flexnera został ukończony w 1910 roku, po wielu miesiącach podróży i badań. Był on pod silnym wpływem reprezentacji medycyny alopatycznej wykształconej w Niemczech w amerykańskim środowisku medycznym. Później ujawniono, że głównym czynnikiem wpływającym na Flexnera była jego podróż do Baltimore. Był on absolwentem Uniwersytetu Johna Hopkinsa. Szkoła ta została założona przez Daniela Coita Gilmana (1831–1908). Gilman był jednym z trzech pierwotnych założycieli Russell Trust na Uniwersytecie Yale (znanego obecnie jako Bractwo Śmierci). W siedzibie fundacji w Yale znajdował się list w języku niemieckim upoważniający Gilmana do utworzenia oddziału iluminatów w Stanach Zjednoczonych. Gilman założył Peabody Fund oraz John Slater Fund, które później przekształciły się w Fundację Rockefellera. Gilman stał się również jednym z założycieli General Education Board Rockefellera, która miała przejąć kontrolę nad systemem edukacji medycznej w Stanach Zjednoczonych, a także Fundacji Carnegie oraz Fundacji Russella Sage'a. Na Uniwersytecie Johna Hopkinsa Gilman uczył również Richarda Ely'ego, który stał się złowrogim geniuszem edukacji Woodrowa Wilsona. Ostatnim osiągnięciem Gilmana w ostatnim roku jego życia było doradzenie Herbertowi Hooverowi w sprawie celowości utworzenia think tanku. Hoover postąpił później zgodnie z planem Gilmana, zakładając po pierwszej wojnie światowej Instytut Hoovera. Instytucja ta dostarczyła w Waszyngtonie ludzi, którzy byli motorem i twórcami „rewolucji Reagana". Nic dziwnego, że Amerykanie znaleźli się w sytuacji, w której obciążono ich jeszcze większym długiem i jeszcze bardziej opresyjną biurokracją federalną, a wszystko to w wyniku prospektu Iluminatów autorstwa Daniela Coita Gilmana.

Flexner spędził większość czasu na Uniwersytecie Johna Hopkinsa, dopracowując swój raport. Szkoła medyczna, która powstała dopiero w 1893 roku, była uważana za bardzo nowoczesną. Była to również siedziba niemieckiej szkoły medycyny alopatycznej w Stanach Zjednoczonych. Flexner, urodzony w Louisville w stanie Kentucky, studiował na Uniwersytecie Berlińskim. Prezes Amerykańskiej Organizacji Syjonistycznej, Louis Brandies, również pochodzący z Louisville, był starym przyjacielem rodziny Flexnerów. Po tym, jak Woodrow Wilson mianował Brandeisa sędzią Sądu Najwyższego, Brandeis mianował się delegatem do Paryża, aby wziąć udział w konferencji pokojowej w Wersalu w 1918 roku. Jego celem było promowanie celów ruchu syjonistycznego podczas tej konferencji.

Bernard Flexner, który był wówczas adwokatem w Nowym Jorku, został poproszony o towarzyszenie Brandeisowi jako oficjalny doradca prawny delegacji syjonistycznej w Paryżu. Bernard Flexner został później członkiem-założycielem Rady Stosunków Zagranicznych oraz członkiem zarządu Fundacji Rockefellera wraz ze swoim bratem Simonem.

Simon Flexner został mianowany pierwszym dyrektorem Instytutu Badań Medycznych Rockefellera w momencie jego utworzenia w 1903 roku. Abraham Flexner dołączył do Fundacji Carnegie na rzecz Rozwoju Nauczania w 1908 roku, gdzie pracował aż do przejścia na emeryturę w 1928 roku. Przez wiele lat pełnił również funkcję członka Rady ds. Edukacji Ogólnej Fundacji Rockefellera. Otrzymał stypendium wykładowe im. Rhodesa na Uniwersytecie Oksfordzkim. Jego przełomowe dzieło, zatytułowane „Prostytucja w Europie", zostało opublikowane w 1913 roku.

Abraham Flexner przedłożył Rockefellerowi raport końcowy, który najwyraźniej był zadowalający pod każdym względem. Jego pierwszym punktem było zdecydowane poparcie dla narzekań AMA, że jest zbyt wielu lekarzy. Rozwiązanie Flexnera było proste: uczynić edukację medyczną tak elitarna i kosztowną oraz tak rozciągniętą w c, że większości studentów nie będzie stać nawet na rozważanie kariery medycznej. Program Flexnera ustanowił wymóg ukończenia czterech lat studiów licencjackich, a następnie kolejnych czterech lat studiów medycznych. Jego raport ustanowił również złożone wymagania dla szkół medycznych; musiały one posiadać drogie laboratoria i inny sprzęt. W miarę jak wymagania raportu Flexnera wchodziły w życie, liczba szkół medycznych gwałtownie się zmniejszała. Do końca I wojny światowej liczba szkół medycznych zmniejszyła się z 650 do zaledwie 50. Liczba rocznych absolwentów spadła z 7500 do 2500. Wprowadzenie ograniczeń Flexnera praktycznie zagwarantowało, że monopol medyczny w Stanach Zjednoczonych doprowadzi do powstania niewielkiej grupy elitarnych studentów z zamożnych rodzin, a ta niewielka grupa będzie poddana intensywnej kontroli.

Ile raport Flexnera kosztował przeciętnego obywatela amerykańskiego? Niektóre najnowsze statystyki rzucają światło na tę sytuację. „New York Times" podał, że w 1985 r. koszt opieki zdrowotnej na osobę w Stanach Zjednoczonych wynosił 1800 dolarów rocznie; w Anglii – 800 dolarów rocznie; w Japonii – 600 dolarów rocznie. Jednak zarówno Anglia, jak i Japonia plasują się wyżej w rankingu jakości opieki medycznej niż Stany Zjednoczone.

W porównaniu z Japonią, na przykład, która ma wyższy standard życia niż Stany Zjednoczone, ale która zapewnia swoim obywatelom wysokiej jakości opiekę medyczną za 600 dolarów na osobę rocznie, porównawcza opieka medyczna w Stanach Zjednoczonych nie może być wyceniona wyżej niż 500 dolarów rocznie na osobę. Skąd bierze się różnica 1300 dolarów na osobę? Jest to 300 miliardów dolarów rocznie, które monopol medyczny wyłudza od amerykańskiego społeczeństwa poprzez zawyżanie opłat, przestępcze działania syndykalne oraz działalność kartelu farmaceutycznego.

ROZDZIAŁ 2

SZARLATANI O SZARLATANERII

Szarlatan – ignorant udający, że posiada umiejętności medyczne lub chirurgiczne.

Szarlataneria – oszustwo. 1783, Crabbe, Village 1: „Potężny szarlatan, od dawna zaznajomiony z ludzkimi dolegliwościami, który najpierw obraża ofiarę, którą następnie zabija".

Słownik języka angielskiego Oxford

Według Geoffreya Marksa pierwszą znaczącą postacią w amerykańskiej medycynie był teolog Cotton Mather (1663–1728).

Cotton Mather, syn Increase'a Mathera, rektora Uniwersytetu Harvarda, napisał wiele dzieł teologicznych, ale także obszerne dzieło medyczne „The Angel of Bethesda", nad którym pracował w latach 1720–1724. Jego listy medyczne w dużym stopniu czerpały z lokalnej wiedzy Indian; rozważał on również wpływ czynnika psychicznego na chorobę, zauważając, że „Radosne serce działa jak lekarstwo, ale złamany duch wysusza kości".

Mather wydaje się być pierwszym i ostatnim teologiem, który interesował się praktyką medycyny amerykańskiej. Kolejną ważną postacią w medycynie amerykańskiej był dr Nathan Smith Davis (1817–1904). Po odbyciu praktyki u dr. Daniela Clarka w północnej części stanu Nowy Jork, Davis przeniósł się do Nowego Jorku w 1847 roku. Już w 1845 roku domagał się od Towarzystwa Medycznego Stanu Nowy Jork naprawienia rażących nadużyć w edukacji medycznej, nalegając, by ówczesny, modny czteromiesięczny okres nauki został wydłużony do sześciu miesięcy. 11 maja 1846 r. zwołał on grupę lekarzy w Nowym Jorku, aby stworzyć zalążek Amerykańskiego Stowarzyszenia Medycznego. Organizacja ta uzyskała formalny status w następnym roku w Filadelfii, 5 maja 1847 r., co jest oficjalną datą powstania Amerykańskiego Stowarzyszenia Medycznego. Liczba stu delegatów na spotkaniu w Nowym Jorku wzrosła do ponad dwustu pięćdziesięciu w Filadelfii. Wkrótce utworzyli oni organizacje stanowe w wielu stanach. Smith przeniósł się później do Chicago, gdzie dołączył do grona wykładowców Rush Medical School. W 1883 r., kiedy AMA założyła swoje czasopismo, został jego pierwszym redaktorem, pełniąc tę funkcję do 1889 r.

Pomimo dobrych intencji założyciela, dr. Davisa, AMA pozostawała w stanie agonii przez około pięćdziesiąt lat. W 1899 roku organizacja zrobiła ogromny krok naprzód wraz z przybyciem dr. George'a H. Simmonsa z Nebraski. Simmons, który przez całe życie był znany, być może z drwiną, jako „Doc", jest obecnie pamiętany jako wybitny amerykański szarlatan. Urodzony w Moreton w Anglii, Simmons wyemigrował do Stanów Zjednoczonych w 1870 roku. Osiedliwszy się na Środkowym Zachodzie, rozpoczął karierę jako dziennikarz. Ciekawe jest to, że dwie inne dominujące postacie w amerykańskiej medycynie XX wieku, dr Morris Fishbein i Albert Lasker, również rozpoczęły swoje kariery jako dziennikarze; Fishbein pozostał dziennikarzem przez całe życie. Simmons został redaktorem *„Nebraska Farmer"* w Lincoln w stanie Nebraska. Kilka lat później postanowił poprawić swoją sytuację finansową, rozpoczynając karierę jako szarlatan medyczny bez precedensu. Co ciekawe, w 1868 roku AMA formalnie zdefiniowała szarlatanerię jako „sprzedaż lub podawanie leków lub zabiegów, które nie są zatwierdzone przez prawnie ustanowione władze medyczne". Simmons zignorował ten wymóg. Nikt nigdy nie był w stanie ustalić, czy studiował gdziekolwiek, aby uzyskać dyplom lekarza. Niemniej jednak zaczął reklamować się jako „licencjat Rotunda Hospital of Dublin", odnosząc się prawdopodobnie do Dublina w Irlandii. W rzeczywistości szpital w Dublinie nigdy nie wydawał żadnych licencji, ani nie był do tego upoważniony. (Zobacz ilustrację nr 2, cała strona obok).

Nikt nigdy nie zadał sobie trudu, by zapytać, dlaczego Simmons, który rzekomo przybył do Stanów Zjednoczonych jako lekarz z odpowiednią licencją, zdecydował się zamiast tego przez kilka lat zajmować dziennikarstwem. Reklamował się również, że spędził „półtora roku w największych szpitalach w Londynie", choć powstrzymał się od podawania, w jakim charakterze – czy to jako pacjent, sanitariusz, czy też w innej roli. Wiele lat później uzyskał dyplom korespondencyjnie z jednej z kwitnących w kraju fabryk dyplomów, Rush Medical College w Chicago, jednocześnie prowadząc praktykę lekarską w pełnym wymiarze godzin w Lincoln. Nie ma żadnych dowodów na to, że kiedykolwiek postawił stopę na terenie kampusu Rush Medical College przed uzyskaniem tego dyplomu. Jego protegowany, Morris Fishbein, również uczęszczał do Rush Medical College. Pojawiły się pewne wątpliwości, czy Fishbein faktycznie ukończył studia; wiele lat później, gdy był już wpływową osobą, został tam „profesorem", specjalizującym się w nauczaniu aspektów medycznych związanych z public relations.

W swoim autorytatywnym dziele „The Story of Medicine in America" („Historia medycyny w Ameryce"), będącym wyczerpującym i szczegółowym kompendium wiedzy, autorzy Geoffrey Marks i William K. Beatty nie wspominają ani o Simmonsie, ani o Fishbeinie, co wydaje się rażącym pominięciem, ponieważ są to dwaj najbardziej znani praktycy w historii medycyny. Najwyraźniej zdając sobie sprawę, że ci dwaj mężczyźni byli dwoma najsłynniejszymi szarlatanami w historii medycyny, autorzy rozważnie postanowili ich zignorować.

W *„Who's Who"* Simmons zaznacza, że w latach 1884–1899 praktykował medycynę w Lincoln. Jako tytuł naukowy podaje: L. M. Dublin 1884. Rodzi to kolejne pytania. Simmons wyemigrował do Stanów Zjednoczonych w 1870 roku; mieszkał nieprzerwanie w Lincoln od 1870 do 1899 roku, kiedy to wyjechał do Chicago. Z jakiegoś powodu w wydaniu *Who's Who* z 1936 roku nie podał informacji o dyplomie uzyskanym korespondencyjnie w Rush Medical College; w wydaniu z 1922 roku podał, że otrzymał go w 1892 roku. Również w tym przypadku nikt później nie podniósł kwestii jego wykształcenia, które wskazywało, że naukę medycyny w Dublinie rozpoczął dopiero po przybyciu do Stanów Zjednoczonych. Reklamy „Doc" Simmonsa w Lincoln, które tutaj zamieściliśmy, wykorzystywały standardową frazeologię tamtych czasów: „W moim domu mogę przyjąć ograniczoną liczbę pacjentek". Było to zakodowane powiadomienie, że zajmował się wykonywaniem aborcji. Prowadził również salon kosmetyczny i gabinet masażu na terenie tej samej posesji, w ramach „Lincoln Institute", którego najwyraźniej był jedynym urzędnikiem. W swoich ogłoszeniach określał się również mianem „lekarza homeopaty", choć wkrótce rozpoczął karierę w AMA, mającą na celu zniszczenie zawodu homeopaty w Stanach Zjednoczonych. W swoich ogłoszeniach informował, że „leczy wszystkie schorzenia medyczne i chirurgiczne kobiet".

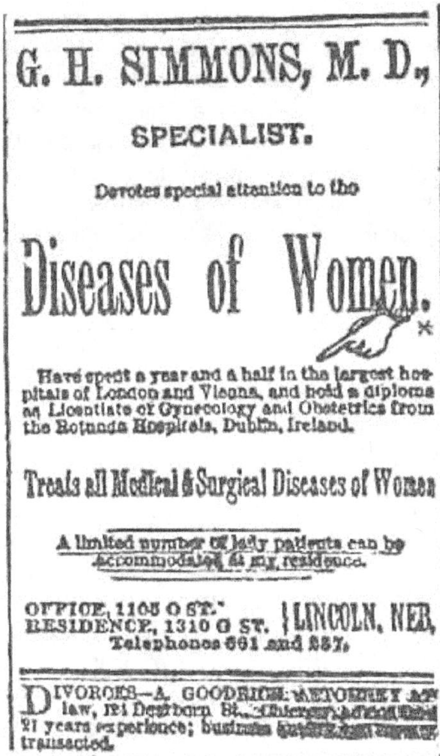

Reklama szarlatana, organizatora i szefa Amerykańskiego Stowarzyszenia Medycznego, w formacie używanym przez aborcjonistów. Zdanie: „W moim domu mogę przyjąć ograniczoną liczbę pacjentek" było formą regularnie stosowaną przez aborcjonistów w ich reklamach w tamtych czasach. Szpitale w Londynie i Wiedniu, w których zdobył irlandzką licencję, są fikcyjne. Ta reklama pojawiła się później niż ta z Instytutu Lincolna, ale na długo przed tym, jak „doktor" Simmons uzyskał swój dyplom z fabryki dyplomów.

Dowiedziawszy się o Amerykańskim Stowarzyszeniu Medycznym, Simmons, zawsze poszukujący wyższego statusu, utworzył oddział w Nebrasce, Stowarzyszenie Medyczne Nebraski. Jego talenty organizacyjne zwróciły uwagę centrali w Chicago i został wezwany do przejęcia redakcji czasopisma wydawanego przez AMA. W ten sposób „Doc" Simmons trafił do AMA nie jako lekarz, ale jako dziennikarz. Stwierdził, że AMA dryfuje bez celu, a nikt nie jest w stanie wdrożyć polityki krajowej. Sytuacja ta była idealna dla człowieka o jego zdolnościach i zapał. Wkrótce mianował się sekretarzem i dyrektorem generalnym Amerykańskiego Stowarzyszenia Medycznego, wprowadzając organizację na ścieżkę dyktatorskiej i samouwielbiającej się polityki, którą utrzymuje do dziś. Wszystkie pieniądze wpływające do AMA przechodziły przez ręce Simmonsa, a on osobiście nadzorował każdy szczegół działalności. Wkrótce znalazł zdolnego i chętnego do współpracy zastępcę w osobie mężczyzny, który wcześniej pełnił funkcję sekretarza Państwowej Rady Zdrowia stanu Kentucky. Wydaje się, że był to człowiek bliski sercu Simmonsa, ponieważ został aresztowany po tym, jak kontrolerzy wykryli brak około 62 000 dolarów w jego księgach. Jako szanowany członek stanowej biurokracji udało mu się uzyskać oficjalne ułaskawienie od gubernatora Kentucky, z delikatną uwagą, że najlepiej będzie, jeśli osiedli się gdzie indziej. Chicago było tylko kilka godzin jazdy pociągiem stąd, gdzie odkrył, że Simmons był pod ogromnym wrażeniem jego referencji. Ten dżentelmen, dr E. E. Hyde, zmarł w 1912 roku na białaczkę. Okazało się to szczęśliwym zbiegiem okoliczności dla innego dziennikarza czekającego na swoją szansę, dr. Morrisa Fishbeina. Fishbein najwyraźniej ukończył studia w Rush Medical College, ale nie otrzymał jeszcze dyplomu. W każdym razie nie chciał zostać lekarzem. Przez kilka miesięcy pracował sporadycznie jako stażysta w szpitalu Durand, ale nie chciał podporządkować się ówczesnym przepisom wymagającym dwuletniego stażu w akredytowanym szpitalu. Poważnie rozważał karierę cyrkowego akrobaty i pracował na pół etatu jako statysta w zespole operowym. Dowiedział się również o możliwym wolnym stanowisku w AMA i wykonywał tam prace pisarskie w niepełnym wymiarze godzin podczas śmiertelnej choroby dr. Hyde'a. Simmons uznał również, że Fishbein jest człowiekiem o podobnych poglądach. Kiedy zmarł dr Hyde, Simmons natychmiast zaoferował młodzieńcowi bardzo atrakcyjne wynagrodzenie początkowe w wysokości 100 dolarów miesięcznie, co w 1913 roku było wysoką kwotą. Fishbein znalazł swój dom w AMA; nie opuścił go aż do 1949 roku, kiedy to został dosłownie wyrzucony.

Wraz z pojawieniem się Fishbeina Amerykańskie Stowarzyszenie Medyczne znalazło się teraz całkowicie w rękach dwóch najbardziej bezwstydnych szarlatanów w kraju: Simmonsa, który od lat praktykował medycynę, nie przejmując się tym, że nie posiadał dyplomu lekarza, który wytrzymałby próbę czasu, oraz Morrisa Fishbeina, który w 1938 roku przyznał pod przysięgą, że nigdy w życiu nie praktykował medycyny. Ponieważ „Doc" Simmons, jak go powszechnie nazywano, nigdy nie wykazywał w swojej karierze żadnej motywacji poza chciwością, szybko zdał sobie sprawę, że ogromna władza, jaką dysponowało AMA, w praktyce otworzyła mu drogę do kopalni złota. Nie zwlekał z żądaniem pewnych korzyści w zamian za przysługę lub przychylność AMA. Najważniejsze było „Pieczęć zatwierdzenia" dla nowych produktów. Ponieważ AMA na początku praktycznie nie miała laboratorium, sprzętu do badań ani personelu badawczego, Pieczęć zatwierdzenia uzyskiwano poprzez „zielone badania", czyli żmudne ustalanie, ile wnioskodawca może zapłacić i ile może to dla niego być warte. Początkowo niektórzy producenci farmaceutyczni mieli pretensje o to porozumienie i odmawiali zapłaty. Liderem tego sprzeciwu był dr Wallace C. Abbott, który w 1900 roku założył firmę Abbott Laboratories. Simmons stanął mu na drodze, odmawiając zatwierdzenia choćby jednego produktu firmy Abbott Laboratories, bez względu na to, ile ich zgłoszono. Ten impas trwał przez jakiś czas, aż pewnego ranka „Doc" Simmons był wyraźnie wstrząśnięty, widząc dr Abbotta górującego nad nim w jego gabinecie.

„Cóż, proszę pana", wyjąkał, „w czym mogę panu pomóc?". „Przyszedłem tu, aby osobiście dowiedzieć się od pana", odpowiedział dr Abbott, „dlaczego żaden z moich produktów nie został nigdy zatwierdzony przez AMA".

„To nie leży w moim zakresie kompetencji, proszę pana" – odparł „Doc" Simmons – „chętnie skontaktuję się z naszym działem badawczym i dowiem się, w czym tkwi problem".

„Czy jest jakiś sposób, abym mógł przyspieszyć to dochodzenie?" – zapytał dr Abbott.

Simmons był zachwycony. W końcu uparty chemik zaczynał postrzegać sprawę z jego punktu widzenia. „Z przyjemnością zrobię wszystko, co w mojej mocy" – powiedział. „Jest coś, co pan może zrobić" – powiedział dr Abbott, „gdyby był pan tak miły i przejrzał te dokumenty, mogłoby to pomóc panu w podjęciu decyzji".

Rozłożył kilka kartek na biurku „Doca" Simmonsa. Simmons natychmiast zdał sobie sprawę, że ma przed sobą kompletną dokumentację swojej kariery, starannie zebraną przez prywatnych detektywów zatrudnionych przez dr Abbotta. Znajdowały się tam szczegółowe informacje na temat tak zwanych „dyplomów", zapisy oskarżeń o przestępstwa seksualne wniesionych przeciwko Simmonsowi przez byłych pacjentów w Lincoln oraz inne pikantne szczegóły, takie jak zarzuty zaniedbań medycznych, które doprowadziły do śmierci pacjentów. Wiedział, że wpadł w pułapkę.

– No dobrze – powiedział Simmons – czego właściwie pan chce?

„Chcę tylko, żeby AMA zatwierdziła moje produkty" – odparł dr Abbott. „Myślisz, że to teraz możliwe?".

„Masz to" – odparł Simmons. Od tego dnia produkty firmy Abbotta, która w tamtym czasie nadal nosiła nazwę Abbott Biologicals, zostały przyspieszone w procesie zatwierdzania przez AMA i oznaczone jako

„Zatwierdzone". Dr Abbott nigdy nie zapłacił ani grosza za to specjalne traktowanie.

Przez lata pojawiały się różne wersje konfliktu między Abbottem a Simmonsem. Wybielona wersja tej historii pojawia się w książce Toma Mahoneya „Merchants of Life", w której twierdzi się, że Simmons sprzeciwiał się „komercjalizacji" zawodu lekarza przez dr. Abbotta i chciał dać mu nauczkę. Rada ds. Farmacji i Chemii nie tylko odmówiła zatwierdzenia jakichkolwiek leków Abbotta, ale także odrzuciła jego prośby o zamieszczanie reklam w czasopiśmie American Medical Association, a później odmówiła druku jego listów protestacyjnych. Następnie Simmons rozpoczął osobiste ataki na dr. Abbotta w czasopiśmie „Journal" w wydaniach z grudnia 1907 r. i marca 1908 r. Pobożne twierdzenie Simmonsa, że nie chciał, aby dr Abbott komercjalizował zawód lekarza, brzmi fałszywie; Abbott produkował produkty farmaceutyczne na sprzedaż. Problem polegał na tym, że odmówił on zapłacenia Simmonsowi zwyczajowej łapówki.

Po rozwiązaniu tego zamieszania S. DeWitt Clough, kierownik ds. reklamy Abbotta, stał się przyjacielem Morrisa Fishbeina, z którym grał w brydża.

Dr Emanuel Josephson z Nowego Jorku, zagorzały krytyk AMA w okresie rządów Simmonsa i Fishbeina, napisał: „Metody, których Simmons i jego ekipa używali w walce o monopol na publikacje medyczne i reklamy skierowane do środowiska lekarskiego, były często prymitywne i bezprawne. AMA otwarcie groziła firmom, które reklamowały się w mediach innych niż własne czasopisma, wycofaniem „akceptacji" ich produktów". Dr Josephson opisał praktyki Simmonsa jako „spisek mający na celu ograniczenie handlu i wymuszenie". Ponadto zarzucił, ponownie słusznie, że „prawie każda gałąź rządu federalnego działająca w dziedzinie medycyny była całkowicie zdominowana przez Stowarzyszenie". Potwierdził to autor niniejszego artykułu, który przytacza później wiele przykładów agencji rządowych aktywnie realizujących najbardziej przerażające przypadki wymuszeń ze strony Kartelu Farmaceutycznego. Kontrole wprowadzone przez Simmonsa były tak wyczerpujące, że prezes AMA, dr Nathan B. van Etten, złożył później w Sądzie Okręgowym w Nowym Jorku oświadczenie pod przysięgą, że jako prezes Amerykańskiego Stowarzyszenia Medycznego nie ma uprawnień do przyjmowania jakichkolwiek pieniędzy ani zawierania jakichkolwiek umów. Wszystkie takie umowy leżały w gestii personelu centrali w Chicago. Później zauważono, że AMA „koncentruje się na ochronie dochodów lekarzy przed ingerencją rządu w praktykę medyczną". Był to przypadek, w którym chciano mieć ciastko i zjeść ciastko. Chociaż monopolistom stanowczo sprzeciwiali się jakiemukolwiek nadzorowi rządowemu nad monopolem medycznym, często zmuszali różne agencje rządowe do działania przeciwko każdemu, kto stanowił zagrożenie dla ich monopolu, doprowadzając do ich aresztowania, postawienia przed sądem i wysłania do więzienia.

Lukratywna dominacja „Doca" Simmonsa w Amerykańskim Stowarzyszeniu Medycznym doprowadziła go do licznych działań pobocznych. W 1921 roku założył Instytut Medycyny w Chicago. Była to najwyraźniej nic innego jak spółka holdingowa służąca do przechowywania jego łapówek. Cieszył się również przywilejami amerykańskiego sukcesu, mając bujną kochankę mieszkającą w luksusowym apartamencie na Gold Coast. Będąc łajdakiem, Simmons nie zadowalał się tylko obnoszeniem się z tym romansem przed żoną; stawał się też coraz bardziej okrutny w swoim postanowieniu, by się jej pozbyć. Wtedy zastosował klasyczny chwyt – lekarz próbujący pozbyć się niechcianej żony, podając jej narkotyki, próbując przekonać ją, że traci rozum, i mając nadzieję, że doprowadzi ją do samobójstwa. Po kilku miesiącach takiego traktowania jego żona postanowiła się bronić, wnosząc przeciwko niemu pozew. Głośny proces w 1924 roku zakończył się zeznaniami żony, że podawał jej duże dawki narkotyków, przepisanych na podstawie jego „doświadczenia medycznego", a następnie wszczął postępowanie mające na celu uznanie jej za niepoczytalną. W tamtych czasach nie była to tak niezwykła procedura; spotkało to dosłownie setki żon. Jednak jego żona okazała się twardsza niż większość ofiar. W sądzie zeznała, że próbował wrobić ją w zarzut niepoczytalności. Proces ten zainspirował kilkanaście późniejszych książek, sztuk teatralnych i filmów opartych na historii lekarza, który próbuje doprowadzić swoją żonę do szaleństwa poprzez kampanię podawania leków i terroru psychicznego. Najsłynniejszym z nich był film „Gaslight", w którym Charles Boyer doskonale zagrał rolę „Doca" Simmonsa, a nieszczęsną żonę wcieliła się Ingrid Bergman.

Proces przyniósł Simmonsowi lawinę nieprzyjemnego rozgłosu i zmusił go do odejścia ze stanowiska szefa AMA. Zachował jednak tytuł „redaktora naczelnego emerytowanego", nie pojawiając się w pracy od 1924 roku aż do swojej śmierci w 1937 roku. Morris Fishbein, wciąż działający pod swoją szczęśliwą gwiazdą, przejął teraz całkowitą dominację nad AMA. Obaj kontrolowali AMA przez ponad pół wieku, doskonaląc swoje techniki wykorzystywania tej organizacji do zbierania funduszy, wywierania wpływu politycznego oraz utrzymywania dominacji nad lekarzami, szpitalami, firmami farmaceutycznymi i zainteresowanymi agencjami rządowymi. Simmons przeniósł się do Hollywood na Florydzie, gdzie mieszkał do

1937 roku. Jego nekrolog *w „New York Times"* nosił tytuł „Znany z walki z szarlatanami". Jego wieloletni krytyk, dr Emanuel Josephson, zauważył, że było to dziwne upamiętnienie dla człowieka, który od dawna znany był jako „książę szarlatanów".

Morris Fishbein przejął również kompetentnego asystenta Simmonsa w AMA, dr. Olina Westa (1874–1952). West pełnił funkcję dyrektora stanowego w Tennessee w ramach Komisji Sanitarnej Rockefellera w latach 1910–1918. Dzięki temu posiadał niezbędne kwalifikacje, by pełnić rolę przedstawiciela kręgów Rockefellera w siedzibie głównej AMA. Dr Josephson nazwał później Fishbeina „Hitlerem środowiska medycznego", a Westa – „jego Goeringiem". Fishbein zdawał sobie sprawę z możliwości „wykorzystywania" przez AMA pracowników rządowych do celów stowarzyszenia. Spośród pierwszych piętnastu członków Rady ds. Farmacji i Chemii trzech było wcześniej członkami administracji federalnej.

Wraz z odejściem Simmonsa Fishbein miał teraz wolną rękę. Od tego dnia dbał o to, by każdy, kto wspominał o AMA, składał hołd Morrisowi Fishbeinowi. Wykorzystał swoją pozycję w tej organizacji do uruchomienia szeregu prywatnych przedsięwzięć, w tym wydawnictwa książkowego, wykładów i pisania felietonów do gazet. Za bardzo skromną pensję w wysokości 24 000 dolarów rocznie od AMA Fishbein stał się „Playboyem Zachodniego Świata". Jego dziećmi opiekowała się francuska guwernantka, podczas gdy on co tydzień dojeżdżał do Nowego Jorku, by pokazać się w Stork Clubie i uczestniczyć w premierach teatralnych. Honoraria, łapówki, nagrody i inne pieniądze napływały do jego kasy prawdziwą lawiną. Podczas dwudziestu pięciu lat sprawowania władzy w AMA nigdy nie stracił okazji, by się reklamować i wzbogacać. Pomimo tego, że nigdy w życiu nie praktykował medycyny, przekonał King Features Syndicate do zatrudnienia go jako codziennego felietonisty piszącego „medyczne" komentarze, które ukazywały się w ponad dwustu gazetach. 23 marca 1940 r. w *magazynie „Editor and Publisher"* ukazała się całostronicowa reklama z okazji jego nowego przedsięwzięcia, w której stwierdzono: „Jako autorytet w dziedzinie medycyny, nazwisko dr. Fishbeina jest synonimem znaku „sterling" na srebrnej monecie". Nie jest jasne, czy była to aluzja do Judasza.

Fishbein zdobył dodatkowy dochód, zostając doradcą medycznym magazynu *„Look"*, drugiego co do wielkości czasopisma w Stanach Zjednoczonych. W 1935 roku podjął się prawdopodobnie swojego największego finansowego przedsięwzięcia – corocznej publikacji obszernego tomiska „Modern Home Medical Adviser". Książka została napisana dla niego przez lekarzy na zlecenie, ale to on napisał krzykliwy tekst reklamowy: „Polecana przez lekarzy na całym świecie. Nawet najbogatszy milioner nie mógłby kupić lepszego poradnika zdrowotnego". Oczywiście żaden lekarz nigdzie nie odważył się skrytykować tej książki.

Stale rosnąca władza Fishbeina w AMA była zamaskowana przez fakt, że nigdy nie miał tam żadnego tytułu poza „redaktorem". Utrzymywał absolutną kontrolę nad wszystkimi publikacjami Amerykańskiego Stowarzyszenia Lekarzy (, AMA), dzięki czemu zdobył całkowitą władzę nad organizacją. Nikt, kto się z nim nie zgadzał, nie miał możliwości wyrażenia niezadowolenia. Utrzymywał również absolutną kontrolę nad doborem personelu różnych komisji AMA, dzięki czemu nikt nigdy nie był w stanie go zaatakować. Komisja ds. Żywności oraz Rada ds. Farmacji i Chemii były jego szczególną domeną ze względu na ogromną władzę, jaką miały nad producentami i reklamodawcami. Rada ds. Farmacji i Chemii została utworzona w 1905 r., w tym samym czasie, gdy Kongres uchwalił ustawę o żywności i lekach; obie grupy zawsze ściśle ze sobą współpracowały. W miarę jak z roku na rok rosły przychody z reklam, Fishbein stanowczo zaprzeczał, jakoby AMA osiągała jakiekolwiek zyski. W 1926 roku w *magazynie „Review of Reviews"* zacytowano jego słowa: „Daleka od bycia »korporacją non-profit«, jak określa ją statut, Amerykańskie Stowarzyszenie Medyczne przynosi społeczeństwu ogromne korzyści, zarówno w dolarach, jak i w ludzkich życiach". W ten sposób Fishbein zręcznie odparł rosnącą krytykę dochodów AMA, twierdząc, że przynosi ona korzyści ogółowi społeczeństwa.

Pod redakcją Fishbeina magazyn zdrowotny AMA, *„Hygiea"*, zamieścił nagłówek: „CZYSTA ŻYWNOŚĆ, UCZCIWA REKLAMA". „Znak akceptacji Komitetu ds. Żywności AMA jest najlepszą gwarancją, że deklaracje dotyczące jakości dowolnego produktu są prawdziwe, a reklama tego produktu jest zgodna z prawdą. Szukaj tego znaku na każdym produkcie spożywczym, który kupujesz. Tuńczyk marki White Star i Chicken of the Sea posiada ten znak". W tym samym czasie, gdy Fishbein publikował te reklamy, Agencja ds. Żywności i Leków (FDA) wielokrotnie konfiskowała dostawy właśnie tych marek tuńczyka, uznając je za niezdatne do spożycia, ponieważ „składały się w całości lub w części z rozkładających się substancji pochodzenia zwierzęcego". Tyle jeśli chodzi o znak zatwierdzenia.

Komisja ds. Żywności AMA nieustannie balansowała na granicy ujawnienia nieprawidłowości lub pozwów o poważne odszkodowania, ponieważ praktycznie nie dysponowała żadnym sprzętem badawczym. W wydaniu magazynu *„Business Week"* z 24 czerwca 1931 r.

podniesiono poważne wątpliwości dotyczące tych działań, a zwłaszcza uprawnień AMA do cenzurowania treści reklamowych producentów. *Business Week* zapytał, „czy krajowa organizacja profesjonalistów, działająca rzekomo na najwyższym poziomie etycznym, nie przekracza nieustannie naturalnych granic swoich działań, próbując przejąć uprawnienia policyjne i regulacyjne nad największym przemysłem w kraju". Redaktorzy *Business Week* doskonale zdawali sobie sprawę, że pracownicy AMA przeprowadzali niewiele testów i nie mieli kwalifikacji do wydawania opinii na temat „akceptacji" produktów. Artykuł w magazynie mógł być zamierzony jako ciche ostrzeżenie dla AMA, aby zaprzestała działalności w tej dziedzinie. Nie liczyli jednak z bezczelnością Fishbeina. Komitet ds. Żywności AMA, pod kierownictwem Fishbeina, kontynuował swoją działalność przez kolejną dekadę. W 1939 roku Fishbein przyznał Znak Akceptacji około 2706 poszczególnym produktom, które były wytwarzane przez około 1653 firmy. Jego główny konkurent w tej dziedzinie, znak zatwierdzenia Good Housekeeping, również znalazł się pod coraz większym ostrzałem za agresywne taktyki pozyskiwania kolejnych klientów dla swojego znaku. W maju 1941 roku Federalna Komisja Handlu wydała nakazy „zaprzestania działalności" wobec znaku Good Housekeeping; Fishbein dostrzegł nieuchronność sytuacji i wkrótce potem zaprzestał przyznawania znaków zatwierdzenia AMA dla żywności ogólnego przeznaczenia.

Rada ds. Farmacji i Chemii to zupełnie inna sprawa. To był klucz do wielkich pieniędzy. Firma farmaceutyczna mogła zarobić sto milionów dolarów na nowym produkcie, jeśli zostałby wprowadzony na rynek pod odpowiednim patronatem; najważniejsze było oczywiście pieczęć akceptacji AMA. Możliwości przekupstwa na dużą skalę, spisków i korupcji były zbyt powszechne, by je zignorować. Jednym z lekarzy, który był tego w pełni świadomy, był dr Emanuel Josephson z Nowego Jorku. Jako spadkobierca ogromnej fortuny dr Josephson mieszkał w wartej wiele milionów dolarów kamienicy w najdroższej dzielnicy miasta, tuż za rogiem od Nelsona Rockefellera na modnym Upper East Side. Josephson nie był w stanie ukryć swojej pogardy dla Fishbeina i jego chciwych działań. 2 stycznia 1932 r. oficjalnie zrezygnował z członkostwa w Nowojorskim Towarzystwie Medycznym AMA; AMA postanowiła zignorować jego list rezygnacyjny aż do 1938 r., kiedy to Fishbein opublikował list, w którym twierdził, że AMA „zerwała z nim kontakty". W 1939 r. dr Josephson przesłał do *magazynu „Science"* ważny zapis swoich przełomowych badań *pt.* „Vitamin E Therapy of Myasthenia Gravis" (Terapia witaminą E w przypadku miastenia), którego odmówiono opublikowania. Dr Josephson zwrócił później uwagę, że AMA celowo ukrywała korzyści płynące z terapii witaminą E przez ponad dwadzieścia pięć lat. Był to tylko jeden z setek przypadków, w których AMA zatajała przed opinią publiczną informacje ratujące życie. Korzyści płynące z terapii witaminą E są obecnie powszechnie uznawane przez środowisko medyczne.

Technika stosowana przez AMA w celu kontrolowania wszystkich nowych produktów została ujawniona w depeszy United Press z 20 stycznia 1940 r., w której stwierdzono, że AMA miała jasno określoną politykę prasową, zgodnie z którą „nigdy nie nazywała niczego lekarstwem ani nie reklamowała żadnego środka leczniczego bez przeprowadzenia dokładnego badania". Organizacja zazwyczaj zalecała, aby wszelkie doniesienia o środkach leczniczych kierować do nowojorskiego oddziału AMA w celu zbadania. Jak zeznał dr Josephson, przez lata próbował skłonić nowojorski oddział AMA do zbadania jego odkryć, ale zawsze spotykał się z odmową.

Rada ds. Farmacji i Chemii AMA skutecznie umocniła swoją kontrolę, wprowadzając poprawkę do oficjalnego Kodeksu Etycznego AMA, która zabraniała poszczególnym lekarzom wydawania jakichkolwiek opinii na korzyść jakiegokolwiek leku; poprawka ta chroniła cenny monopol centrali AMA w Chicago. Wybitny naukowiec i nauczyciel, dr Frank G. Lydston, opublikował broszurę „Why the AMA is Going Backward" („Dlaczego AMA cofa się"), w której stwierdził: „Osiągnięciem, którym oligarchia AMA chwaliła się najgłośniej, była jej spóźniona wojna z producentami leków zastrzeżonych, szarlatanami medycznymi i produktami o niesprawdzonej skuteczności. Kiedy przypominam sobie mdłą gamę fałszywych leków zastrzeżonych w reklamach, na których oligarchia zbudowała swój finansowy dobrobyt, jej postawa „świętsza od papieża" jest obrzydliwa. Było to zgodne z jej psychologiczną naturą, że po tym, jak AMA przez lata robiła wszystko, co w jej mocy, aby propagować interesy fałszywych producentów i zawodowych trucicieli niewinnych ludzi oraz czerpać z tego korzyści, ugryzła rękę, która ją karmiła. Despotyczna władza, jaką oligarchia sprawuje nad producentami żywności i leków, jest niebezpieczna, a biorąc pod uwagę naturę ludzką, można się spodziewać, że prędzej czy później władza ta zostanie nadużyta".

Dr Josephson zauważył również, że „Historia znaku akceptacji AMA jest pełna zdrad zaufania zawodowego i publicznego. Produkty lecznicze o najwyższej wartości były odrzucane lub ich akceptacja była bezpodstawnie opóźniana. Bezwartościowa, niebezpieczna lub śmiertelna żywność i leki były pochopnie akceptowane".

20 kwietnia 1936 r. magazyn „*Time*" poinformował, że Amerykańskie Stowarzyszenie Medyczne było wówczas warte 3 800 000 dolarów, z czego dwa miliony stanowiły obligacje rządowe, milion gotówka, a 800 000 dolarów – budynek siedziby głównej w Chicago. *Time* wspomniał również o innym mało znanym aspekcie monopolu medycznego AMA: „Buty zaprojektowane w celu korygowania wad stóp muszą zostać zatwierdzone przez AMA, zanim sumienny lekarz będzie mógł je przepisać". Nie było jasne, w jaki sposób AMA ustanowiło ten monopol na buty.

7 lipca 1961 r. *magazyn „Time"* podał, że nakład *czasopisma* „AMA *Journal"* wynosił wówczas 180 000 egzemplarzy, a jego roczne przychody sięgały 16 milionów dolarów, przy czym „większość tych środków pochodziła z reklam zamieszczanych w publikacjach, głównie przez producentów leków i sprzętu medycznego". Statut AMA stanowi, że organizacja ta została powołana „w celu promowania sztuki i nauki medycznej oraz poprawy zdrowia publicznego". Jednak historia AMA obfitowała w wydarzenia, które były sprzeczne z tym celem. *Magazyn „Literary Digest"* poinformował 11 czerwca 1927 r., że AMA przyjęła uchwałę, zgodnie z którą alkohol nie ma naukowego uzasadnienia w medycynie. W imię uczciwości należy zaznaczyć, że uchwała z 1917 r. została prawdopodobnie przyjęta na wniosek interesów Rockefellera, który w tym czasie, kierując się własnymi ukrytymi celami, zdecydowanie popierał wprowadzenie prohibicji.

9 lutego 1977 r. Federalna Komisja Handlu wydała nakaz przeciwko AMA, ponieważ organizacja ta zakazała niektórych reklam leków. Przez 25 lat rządów Morrisa Fishbeina w AMA organizacja wielokrotnie wydawała zaskakujące zalecenia dotyczące niektórych produktów, a powód takich zmian znany był tylko samemu Fishbeinowi. Sytuacja ta stwarzała również możliwość osiągnięcia imponujących zysków poprzez inwestowanie w akcje pewnej firmy farmaceutycznej tuż przed otrzymaniem przez nią upragnionego znaku akceptacji AMA dla nowego produktu. Po ogłoszeniu takiej decyzji nie było niczym niezwykłym, że cena akcji tej firmy podwajała się. Tylko dr Fishbein wiedział, kiedy taka zgoda zostanie wydana.

Jedną z bardziej nagannych decyzji podjętych przez dr. Fishbeina podczas jego długiego panowania w AMA była próba zatuszowania niebezpiecznego wybuchu amebowej czerwonki w Chicago w szczytowym momencie obchodów Wystawy Światowej w 1933 roku. Chociaż przyczyną epidemii była wadliwa instalacja wodociągowa w hotelu Congress, Fishbein spotkał się z grupą chicagowskich liderów biznesu i obiecał współpracę AMA w powstrzymywaniu wszelkich ostrzeżeń do czasu zakończenia Wystawy. Setki niczego niepodejrzewających turystów, którzy odwiedzili Wystawę Światową, wróciło do swoich miast zarażonych straszną chorobą, która często trwa latami i jest bardzo trudna do wyleczenia.

Lista niebezpiecznych leków zatwierdzonych przez Fishbeina podczas jego kadencji jako rzecznika prasowego AMA jest długa i przerażająca. Fishbein pospieszył się z zatwierdzeniem znanego leku odchudzającego, dinitrofenolu, pomimo laboratoryjnych dowodów, że jest on niebezpieczny dla zdrowia. Inny lek, tryparsamid, produkowany przez firmę Merck na licencji Instytutu Badań Medycznych Rockefellera, był niebezpiecznym lekiem zawierającym arsen. Stosowany w celu przeciwdziałania skutkom kiły, został porzucony przez swojego odkrywcę, Paula Ehrlicha, gdy ten odkrył, że powoduje ślepotę poprzez zanik nerwu wzrokowego. Ostrzeżenia Ehrlicha nie powstrzymały AMA, firmy Merck ani Instytutu Rockefellera przed dalszą dystrybucją tego leku.

W numerze z 21 czerwca 1937 r. Morris Fishbein znalazł się na okładce magazynu *„Time”*. Było to niezwykle niekorzystne zdjęcie, na którym Fishbein wyglądał, jakby sam potrzebował lekarza. Wcześniej w tym samym roku *„Time”* opublikował artykuł, w którym napisano, że Fishbein cierpi na porażenie Bella. Prawa strona jego twarzy była zwiotczała, a on sam był w bardzo złym stanie.

Jednym z najpoważniejszych błędów Fishbeina było zatwierdzenie sulfatiazolu w 1941 r. 25 stycznia 1941 r. Fishbein ogłosił, że sulfatiazol firmy Winthrop Drug Company „został przyjęty przez Radę Farmacji i Chemii do umieszczenia w jej oficjalnym wykazie nowych i nieoficjalnych środków leczniczych”. Winthrop był spółką zależną międzynarodowego kartelu farmaceutycznego I. G. Farben.

Sulfathiazole został również zatwierdzony przez dr J. J. Durretta, urzędnika FDA odpowiedzialnego za nowe leki. Durrett był osobą mianowaną na to kluczowe stanowisko za zgodą Rockefeller-. Do grudnia 1940 r. sprzedano 400 000 tabletek, z których każda zawierała aż 5 ziaren Luminalu. Bezpieczna dawka to 1 ziarno Luminalu. Wiele osób, które przyjęły dawkę zalecaną przez Winthrop, nigdy się nie obudziło.

W 1937 roku AMA zatwierdziła niezwykle trujący preparat sulfanilamidu w roztworze glikolu dietylenowego; mieszanka ta spowodowała szereg zgonów. Powodowała utratę białych krwinek, mimo że reklamowano ją jako środek „pomagający” w chorobach serca. Długo po odejściu Fishbeina AMA nadal popierała potencjalnie niebezpieczne produkty. W zimowym numerze czasopisma *„Journal of the American Medical Association”* zamieszczono reklamy preparatu Suprol w kapsułkach 200 mg (suprofen), środka przeciwbólowego, który został zatwierdzony przez FDA w grudniu 1985 roku. Był on produkowany przez firmę McNeil, spółkę zależną Johnson and Johnson. Już 13 lutego 1986 r. firma otrzymała pierwsze zgłoszenia dotyczące ostrych uszkodzeń nerek, jednak 2 grudnia Rada Doradcza ds. Zapalenia Stawów przy FDA zaleciła, aby Suprol pozostał w sprzedaży jako „alternatywny środek przeciwbólowy". Został on już zakazany w Danii, Grecji, Irlandii, Włoszech i Wielkiej Brytanii; firma McNeil wstrzymała jego produkcję w Stanach Zjednoczonych 15 maja.

Jednym z bardziej nagannych epizodów w długiej karierze Fishbeina było odmówienie przyznania sułfanilamidowi pieczęci akceptacji AMA, mimo że od kilku lat ratował on życie w Europie. Ponieważ jego producenci nie zdołali wynegocjować satysfakcjonującej umowy z Fishbeinem, wiele osób w Stanach Zjednoczonych nadal umierało na posocznicę, czyli zatrucie krwi. Sytuacja uległa zmianie, gdy członek rodziny Rooseveltów, pilnie potrzebujący natychmiastowego leczenia sulfanilamidem, poprosił swojego lekarza o zdobycie specjalnej dostawy. Wkrótce potem Rada AMA została zmuszona do „zaakceptowania" tego leku. W latach 1935 i 1936 Rada zaakceptowała i reklamowała w *czasopiśmie „Journal"* środek pobudzający pracę serca, Digitol, w tym samym czasie, gdy agencje rządowe konfiskowały i niszczyły międzypaństwowe dostawy tego leku jako substancji niebezpiecznej dla życia. Kolejny produkt, Ergot Aseptic, został zaakceptowany przez Radę, a reklamy tego produktu zajmowały ważne miejsce w *czasopiśmie,* w tym samym czasie, gdy agencje rządowe konfiskowały i niszczyły jego dostawy z powodu zanieczyszczeń i nieprawidłowego oznakowania.

Pod kierownictwem dwóch najbardziej znanych w kraju szarlatanów, Simmonsa i Fishbeina, doprowadzono do perfekcji gigantyczną, ogólnokrajową operację handlu lekami, która dziś stanowi poważne zagrożenie dla zdrowia każdego obywatela Stanów Zjednoczonych. Ustalone ceny tych leków przyczyniły się do gwałtownego wzrostu kosztów opieki zdrowotnej. W 1976 r. krajowe wydatki wyniosły 95 mld dolarów, co stanowiło 8,4% produktu krajowego brutto, a wartość ta wzrosła z 4,5% w 1962 r. W latach 1955–1975 wskaźnik cen wzrósł o 74%, podczas gdy koszty opieki medycznej wzrosły o 300%. Dr Robert S. Mendelsohn, niezależny lekarz, szacuje, że 30% zdjęć rentgenowskich wykonywanych w Stanach Zjednoczonych, czyli około 300 milionów rocznie, jest zlecanych bez uzasadnionej potrzeby medycznej. Federalny ekspert informuje, że gdybyśmy ograniczyli niepotrzebne zdjęcia rentgenowskie o jedną trzecią, moglibyśmy uratować życie tysiąca pacjentów chorych na raka każdego roku. Jednak odpowiedzialna za to organizacja, Amerykańskie Towarzystwo Onkologiczne, konsekwentnie ignoruje ten problem. Przewiduje się, że genetyczny wpływ promieniowania rentgenowskiego na populację w ciągu jednego roku spowoduje w przyszłości nawet trzydzieści tysięcy zgonów rocznie. W 1976 roku lekarze przepisali miliard dawek tabletek nasennych, około dwudziestu siedmiu milionów recept, które spowodowały dwadzieścia pięć tysięcy wizyt na pogotowiu z powodu niepożądanych reakcji na leki oraz około półtora tysiąca zgonów na pogotowiu spowodowanych środkami uspokajającymi. Dziewięćdziesiąt procent tych ofiar to kobiety. Do 1978 roku przepisywano pięć miliardów tabletek uspokajających; najbardziej znany z nich, Valium, przynosi firmie Hoffman LaRoche Co. 500 milionów dolarów rocznego dochodu; jest uosobieniem mitycznego „somy" opisanego przez Aldousa Huxleya w jego „Nowym wspaniałym świecie", „idealnego leku, narkotyku, przyjemnie halucynującego".

Angielskie badania wykazały, że aspiryna powoduje wady płodu, zgony, wady wrodzone i krwawienia u noworodków. Niedawno rozpoczęto ogólnokrajową kampanię, w której ogłoszono, że nowe badania „wykazały", iż jedna tabletka aspiryny dziennie zapobiega zawałowi serca u mężczyzn. Dodatkowa uwaga sugerowała, że przed rozpoczęciem tej kuracji warto skonsultować się z lekarzem, ale ilu tysięcy mężczyzn od razu zacznie codziennie brać aspirynę, mając nadzieję na odłożenie w czasie strasznego zawału serca i nieświadomi, że mogą cierpieć z powodu innego skutku zażywania aspiryny, jakim jest krwawienie wewnętrzne? To właśnie ta właściwość aspiryny, rozrzedzająca krew, sprawiła, że została ona zalecana jako środek zapobiegający zawałowi serca.

Aspiryna ma również wątpliwą wartość, gdy jest przyjmowana w celu obniżenia gorączki; obniżając gorączkę w niektórych przypadkach, zwłaszcza na początku zapalenia płuc, maskuje objawy zapalenia płuc, uniemożliwiając lekarzowi postawienie tej diagnozy. Zwykle rozpuszcza się w żołądku w ciągu dwudziestu minut, i to tylko wtedy, gdy jest przyjmowana z pełną szklanką (około 250 ml) wody. Niewiele osób wie, że jeśli aspiryna jest przyjmowana z sokiem pomarańczowym, jej skuteczność jest znacznie zmniejszona, ponieważ może się nie rozpuścić.

We wrześniu 1980 roku Agencja ds. Żywności i Leków (FDA) ogłosiła, że wycofa z rynku ponad trzy tysiące leków, których skuteczność nie została udowodniona. W poprzednim roku

Amerykanie wydali ponad miliard dolarów na te same „niesprawdzone" leki, z których wiele zostało „zaakceptowanych" przez AMA. W 1962 roku Kongres uchwalił poprawki do ustawy o żywności i lekach, które wprowadzały wymogi dotyczące skuteczności leków do 1964 roku. Producenci leków opierali się wszelkim próbom zmuszenia ich do przestrzegania tych poprawek, zmuszając FDA do wycofania ich z rynku jakieś szesnaście lat później. Średni okres przydatności skutecznego leku wynosi około piętnastu lat; oznaczało to, że taktyka opóźniająca producentów leków pozwoliła im czerpać zyski z tych niesprawdzonych leków przez cały okres ich przydatności rynkowej!

Dochodzimy teraz do najbardziej zdumiewającego przykładu syndykalizmu przestępczego w naszej historii. Po tym, jak w 1962 roku Kongres uchwalił rygorystyczne wymagania, aby zmusić producentów leków do udowodnienia, że ich leki są skuteczne (wymóg, którego w wielu przypadkach nie dało się spełnić, ponieważ leki te były bezużyteczne), producenci leków zostali poinformowani przez swoich sojuszników z AMA i branży reklamowej, że rozsądnie byłoby wywołać burzę, stosując taktykę odwracającą uwagę, która odwróciłaby uwagę od faktu, że nie zastosowali się do nowych wymagań Kongresu. Ta taktyka odwracania uwagi miała nosić nazwę „Wojna z szarlatanerią". Kilka miesięcy po wejściu w życie nowych przepisów Rada Powiernicza AMA zebrała się, aby powołać nową komisję, Komisję ds. Szarlatanerii, która została formalnie zarejestrowana 2 listopada 1963 r. Pierwotnie była to organizacja o nazwie, której celem było zniszczenie całej profesji chiropraktyków w Stanach Zjednoczonych, drugiej co do wielkości grupy świadczącej usługi opieki zdrowotnej w kraju. Wkrótce rozszerzyła swoją działalność w poszukiwaniu kolejnych ofiar, jako „Konferencja Koordynacyjna ds. Informacji Zdrowotnych". Ta jednostka była pomysłem nowojorskiej organizacji o nazwie Pharmaceutical Advertising Council, która z kolei była jedynie przestrzenią na biurku prezesa Grey Medical Advertising Company, spółki zależnej należącej w całości do prestiżowej Grey Advertising Company w Nowym Jorku.

Chociaż rzekomo była to jedynie grupa doradcza, Konferencja Koordynacyjna ds. Informacji o Zdrowiu wkrótce rozpoczęła totalną wojnę przeciwko niezależnym praktykom medycznym w całych Stanach Zjednoczonych. Jej ofiary były zazwyczaj wybierane przez organizację non-profit AMA, wspieraną przez fundacje charytatywne: American Cancer Society i Arthritis Foundation, które obie cierpiały z powodu oskarżeń, że zabijają pacjentów, podczas gdy niezależni doradcy zdrowotni ich ratują. Kryminalni syndykaliści byli w stanie pozyskać pełne uprawnienia policyjne rządu federalnego poprzez kontakty w Federalnej Komisji Handlu, Departamencie Poczty, Agencji ds. Żywności i Leków oraz Służbie Zdrowia Publicznego Stanów Zjednoczonych. Agenci federalni zostali poproszeni przez fundacje charytatywne o wszczęcie działań policyjnych przeciwko setkom niczego niepodejrzewających praktyków medycznych w całych Stanach Zjednoczonych. Była to jedna z najbardziej zakrojonych, dobrze zaplanowanych i bezwzględnych operacji, w jakie kiedykolwiek zaangażowali się agenci federalni. W wielu przypadkach ludzie byli aresztowani za sprzedaż, a czasem nawet rozdawanie broszur, które doradzały tak nieszkodliwe praktyki zdrowotne, jak przyjmowanie witamin! Dystrybutorzy ci znaleźli się teraz pod zakazem działalności wydanym przez pocztę, Departament Sprawiedliwości i Agencję ds. Żywności i Leków. Inni, którzy rozprowadzali różne maści, specyfiki i inne preparaty, w większości oparte na recepturach ziołowych, otrzymali wysokie grzywny i wyroki więzienia. W każdym przypadku wszystkie zapasy tych praktykujących, z których wielu było w podeszłym wieku i ubogich, zostały skonfiskowane i zniszczone jako „substancje niebezpieczne". Nigdy nie zarzucano, że ktokolwiek kiedykolwiek doznał obrażeń, a tym bardziej zginął, z powodu stosowania któregokolwiek z tych preparatów. W tym samym czasie producenci leków nadal sprzedawali leki, które powodowały rozległe skutki uboczne, takie jak uszkodzenie nerek, uszkodzenie wątroby i śmierć. Żadnemu z nich nie zakazano dystrybucji tych produktów na warunkach stosowanych wobec niezależnych praktyków medycznych. W większości przypadków, gdy te niebezpieczne leki zostały zakazane w Stanach Zjednoczonych, producenci wysyłali je za granicę do krajów Ameryki Łacińskiej i Azji, gdzie są sprzedawane do dziś. Akcje Syntex Corporation wzrosły z kilku dolarów do 400 dolarów za akcję, gdy firma zaczęła zrzucać sterydy na rynki zagraniczne.

Wiele z tych ataków było wymierzonych w dystrybutorów preparatu przeciwnowotworowego o nazwie laetrile, produktu pochodzenia owocowego. Niezwykle wyczuleni na wszelką konkurencję dla swoich niezwykle dochodowych leków do chemioterapii, spekulanci na raku nakazali agentom federalnym przeprowadzenie terroru policyjnego przeciwko swoim konkurentom. Często uderzając nocą, w grupach silnie uzbrojonych oddziałów SWAT, agenci federalni wyważali drzwi, aby schwytać starsze kobiety i ich zapasy herbat ziołowych. Wiele z tych gospodyń domowych i emerytów posiadało niewielkie ilości witamin i preparatów zdrowotnych, które dostarczały sąsiadom lub przyjaciołom po kosztach. Nie miały one środków, aby walczyć z zgromadzonymi agencjami rządu federalnego, które same były jedynie marionetkami w rękach kartelu farmaceutycznego. W wielu przypadkach ofiary straciły swoje domy, oszczędności życia i cały inny majątek podlegający zajęciu, ponieważ stanowiły zagrożenie dla monopolu medycznego. Było to najbardziej rażące wykorzystanie uprawnień policyjnych przez wielkich bogaczy w celu ochrony swoich dochodowych przedsiębiorstw. Do dziś większość tych ofiar nie ma pojęcia, że zostały one wyeliminowane przez monopol Rockefellera.

Sidney W. Bishop, zastępca generalnego poczmistrza, chwalił się podczas Drugiego Krajowego Kongresu ds. Szarlatanerii Medycznej w 1963 r.: „Jestem szczególnie dumny z doskonałych ustaleń między Agencją ds. Żywności i Leków, Federalną Komisją Handlu oraz Departamentem Poczty, mających na celu utrzymanie koordynacji w wymianie informacji prowadzącej do wszczęcia postępowania karnego", co było pochlebnym odniesieniem do sukcesu „wojny z szarlatanerią". Później ujawniono, że Konferencja Koordynacyjna ds. Informacji Zdrowotnych była w całości finansowana przez wiodące firmy farmaceutyczne z monopolu medycznego, takie jak Lederle, Hoffman LaRoche i inne. W latach 1964–1974 ich kampania poszukiwania i niszczenia była prowadzona jako totalna wojna przez agentów federalnych przeciwko każdemu, kto kiedykolwiek oferował jakikolwiek rodzaj zdrowej żywności lub porad zdrowotnych. Celem było oczywiście wyeliminowanie wszelkiej konkurencji dla głównych firm farmaceutycznych.

W 1967 roku AMA uzyskała 43% swoich całkowitych dochodów, czyli 13,6 mln dolarów, z reklam leków. Następnie wydała wspólnie z Agencją ds. Żywności i Leków (FDA) pismo, w którym ogłaszała kampanię mającą na celu „zwiększenie świadomości społecznej na temat oszukańczych urządzeń i produktów zdrowotnych poprzez identyfikowanie ich jako nieskutecznych i potencjalnie zagrażających zdrowiu". Były to te same osoby, które nie były w stanie przekonać firm farmaceutycznych do przestrzegania federalnych wymogów dotyczących udowodnienia skuteczności ich produktów leczniczych! Zagrożenia, jak już wspomnieliśmy, wynikały bardziej z działalności kartelu farmaceutycznego niż z działań starszych pań z Kalifornii, które doradzały ludziom, aby jedli więcej czosnku i sałaty, jeśli chcą zachować zdrowie.

Liczba ofiar śmiertelnych wynikała ze stosowania „zatwierdzonych" leków, a nie preparatów rozpowszechnianych przez zwolenników medycyny holistycznej.

Następnie AMA zorganizowała Krajową Konferencję ds. Oszustw Zdrowotnych, której głównym rzecznikiem był kongresman Claude Pepper. Był to ironiczny zwrot wydarzeń, ponieważ kilka lat wcześniej ówczesny senator Claude Pepper, jedna z najpotężniejszych postaci politycznych w Waszyngtonie, wzbudził gniew AMA, ponieważ planował poprzeć medycynę socjalistyczną w Stanach Zjednoczonych. Pepper, wieloletni rzecznik lewicowych interesów, znany jako „Red" Pepper ze względu na swoje sympatie polityczne, znalazł się pod ostrzałem potężnych sił i pieniędzy AMA. Znaleźli oni kandydata, który mógł mu się przeciwstawić w osobie przyjaciela Nixona, George'a Smathersa, i Pepper poniósł porażkę na Florydzie. Wracając jako kongresman, Pepper zaczął teraz lizać buty tym, którzy go wyparli. Poparł ich policyjne metody wobec każdego, kto odważył się rzucić wyzwanie potędze medycznego monopolu.

Po udowodnieniu lojalności wobec władzy Rockefellera, Pepperowi pozwolono zorganizować kolejną konferencję zdrowotną w 1984 roku. Została ona potępiona przez świadomych obserwatorów jako typowy „moskiewski pokazowy proces w stylu ". Nowe przedstawienie Peppera nazwano Kongresowymi Przesłuchaniami w sprawie Szarlatanerii. Pepper twierdził, że „oszustwa zdrowotne" to skandal wart dziesięć miliardów dolarów rocznie, co było imponującą kwotą jak na coś, co w istocie było niewielkim rzemiosłem. Wezwał długoletniego apologetę monopolu medycznego, dr Victora Herberta, lekarza w szpitalu Bronx Veterans Administration Hospital. Herbert zażądał, aby Departament Sprawiedliwości wykorzystał siły uderzeniowe RICO (Racketeer Inspired Criminal Organization) przeciwko „szarlatanom medycznym" i „oszustwom zdrowotnym", stosując te same techniki, które były używane przeciwko przestępczości zorganizowanej. RICO pozwala rządowi na konfiskatę całego majątku osób skazanych „w wyniku udowodnionego spisku". W grudniu 1987 roku ten sam dr Victor Herbert pojawił się ponownie, składając 70-stronicową skargę w Sądzie Okręgowym Stanów Zjednoczonych w stanie Iowa. Oskarżył on urzędników National Health Federation, konkurenta AMA, oraz innych praktykujących medycynę alternatywną o zniesławienie. Kirkpatrick Dilling, adwokat pozwanych, określił pozew jako rażącą próbę zniszczenia wolności wyboru w opiece zdrowotnej w Stanach Zjednoczonych. Dilling zwrócił uwagę, że Herbert był wspierany przez tajną grupę o nazwie American Council for Science and Health, będącą przykrywką dla dużych firm produkujących żywność.

Dr Herbertowi podczas przesłuchań w sprawie Pepper towarzyszyła długoletnia agentka monopolu medycznego, pani Anna Rosenberg.

Wyraziła ona oburzenie, że w Stanach Zjednoczonych nadal istnieje jakakolwiek konkurencja dla kartelu farmaceutycznego. Jako wieloletnia wasalka rodziny Rockefellerów pełniła funkcję dyrektorki Amerykańskiego Towarzystwa Onkologicznego podczas jego dzielnej walki o ograniczenie wszystkich metod leczenia do ortodoksyjnych i wysoce dochodowych technik „cięcia, rozcinania i wypalania", które niestety dla pacjentów zazwyczaj okazywały się śmiertelne. Anna Rosenberg była żoną Juliusa Rosenberga. Zarabiała pięć tysięcy dolarów tygodniowo jako „specjalistka ds. stosunków pracy", aby utrzymać związki zawodowe z dala od Rockefeller Center i zatrzymać na stanowiskach jego niedopłacanych sługusów.

Koordynacyjna Konferencja ds. Informacji Zdrowotnej szalała przez jakieś dziesięć lat, wysyłając setki ofiar do więzienia na podstawie w większości przypadków słabych lub sfabrykowanych zarzutów. Osiągnięto zamierzony efekt, czyli zastraszenie wszystkich, którzy aktywnie działali w dziedzinie alternatywnej opieki zdrowotnej. Większość praktykujących lekarzy zeszła do podziemia lub zamknęła swoje praktyki; inni opuścili kraj. Nastąpiła nieunikniona reakcja przeciwko tym terrorystycznym operacjom; w 1974 r. pojawiły się publiczne żądania przeprowadzenia przez Kongres dochodzenia w sprawie taktyk SWAT stosowanych przez pocztę i Służbę Zdrowia Publicznego USA wobec starszych gospodyń domowych. Takie dochodzenie nieuchronnie ujawniłoby, że ci sumienni i oddani urzędnicy państwowi byli w rzeczywistości anonimowymi narzędziami złowrogich postaci działających za kulisami, które manipulowały rządem Stanów Zjednoczonych dla własnej władzy i zysku. Nie trzeba dodawać, że takie dochodzenie kongresowe nigdy nie miało miejsca. Zamiast tego CCHI nagle zeszło do podziemia. Byli oni chronieni przed pozwami wzajemnymi ze strony swoich ofiar, ponieważ wszystkie działania przeciwko ofiarom zostały podjęte przez agentów federalnych. Zgodnie z ustawami nie byli oni chronieni, ale szanse na uzyskanie odszkodowania od nich w jakimkolwiek sądzie federalnym były znikome. (Autor niniejszego tekstu wielokrotnie domagał się zadośćuczynienia od agentów federalnych w sądach federalnych, ale za każdym razem grzeczny sędzia federalny orzekał na jego niekorzyść).

Gdy Konferencja Koordynacyjna ds. Informacji Zdrowotnej przeszła do podziemia, pracownicy służby zdrowia w stanie Kalifornia nagle znaleźli się pod silniejszym niż kiedykolwiek wcześniej atakiem. Aktywistą stała się teraz Kalifornijska Rada Zdrowia. Okazało się wówczas, że potajemni poplecznicy CCHI, nadal wykonujący pracę na rzecz monopolu medycznego, po prostu porzucili swoje działania na skalę krajową z obawy przed ujawnieniem, ale teraz zadomowili się w

Kalifornijskiej Radzie Zdrowia niczym grupa chorych szczurów ukrywających się przed nieuniknioną karą. Od tego czasu CCHI pozostaje zakorzenione w Kalifornijskiej Radzie Zdrowia, prowadząc nieustanną wojnę przeciwko pracownikom służby zdrowia w tym stanie. Kartel farmaceutyczny nadal działał bez przeszkód.

Ta wojna przeciwko obywatelom amerykańskim spełnia wszystkie wymogi do wniesienia oskarżenia na podstawie ustaw zakazujących syndykalizmu przestępczego w Stanach Zjednoczonych. Jest to klasyczny przypadek rzekomo organizacji non-profit, Amerykańskiego Stowarzyszenia Medycznego, spiskującej z pewnymi fundacjami charytatywnymi, w szczególności z Amerykańskim Towarzystwem Walki z Rakiem i Fundacją na rzecz Badań nad Artretyzmem, w celu pozyskania agencji publicznych do rozpoczęcia wojny na korzyść krajowego Kartelu Farmaceutycznego, jednocześnie odmawiając obywatelom amerykańskim korzyści płynących z niedrogiej i skutecznej opieki zdrowotnej. Nie tylko dochodziło do powtarzających się naruszeń konstytucyjnych praw obywateli aktywnych w ruchu na rzecz opieki zdrowotnej, często kierujących się poczuciem służby publicznej, a nie chęcią zysku, ale dowody na aktywny spisek (RICO) mający na celu podważenie autorytetu oficjalnych agencji rządowych dla zysku prywatnych międzynarodowych firm farmaceutycznych są zbyt liczne, by je zignorować. Osoby, które padły ofiarą spisku CCHI, mogą również wytoczyć powództwo przeciwko firmom Lederle, Hoffman LaRoche i innym firmom farmaceutycznym, które zatrudniły te osoby do wykonywania brudnej roboty. Ślad odpowiedzialności jest oczywisty; łatwo będzie go ustalić w sądzie.

Tymczasem skutki grabieży CCHI są druzgocące. Miliony Amerykanów, zwłaszcza osób starszych i ubogich, zostały w wyniku tego spisku przymusowo pozbawione opieki zdrowotnej po rozsądnych cenach. Ofiary te zostały zmuszone do rezygnacji z usług swoich niedrogich doradców zdrowotnych i pozostawione pod opieką drogich lekarzy z AMA, którzy przepisują im kosztowne leki produkowane przez monopol farmaceutyczny Rockefellera. Fakt, że wiele z tych leków jest zbyt drogich, nieskutecznych i potencjalnie niebezpiecznych, był rutynowo tuszowany przez agencje federalne odpowiedzialne za ochronę społeczeństwa, zwłaszcza przez Agencję ds. Żywności i Leków (FDA). Warto zauważyć, że kartele farmaceutyczne nigdy nie były przedmiotem dochodzenia żadnej agencji rządowej na podstawie odpowiednich przepisów ustawy antymonopolowej Shermana, ponieważ kartele te są własnością międzynarodowych monopolistów finansowych.

Dowodzi to tego, o co od lat zarzucają rządowi liczni obserwatorzy, że regulacje rządowe rzekomo uchwalone przez Kongres w celu ochrony społeczeństwa w rzeczywistości służyły jedynie ochronie monopolistów. Do 1986 r. ten monopol medyczny osiągnął roczne przychody w wysokości 355,4 mld dolarów, co stanowiło 11% produktu narodowego brutto Stanów Zjednoczonych. Monopol medyczny od dawna ma swoich krytyków wśród sumiennych przedstawicieli zawodów medycznych. W grudniu 1922 r. w *Illinois Medical Journal* ukazał się artykuł, w którym stwierdzono, że „Amerykańskie Stowarzyszenie Medyczne stało się autokracją". Było to w okresie, w szczytowym okresie rządów dr. Simmonsa w Chicago. Artykuł potępiał dyktatorskie przejęcie władzy nad całym środowiskiem medycznym. Chociaż AMA powstało w 1847 roku, formalnie zarejestrowano je dopiero w 1897 roku, kiedy to uiściło opłatę w wysokości trzech dolarów na rzecz sekretarza stanu Illinois. W ciągu dwóch lat od rejestracji na scenie pojawił się „Doc" Simmons, aby rozpocząć swoje dwudziestopięcioletnie przejmowanie władzy. Szybko zdał sobie sprawę, że szkoły medyczne kontrolują szpitale, a komisje egzaminacyjne kontrolują szkoły medyczne, więc rozszerzył uprawnienia AMA, aż uzyskał całkowitą kontrolę nad komisjami egzaminacyjnymi.

Z dokumentów wynika, że wraz z rosnącą władzą AMA nastąpił odpowiadający jej spadek jakości opieki medycznej i osobistej odpowiedzialności lekarzy wobec swoich pacjentów. AMA uchwaliła surowy Kodeks Etyczny, który służył jako tarcza ochronna dla każdego lekarza, który spotykał się z krytyką za swoje błędy, a błędy te w wielu przypadkach prowadziły do kalectwa lub śmierci pacjentów. Ten sam „kodeks" zazwyczaj uniemożliwia lekarzom, pielęgniarkom i innym pracownikom szpitala zeznawanie w sądzie na temat błędów popełnionych przez lekarza.

Znany lekarz, dr Norman Barnesby, który przez długi czas był wybitnym członkiem personelu medycznego armii amerykańskiej oraz Służby Zdrowia Publicznego Stanów Zjednoczonych, powiedział: „Chaos i przestępczość są nieuniknione, dopóki lekarze przestrzegają kodeksu etycznego AMA, czyli kodeksu milczenia". *(Przypomina to słynną Omerta, kodeks milczenia mafii, który przewiduje karę śmierci dla każdego członka, który ujawni tajemnice Cosa Nostra. Gnostycy medyczni, czyli AMA, stworzyli własną Cosa Nostra, która wydaje wyrok zawodowej śmierci na każdego lekarza, który ujawni jakiekolwiek medyczne zaniedbania lub przestępstwa, co skutkuje wykluczeniem z zawodu, odebraniem uprawnień szpitalnych i innymi drastycznymi formami kary. Uwaga redaktora.)* Etyka, którą wyznają lekarze, cuchnie na całe niebo. To hańba dla każdej cywilizacji, która się tym chwali. „Lekarze muszą zachowywać szczególną powściągliwość wobec opinii publicznej w kwestiach zawodowych, a ponieważ istnieje wiele punktów w etyce i etykiecie medycznej, przez które uczucia lekarzy mogą być boleśnie zranione w ich kontaktach, oraz, których ogół społeczeństwa nie jest w stanie zrozumieć ani docenić, ani przedmiot ich sporów, ani rozstrzygnięcia ich arbitrażu nie powinny być podawane do wiadomości publicznej".

Ostatnia część tego akapitu to bezpośredni cytat dr. Barnesby'ego z Kodeksu Etycznego AMA. Zwróć uwagę na arogancję AMA, która twierdzi, że „etyka i etykieta medyczna" nie mogą być zrozumiane przez ogół społeczeństwa. Dr Barnesby kontynuuje: „Jestem przekonany, że rozwiązaniem jest całkowite zniesienie wszystkich kodeksów i praktyk szkodliwych dla społeczeństwa oraz całkowita reorganizacja systemu zgodnie z zasadami nadzoru prawnego lub innej odpowiedzialnej kontroli". Zalecenia dr. Barnesby'ego zostały zignorowane przez monopol medyczny.

W depeszy AP z 11 lutego 1988 r. odnotowano, że „5% lekarzy kłamie na temat swoich kwalifikacji" – nagłówek dotyczący faktów odkrytych przez dużą korporację opieki zdrowotnej, Humana, Inc., wykazał, że 39 z 727 lekarzy, którzy ubiegali się o pracę w jej klinikach w ciągu sześciu miesięcy, czyli 5%, przedstawiło fałszywe kwalifikacje. Co gorsza, wielu lekarzy skazanych w jednym stanie za przestępstwa narkotykowe lub seksualne po prostu przenosi się do innego stanu i otwiera praktykę, chronionych przez monopol medyczny. W ostatnich latach pojawiły się przerażające historie o notorycznych przestępcach seksualnych, skazanych w jednym stanie, którzy udają się do innego stanu i poprzez swoją praktykę zawodową ponownie rozpoczynają karierę wykorzystywania dzieci.

Utalentowany lekarz, dr Ernest Codman, pochodzący ze znanej rodziny z Nowej Anglii, przemawiał 2 marca 1924 r. na dorocznej konferencji AMA w następujący sposób:

„Mam notatki dotyczące czterystu zarejestrowanych przypadków rzekomego mięsaka kości. Wszystkie te czterysta zarejestrowanych przypadków, z nielicznymi wyjątkami, to zapisy błędów i niepowodzeń; mam wiele dokumentów od czołowych chirurgów i patologów w kraju, którzy własnoręcznie przyznali się do rażących błędów w tych przypadkach. Amputowano nogi, których nie należało amputować, a pozostawiono te, które należało amputować".

Wystąpienie dr. Codmana wprawiło słuchaczy w osłupienie. Nikt nie podważył jego twierdzeń, ale przedstawiciele AMA celowo zatuszowali tę wypowiedź. Jak ironicznie zauważa, przez całą swoją znakomitą karierę zawodową nigdy więcej nie poproszono go o zabranie głosu na żadnym zgromadzeniu AMA.

Od czasu do czasu na zgromadzeniach AMA pojawiali się inni dysydenci, aby wdać się w krótką potyczkę, wyrażając swoje zastrzeżenia, a następnie zniknąć, zapomniani w pochłaniającej wszystko wojnie o utrzymanie monopolu medycznego. Magazyn „*Time*" zamieścił krótkie podsumowanie jednego z takich wydarzeń 6 czerwca 1970 r. pod tytułem „Schizofreniczne AMA". W artykule odnotowano, że około trzydziestu do czterdziestu dysydentów, młodych idealistycznych lekarzy, wtargnęło na podium i przejęło kontrolę nad corocznym zgromadzeniem AMA na kilka pełnych napięcia chwil.

Ich przywódca ostro potępił AMA z mównicy: „AMA nie oznacza Amerykańskiego Stowarzyszenia Medycznego – oznacza Amerykańskie Stowarzyszenie Morderstw!". Uzbrojeni strażnicy odesłali członków innych grup, którzy chcieli wyrazić swoje niezadowolenie. Młody stażysta opuścił podium i prawdopodobnie jest dziś ordynatorem chirurgii w jakimś szpitalu, nauczywszy się, że nie da się walczyć z systemem.

Inny dysydent, dr Robert S. Mendelsohn, zauważył, że w 1975 r. 787 000 kobiet przeszło histerektomię, a 1700 z nich zmarło w wyniku tej operacji. Uważa on, że połowę tych kobiet można było uratować, ponieważ operacja nie była konieczna. W dniu 21 stycznia 1988 r. „The *Washington Post*" odnotował, że „Większość rozruszników serca może być zbędna; ponad połowa z nich nie przynosi wyraźnych korzyści". W artykule zaznaczono, że obecnie jeden na 500 Amerykanów ma rozrusznik serca. Branża ta ma zaledwie dwadzieścia lat, ale obecnie wykonuje się 120 000 implantacji rocznie, co stanowi biznes przynoszący półtora miliarda dolarów rocznie. Greenspan skarżył się, że „wielu internistów zleca je bez konsultacji z kardiologiem".

Dr Mendelsohn skarżył się również, że terramycyna była nieskutecznym antybiotykiem, którego głównym skutkiem było pozostawianie u dzieci żółto-zielonkawych zębów i złogów tetracykliny w kościach. Cytuje on Boston Collaborative Drug Surveillance Program, który stwierdził, że ryzyko śmierci w wyniku terapii farmakologicznej w amerykańskim szpitalu wynosiło jeden na tysiąc, a 30 000 Amerykanów umierało każdego roku z powodu działań niepożądanych leków przepisanych im przez lekarzy. Mendelsohn nie przebiera w słowach, wyrażając swoją opinię na temat współczesnej medycyny. Nazywa ją Kościołem Śmierci, którego Cztery Święte

Wody to: 1) szczepienia; 2) woda fluorkowana; 3) płyny dożylne; oraz 4) azotan srebra. Mendelsohn odrzuca wszystkie cztery jako „o wątpliwym bezpieczeństwie".

Na początku lat 40. czołowi członkowie AMA doszli do wniosku, że wiele z ich problemów z członkami wynikało z drażliwego Morrisa Fishbeina. Większość lekarzy miała ultrakonserwatywne poglądy i uważała wybryki Fishbeina za odrażające. Niemniej jednak Fishbein tak sprytnie utkał swoją sieć w AMA, że wciągnął w nią wszystkich w centrali. Jego władza opierała się na cenzurze, zastraszaniu i wykorzystywaniu swoich uprawnień do granic możliwości.

Jego rywale potrzebowali prawie dziesięciu lat, aby się go pozbyć. Okazja nadarzyła się, gdy zdolny zastępca Fishbeina, dr Olin West, zachorował i nie był już w stanie utrzymać żelaznej kontroli nad siedzibą AMA dla reżimu Fishbeina. Najwyraźniej nieświadomy spisku przeciwko sobie, Fishbein kontynuował swoje radosne życie pełne podróży i rozrywek, nadal zdobywając wiele nagród i wyróżnień za swoją działalność w zakresie public relations w medycynie. Został mianowany oficerem Krzyża w ekskluzywnym orderze Orange-Nassau, bardzo tajemniczej organizacji upamiętniającej inwazję i przejęcie Anglii przez Wilhelma Orańskiego, a następnie utworzenie Banku Anglii. Fishbein często podróżował do Anglii, gdzie był podejmowany wystawnymi posiłkami przez prominentnych członków establishmentu; musieli wierzyć, że może im się przydać.

Jednak żadne z tych wyróżnień nie okazało się przydatne, gdy człowiek, którego *magazyn „Newsweek"* opisał jako „człowieka ze stu wrogami" (z pewnością niedopowiedzenie roku), został wyrzucony jeszcze bardziej bezceremonialnie niż jego poprzednik, nieprzyjemny szarlatan „Doc" Simmons. Pomimo powtarzających się publicznych krytyk dotyczących jego wyjazdów i nadużywania rachunków służbowych, Fishbein pewnie ogłosił podczas lunchu 4 czerwca 1949 r., że pozostanie na stanowisku przez co najmniej pięć kolejnych lat. Liczył w dużej mierze na tradycyjny rozłam między dwiema grupami w AMA – liberałami i konserwatystami – o których Fishbein oświadczył, że nigdy nie będą w stanie dojść do porozumienia w żadnej sprawie. Bardzo się pomylił, ponieważ zgodzili się oni co do tego, że należy go wyrzucić. Zjednoczeni wspólną nienawiścią do Morrisa Fishbeina, zawiązali spisek, by zamordować swojego Cezara. Opisując ten epizod, Martin Mayer zauważa, że od 1944 r. znaczna frakcja w AMA była zdecydowana pozbyć się Fishbeina za wszelką cenę. Na początku 1949 r. w ogólnokrajowym programie radiowym „Town Meeting of the Air" został on zdemaskowany jako notoryczny kłamca. Twierdził, że podróżował po Anglii, codziennie odwiedzając gabinety lekarzy ogólnych. Program radiowy ujawnił, że w rzeczywistości uczestniczył w igrzyskach olimpijskich, jadał kolacje z kilkoma członkami brytyjskiej arystokracji i oglądał wiele sztuk teatralnych w Londynie, a następnie udał się do Paryża na rundkę po klubach nocnych – wszystko to w imię promowania medycyny. Program, wyemitowany 22 lutego 1949 roku przez Nelsona Cruikshanka, zniszczył reputację Fishbeina, wskazując, że podczas pobytu w Anglii nie zbliżył się on do żadnego gabinetu lekarskiego. Jeśli chodzi o relację Fishbeina z podróży, Cruikshank nazwał ją kłamstwem, określając ją jako „zniesławienie zawodu, który szczyci się tradycją służby pacjentom". Życie Fishbeina opisano jako „nieustanne odwiedzanie nowojorskich przedstawień teatralnych, klubu Stork oraz klubów nocnych w Londynie i Paryżu".

W wyniku tego rozgłosu AMA na swoim zjeździe w 1949 roku przyjęła jednogłośną uchwałę o odsunięciu dr. Morrisa Fishbeina od wszystkich stanowisk, na których zajmował się pisaniem i wygłaszaniem przemówień. Uchwała ta przewidywała, że zostanie ona wprowadzona w życie „jak najszybciej", co miało miejsce jeszcze tego samego popołudnia. Wieczorem Fishbein opuścił siedzibę AMA, by już nigdy do niej nie powrócić. Jedną ze strat literackich związanych z odejściem Fishbeina była jego kolumna, którą fantazyjnie nazwał „Dziennikiem dr. Pepysa". Jeden z krytyków opisał ją jako „bieżącą lub logoreiczną relację z życia prywatnego Morrisa Fishbeina. Każdego Bożego Narodzenia Dziennik był oprawiany w twardą okładkę i rozdawany jako kartka świąteczna Fishbeina niemal wszystkim, którzy mieli stały adres pocztowy". Podobnie jak wszystkie ekstrawagancje Fishbeina, koszty tej hojności ponosili w całości członkowie AMA opłacający składki.

Przez lata Fishbein wykorzystywał ogromną siłę pieczęci akceptacyjnej AMA, by zmusić firmy farmaceutyczne do spełnienia jego życzeń. *Magazyn „Harper's"* zauważył (listopad 1949 r.), że „Pieczęć jest prawdopodobnie największym pojedynczym „magnesem" reklamowym, jaki kiedykolwiek wymyślono. *Czasopismo* to jest zdecydowanie najbardziej dochodową publikacją na świecie. Absolutna władza Fishbeina – często mówił tak, jakby nosił pieczęć w kieszeni – była również źródłem władzy innych ludzi".

Po przymusowym odejściu Fishbeina przedstawiciele AMA podjęli działania mające na celu osłabienie centrum władzy w siedzibie głównej w Chicago. Rada ds. Farmacji i Chemii zmieniła nazwę na Radę ds. Leków w 1956 r.; znak akceptacji został całkowicie zniesiony. Firma Ben Gaffin and Associates poinformowała AMA: „Reklamodawcy ogólnie uważają, że AMA, zwłaszcza poprzez swoje rady, nie ufa im i postrzega ich jako potencjalnych oszustów, którzy bez stałego nadzoru zaczęliby aktywnie łamać zasady etyki". Takie było paranoiczne podejście Fishbeina, ale jego postawa wynikała z potrzeby utrzymania kontroli i wymuszania „wkładów" od etycznych producentów leków. Gdy tylko zrezygnowano z Pieczęci Akceptacji, przychody AMA z reklamodawców podwoiły się w ciągu pięciu lat; w ciągu dziesięciu lat potroiły się, z 4 milionów dolarów rocznie do ponad 12 milionów dolarów. Z perspektywy czasu arogancja Fishbeina i jego krótkowzroczna polityka kosztowały AMA miliony dolarów rocznie w postaci utraconych przychodów.

Dr Ernest Howard z AMA podał nieuzasadnione powody zniesienia znaku, mówiąc, że „był on zbyt arbitralny, a zbyt duża władza spoczywała w rękach jednego organu. Pojawiły się również pewne problemy prawne".

Pomimo odejścia Fishbeina niektóre przejawy jego zgubnego wpływu utrzymywały się w siedzibie AMA przez lata, kosztując organizację wiele milionów dolarów i przynosząc jej ogromną falę negatywnego rozgłosu. Szczególnie zjadliwa była żarliwa determinacja Fishbeina, by zniweczyć wszelkie szanse na wprowadzenie „medycyny socjalnej" w Stanach Zjednoczonych. Paradoksem było to, że kierownictwo AMA pod dominacją Fishbeina tak gwałtownie sprzeciwiało się „interwencji rządowej" w dziedzinie medycyny, podczas gdy przez lata wykorzystywało agencje rządowe do własnych celów, w szczególności Agencję ds. Żywności i Leków (FDA), Służbę Zdrowia Publicznego Stanów Zjednoczonych (USPHS) oraz Narodowy Instytut Raka (NCI). Jeden z autorytetów, James G. Burrow, śledzi stanowisko AMA wobec obowiązkowego ubezpieczenia zdrowotnego, które w latach 1917–1920 zmieniło się z wstępnego zainteresowania w gwałtowną wrogość. Stanowisko to uzasadniano „antykomunizmem", ponieważ powszechnie wiadomo było, że medycyna socjalistyczna od dawna była głównym celem Partii Komunistycznej. Wybrana grupa wybitnych amerykańskich lewicowców została wezwana do Moskwy na specjalną indoktrynację w tym zakresie. Uczestniczyli oni w letnim kursie na Uniwersytecie Moskiewskim poświęconym „organizacji medycyny jako funkcji państwowej". W skład grupy wchodzili tacy zagorzali liberałowie, jak George S. Counts i John Dewey. Po powrocie rozpoczęli kampanię publicznej agitacji na rzecz krajowej opieki zdrowotnej. Ich pierwszym nawróconym był „liberalny republikanin", senator Henry Cabot Lodge. W rzeczywistości reprezentował on grupę bankierów z Nowej Anglii, którzy sprzymierzyli się z Rockefellerem w celu utrzymania monopolu medycznego. 1 marca 1940 r. senator Lodge przedstawił projekt ustawy o ubezpieczeniu zdrowotnym, który przewidywał czterdzieści dolarów rocznie na opiekę zdrowotną. Projekt ustawy został szybko odłożony na półkę, ale rękawica została rzucona. Fishbein nie miał zamiaru oddawać swojej domeny żadnemu departamentowi rządowemu. W ciągu następnych kilku dekad AMA wydała wiele milionów dolarów na walkę z „medycyną socjalistyczną", a wszystkie te środki pochodziły ze specjalnych opłat nakładanych na amerykańskich lekarzy. W wyniku swoich działań organizacja ta została również uwikłana w kilka kosztownych spraw antymonopolowych.

Już w 1938 roku AMA została oskarżona przez Departament Sprawiedliwości w sprawie Group Health Association. W 1937 roku grupa pracowników rządowych pożyczyła 40 dolarów od Home Owners Loan Company, aby założyć grupowy szpital. Plan oferował grupową opiekę medyczną za 26 dolarów rocznie dla osoby indywidualnej lub 39 dolarów rocznie dla rodziny. Stowarzyszenie to, które przyjęło nazwę Group Health Association, zatrudniło dziewięciu lekarzy. Towarzystwo Medyczne Dystryktu Kolumbii odmówiło wówczas tym lekarzom pozwolenia na korzystanie ze szpitali lub konsultacji ze specjalistami. 4 kwietnia 1941 r. ława przysięgłych uznała AMA i Towarzystwo Medyczne Dystryktu za winne naruszenia prawa antymonopolowego. Obie organizacje oraz jedenastu lekarzy zostało oskarżonych o ograniczanie wolnej konkurencji. Wśród skazanych znalazł się dr Morris Fishbein. Dwa i pół roku później, w 1943 r., Sąd Najwyższy utrzymał wyrok skazujący. Nałożono grzywnę w wysokości 2500 dolarów, a AMA otrzymała nakaz zaprzestania ingerencji w działalność Stowarzyszenia Zdrowia Grupowego.

AMA nie poradziła sobie dużo lepiej w swojej dwudziestoletniej walce z Medicare. Zachowanie integralności lokalnego lekarza było wartościowym celem; jednakże znajdował się on już pod kontrolą medycznego monopolu Rockefellera; trudno dostrzec, w jaki sposób ustanowienie medycyny socjalnej w Stanach Zjednoczonych miałoby cokolwiek zmienić, ani też nie zmieniło. *Magazyn „Time"* odnotował 10 grudnia 1948 r., że AMA nałożyła na każdego ze swoich członków opłatę w wysokości 25 dolarów na kampanię, której celem było wydanie 3,5 miliona dolarów na „edukację medyczną" – kampanię mającą na celu nastawienie ludzi przeciwko medycynie socjalnej. Była to pierwsza tego typu opłata nałożona przez AMA w ciągu stu lat jej działalności. Prawie dwie dekady później magazyn *„Saturday Evening Post"* odnotował w wydaniu z 1 stycznia 1966 r., że AMA wydała w latach 1964 i 1965 pięć milionów dolarów na walkę z lobby Medicare w Waszyngtonie. Zaznaczono, że AMA osiągnęła w tym roku 23 miliony dolarów dochodu z rocznych składek w wysokości 45 dolarów oraz ze sprzedaży reklam w publikacjach AMA firmom farmaceutycznym i dostawcom sprzętu medycznego.

Magazyn „Time" z 1 grudnia 1978 r. odnotował, że sędzia Fred Barnes, sędzia administracyjny w Federalnej Komisji Handlu, orzekł, że Kodeks Etyczny AMA nielegalnie ogranicza konkurencję między lekarzami, uniemożliwiając im reklamowanie się. Ponadto orzekł, że wytyczne etyczne AMA powinny w przyszłości być zatwierdzane przez FTC. AMA wydała oburzone oświadczenie prasowe, w którym sprzeciwiła się tej decyzji: „W Stanach Zjednoczonych nie ma precedensu prawnego, aby federalna biurokracja tworzyła lub zatwierdzała kodeks etyczny dla jakiegokolwiek zawodu wymagającego wyższego wykształcenia".

Temat Kodeksu Etycznego AMA pojawiał się już kilkakrotnie. Magazyn „*Science*" odnotował 21 czerwca 1940 r. w artykule poświęconym „biuru ds. śledztw w sprawach oszustw i szarlatanów", że pojawiło się pytanie: „Czy należy zmienić etykę medyczną? Obecnie ustalone zasady etyki medycznej można poprawić pod względem sformułowań i układu, ale uważa się również, że obecnie nie jest odpowiedni moment na ich przepisywanie. Wydaje się rozsądne, aby poczekać, aż wody się uspokoją, zanim zacznie się rozważać tak fundamentalną kwestię dla naszej organizacji, jaką są zasady etyki lekarskiej". Chociaż nie podano tożsamości mówcy, to pobożne oświadczenie mogło pochodzić tylko od samego Fishbeina. Mówca przyznaje następnie, dość nieśmiało, że „ ne zasady etyki lekarskiej można ulepszyć", ale na tym sprawa się kończy.

Przyjęcie programu Medicare, po tym jak AMA wysłała miliony dolarów na jego przeciwdziałanie, najwyraźniej niczego nie zmieniło. Okazało się to nieoczekiwaną gratką dla wielu mniej skrupulatnych przedstawicieli zawodu medycznego. Nie mieli oni żadnych problemów z zawyżaniem rachunków o kwoty sięgające milionów dolarów rocznie na jednego lekarza. W 1982 roku Medicare wypłaciło około 48,3 miliarda dolarów, a Medicaid – 38,2 miliarda dolarów. Według bardziej konserwatywnych szacunków około 11 miliardów dolarów z tych środków zostało zdefraudowanych w postaci nielegalnych zysków. Spadkobiercy Morrisa Fishbeina w AMA mogli przegrać bitwę o „powstrzymanie medycyny socjalistycznej", ale wygrali wojnę.

Jak już wcześniej wspomnieliśmy, zarząd AMA na posiedzeniu 2 listopada 1963 r. podjął uchwałę o „wyeliminowaniu chiropraktyki" – swojego największego rywala – za pośrednictwem Komisji ds. Szarlatanerii. Sekretarz tej komisji poinformował zarząd 4 stycznia

1971 r., że „jej nadrzędną misją jest przede wszystkim powstrzymanie chiropraktyki, a ostatecznie jej wyeliminowanie". Trudno znaleźć w dokumentach jakiejkolwiek organizacji bardziej rażące przyznanie się do spisku. Specjalna jednostka śledcza komisji, kierowana przez głównego radcę prawnego AMA, Roberta Throckmortona, angażowała firmy ubezpieczeniowe, szpitale, stanowe komisje ds. licencji medycznych, uczelnie publiczne i prywatne oraz lobbystów. Wykorzystano wszelkie metody zastraszania i cenzury. Dr Philip Weinstein, neurolog z Kalifornii, wygłosił wiele wykładów dla grup chiropraktyków na temat diagnozowania chorób kręgosłupa; AMA nakazała mu zaprzestanie wszelkich takich wystąpień. Po odwołaniu zbliżającego się wykładu wysłał notatkę z przeprosinami: „Proszę przyjąć nasze najszczersze przeprosiny za to późne odwołanie spowodowane okolicznościami niezależnymi od nas. Nie wiedzieliśmy, że wygłaszanie wykładów medycznych (dla Państwa organizacji) jest zabronione".

Throckmorton próbował również doprowadzić do upadku szkół chiropraktyki, uniemożliwiając rządowi przyznawanie gwarantowanych kredytów studenckich lub dotacji rządowych na badania w szkołach chiropraktyki. Uniemożliwił im uzyskanie akredytacji; lobbował w każdym stanie, aby zapobiec utworzeniu przez rząd organu akredytacyjnego, i był wściekły, gdy Biuro Edukacji HEW, będące agencją skupiającą pedagogów, a nie lekarzy, oparło się jego wysiłkom i w 1974 r. zatwierdziło Radę ds. Edukacji Chiropraktycznej jako krajowy organ akredytacyjny dla szkół chiropraktyki. W 1972 roku AMA wywarła presję na Uniwersytet C. W. Post, oddział Uniwersytetu Long Island, aby zrezygnował z kursu przeznaczonego dla studentów przygotowujących się do studiów chiropraktycznych.

Pod koniec lat 60. Wspólna Komisja ds. Akredytacji Szpitali (JCAH) przy AMA nałożyła na szpitale nowe wymagania; Zasady Etyki Medycznej AMA zabraniały jej członkom wszelkich form współpracy z chiropraktykami. W piśmie JCAH z 13 sierpnia 1973 r. skierowanym do dyrektora szpitala stwierdzono, że „Wszelkie porozumienia, jakie zawrą Państwo z chiropraktykami i Państwa szpitalem, będą nie do przyjęcia dla Wspólnej Komisji. Stanowiłoby to naruszenie zasad etyki medycznej opublikowanych przez AMA, które są również wymogiem JCAH". 9 stycznia 1973 r. JCAH napisała do szpitala w Silver City w stanie Nowy Meksyk: „Niniejszy list stanowi odpowiedź na Państwa pismo z 18 grudnia dotyczące projektu ustawy, która może zostać uchwalona w Nowym Meksyku i która nakłada na szpitale obowiązek przyjmowania kręgarzy jako członków personelu medycznego. Mają Państwo całkowitą rację – niefortunne skutki tego najbardziej nierozsądnego ustawodawstwa oznaczają, że Wspólna Komisja mogłaby wycofać i odmówić akredytacji szpitalowi, który miałby kręgarzy w swoim personelu".

Następnie AMA zmusiła Administrację Weteranów do odmowy wypłacania weteranom świadczeń za usługi chiropraktyczne. Taktyki te zostały zgłoszone do AMA jako pozytywne wyniki. W poufnym memorandum z dnia 21 września 1967 r. sporządzonym przez Komisję ds. Szarlatanerii pochwalono się przed członkami zarządu, że „Zasadniczo krótkoterminowe cele komisji dotyczące powstrzymania kultu chiropraktyki i wszelkiego dodatkowego uznania, jakie może ona osiągnąć, skupiają się wokół czterech punktów: 1) Robienie wszystkiego, co w naszej mocy, aby zapewnić, że chiropraktyka NIE zostanie objęta zakresem ubezpieczenia na mocy tytułu nr 18 ustawy o ubezpieczeniu zdrowotnym Medicare. 2) Zrobienie wszystkiego, co w naszej mocy, aby NIE doszło do rejestracji, wpisania do rejestru Urzędu Edukacji Stanów Zjednoczonych ani utworzenia Agencji Akredytacyjnej Chiropraktyki. 3) Zachęcanie do dalszego rozdzielenia dwóch krajowych stowarzyszeń chiropraktyków. 4) Zachęcanie stanowych stowarzyszeń medycznych do podejmowania inicjatyw w stanowych organach ustawodawczych w zakresie ustawodawstwa, które mogłoby wpłynąć na praktykę chiropraktyki".

Z powodu rażących działań AMA kilku chiropraktyków w końcu wniosło pozew, zarzucając spisek. Sprawa ciągnęła się latami, a 27 sierpnia 1987 r., po jedenastu latach ciągłego postępowania sądowego, sędzia federalna Susan Getzendammer z Sądu Okręgowego Stanów Zjednoczonych uznała AMA, Amerykańskie Kolegium Chirurgów oraz Amerykańskie Kolegium Radiologów za winne spisku mającego na celu zniszczenie zawodu chiropraktyki. W trakcie postępowania AMA otwarcie przyznała, że nigdy nie miała i nie ma żadnej wiedzy na temat treści ani jakości kursów prowadzonych w szkołach chiropraktyki. Sędzia Getzendammer napisała 101-stronicową opinię i wydała nakaz stałego zakazu, zobowiązujący AMA do zaprzestania „ograniczania, regulowania lub utrudniania, a także pomagania i podżegania innych do ograniczania, regulowania i utrudniania swobody członkom AMA, instytucjom lub szpitalom w podejmowaniu indywidualnych decyzji dotyczących tego, czy członek AMA, instytucja lub szpital powinien zawodowo współpracować z chiropraktykami, studentami chiropraktyki lub instytucjami chiropraktycznymi"."

W ten sposób zakończyła się spuścizna złośliwości i obstrukcjonizmu, którą Morris Fishbein pozostawił AMA. Chociaż został on formalnie zwolniony ze wszystkich obowiązków na 98.

posiedzeniu AMA 20 czerwca 1949 r., AMA była nękana jego obsesjami przez kolejne cztery dekady. Kolejną z jego obsesji była odmowa przyjmowania czarnych lekarzy jako członków AMA. Często słyszano, jak pogardliwie odnosił się do „der schwartzers", jidyszowego terminu oznaczającego pogardę dla czarnych, ilekroć pojawiał się temat przyjmowania czarnych, co miało miejsce wielokrotnie podczas jego rządów. Jego polityka była kontynuowana w AMA przez kolejne dwie dekady, aż do 1968 r., kiedy to AMA została zmuszona do przyjęcia czarnych. Wcześniej czarnoskórzy mieli własną organizację, National Medical Association. Chwaląc tę decyzję, *magazyn „Time"* protekcjonalnie nazwał AMA „zastaraną organizacją".

Fakt, że Simmons i Fishbein byli w stanie narzucić swoje małostkowe obawy tej krajowej organizacji przez pół wieku, nie świadczy dobrze o jej członkach. Jedną z najbardziej wymownych uwag na ten temat w *czasopiśmie* zamieścił T. Swann Hardy *w numerze* z czerwca 1929 roku. W artykule zatytułowanym „Jak naukowi są nasi lekarze?" Hardy napisał: „Medycyna jako zawód nie wyróżnia się mentalnością swoich przedstawicieli. Średni poziom inteligencji jest niższy niż być może w jakimkolwiek innym zawodzie. Zorganizowana medycyna w Ameryce jest nieugięcie przeciwna wszelkim standardom reorganizacji, które: 1) uczyniłyby monopol medyczny całkowicie naukowym; 2) zapewniłyby powszechny dostęp do terapii wszystkim, którzy jej potrzebują; 3) zagroziłyby dochodom niekompetentnych praktyków".

Warto zauważyć, że symbolem zawodu lekarza są dwa węże owinięte wokół laski. Jednak Uniwersytet w Rochester, uznając to za przesadę, niedawno zredukował liczbę węży z dwóch do jednego. Kaduceusz jest mitologicznym symbolem rzymskiego boga Merkurego. Był on patronem posłańców, ale miał również nieco nieprzyjemną reputację jako wspólnik banitów, kupców i złodziei. W starożytnym świecie kupcy byli synonimem pozostałych dwóch kategorii.

ROZDZIAŁ 3

KORZYŚCI PŁYNĄCE Z RAKA

W 400 r. p.n.e. Hipokrates nadał chorobie, z którą zetknął się w swoim czasie, nazwę „rak" (ang. cancer) lub „krab", ze względu na jej rozprzestrzenianie się po organizmie przypominające ruchy kraba. Jej grecka nazwa brzmiała „karkinos". W 164 r. n.e. lekarz Galen z Rzymu użył nazwy „guz" do opisania tej choroby, pochodzącej od greckiego słowa „tymbos", oznaczającego kopiec grobowy, oraz łacińskiego *słowa „tumore"*, oznaczającego „puchnąć". Choroba ta nie mogła być zbyt powszechna; nie ma o niej wzmianki w Biblii, nie jest też uwzględniona w starożytnej chińskiej książce medycznej, „Klasyku medycyny wewnętrznej Żółtego Cesarza". Nieznana w większości tradycyjnych społeczeństw, rozprzestrzeniła się wraz z nadejściem rewolucji przemysłowej. W latach 30. XIX wieku rak był przyczyną 2% zgonów w okolicach Paryża; w 1900 roku rak spowodował 4% zgonów w Stanach Zjednoczonych.

Wraz z nasileniem się zachorowań na raka pojawiły się „nowoczesne" metody radzenia sobie z tą chorobą. Czołowy krytyk establishmentu medycznego, dr Robert S. Mendelsohn, zauważa, że „nowoczesna chirurgia nowotworowa będzie kiedyś postrzegana z takim samym przerażeniem, z jakim my postrzegamy obecnie stosowanie pijawek w czasach George'a Washingtona". Chirurgia, o której mówił, to powszechnie akceptowana i narzucana metoda leczenia nowotworów, obecnie modna w całych Stanach Zjednoczonych. Nazywa się ją techniką „wycinania, cięcia i wypalania". Ta metoda leczenia nowotworów stanowi w rzeczywistości szczytowe osiągnięcie niemieckiej szkoły medycyny alopatycznej w Stanach Zjednoczonych. Opiera się ona niemal wyłącznie na chirurgii, upuszczaniu krwi i intensywnym stosowaniu leków, z egzotycznym dodatkiem terapii radowej. Świątynią nowoczesnej metody leczenia raka w Stanach Zjednoczonych jest Memorial Sloan Kettering Cancer Institute w Nowym Jorku. Jej arcykapłanami są chirurdzy i badacze z tego ośrodka.

Pierwotnie znana jako Memorial Hospital, placówka ta była w początkowych latach kierowana przez dwóch lekarzy z, którzy byli stereotypowymi postaciami z hollywoodzkich karykatur „szalonego lekarza". Gdyby Hollywood planowało nakręcić film o tym szpitalu, napotkałoby przeszkodę w postaci faktu, że tylko nieżyjący już Bela Lugosi nadawałby się do zagrania nie jednej, ale obu tych postaci. Pierwszym z tych „szalonych" lekarzy był dr J. Marion Sims.

Syn szeryfa z Południowej Karoliny i właściciela tawerny, Sims (1813–1883) był dziewiętnastowiecznym „lekarzem kobiet". Przez lata zajmował się „chirurgią eksperymentalną", przeprowadzając eksperymenty na niewolnicach na Południu. Według jego biografa operacje te były „prawie mordercze". Kiedy właściciele plantacji odmówili mu zgody na dalsze eksperymenty na swoich niewolnikach, został zmuszony do zakupu siedemnastoletniej niewolnicy za 500 dolarów. W ciągu kilku miesięcy przeprowadził około trzydziestu operacji na tej nieszczęśliwej dziewczynie o imieniu Anarcha. Ponieważ w tamtych czasach nie było znieczulenia, musiał prosić przyjaciół, aby przytrzymywali Anarchę podczas operacji. Po jednym lub dwóch takich doświadczeniach zwykle odmawiali dalszej współpracy z nim. Kontynuował eksperymenty na Anarchi przez cztery lata, a w 1853 roku postanowił przenieść się do Nowego Jorku. Nie wiadomo, czy jego mały szpital dla Murzynów w Południowej Karolinie został pewnej nocy otoczony przez krzyczących wieśniaków wymachujących pochodniami, jak w starym filmie o Frankensteinie. Jednak jego decyzja o przeprowadzce wydaje się być dość nagła. Dr Sims kupił dom przy Madison Avenue, gdzie znalazł wsparcie w osobie spadkobierczyni imperium Phelpsów, pani Melissy Phelps Dodge. Rodzina ta do dziś pozostaje znaczącym sponsorem obecnego centrum onkologicznego. Dzięki jej pomocy finansowej Sims założył Women's Hospital, szpital charytatywny z 30 łóżkami, który został otwarty 1 maja 1855 roku.

Podobnie jak późniejszy szarlatan, „Doc" Simmons, Sims reklamował się jako specjalista od chorób kobiecych, a zwłaszcza od „przetoki pęcherzowo-pochwowej" – nieprawidłowego połączenia między pęcherzem a pochwą. Obecnie wiadomo, że schorzenie to zawsze miało charakter „jatrogenny", czyli było spowodowane działaniem lekarzy. W latach 70. XIX wieku Sims zaczął specjalizować się w leczeniu nowotworów. W Nowym Jorku zaczęły krążyć plotki o barbarzyńskich operacjach wykonywanych w Szpitalu Kobiecym. „Szalony lekarz" znów dał o sobie znać. ni zarządcy placówki poinformowali, że „życie wszystkich pacjentek jest zagrożone przez tajemnicze eksperymenty". Dr Sims został zwolniony ze Szpitala Kobiecego. Jednak dzięki wpływowym sponsorom wkrótce przywrócono go do pracy. Skontaktowali się z nim członkowie rodziny Astorów, której majątek opierał się na powiązaniach starego Johna

Jacoba Astora z Kompanią Wschodnioindyjską, brytyjskimi służbami wywiadowczymi oraz międzynarodowym handlem opium. Jeden z członków rodziny Astorów zmarł niedawno na raka, a rodzina chciała założyć szpital onkologiczny w Nowym Jorku. Najpierw zwrócili się do zarządu Szpitala Kobiecego z ofertą darowizny w wysokości 150 000 dolarów, jeśli przekształcą go w szpital onkologiczny. Sims, urażony niedawnym zwolnieniem, oszukał zarząd, prowadząc prywatne negocjacje z rodziną Astorów. Przekonał ich, by wsparli go w utworzeniu nowego szpitala, który nazwał New York Cancer Hospital. Został on otwarty w 1884 roku. Dr Sims wyjechał później do Paryża, gdzie leczył cesarzową Eugenię. Później otrzymał Order Leopolda od króla Belgii. Najwyraźniej nie stracił nic ze swojej bezczelności. Powrócił do Nowego Jorku, gdzie zmarł na krótko przed otwarciem swojego nowego szpitala.

W latach 90. XIX wieku, po otrzymaniu darowizn od innych dobroczyńców, szpital przemianowano na Memorial Hospital. W połowie XX wieku dodano do nazwy nazwiska Sloan i Kettering. Pomimo tych nazw, centrum onkologiczne to od wielu lat stanowi ważną część medycznego monopolu Rockefellera. W latach 30. XX wieku rodzina Rockefellerów podarowała działkę w modnej dzielnicy Upper East Side pod budowę nowego budynku. Od momentu otwarcia budynku zarząd dominowali poplecznicy Rockefellera. W 1913 roku grupa lekarzy i osób niebędących lekarzami spotkała się w maju w Harvard Club w Nowym Jorku, aby założyć krajową organizację zajmującą się walką z rakiem. Nic dziwnego, że nazwano ją Amerykańskim Towarzystwem Kontroli Raka. Należy zauważyć, że nie nazwano jej towarzystwem na rzecz leczenia raka ani zapobiegania rakowi, a cele te nigdy nie były głównymi celami tej organizacji. Rok 1913 był oczywiście bardzo znaczącym rokiem w historii Ameryki. W tym pamiętnym roku prezydent Woodrow Wilson podpisał ustawę o Rezerwie Federalnej, która miała zapewnić finansowanie zbliżającej się wojny światowej; na Amerykanów nałożono krajowy progresywny podatek dochodowy, zaczerpnięty bezpośrednio z Komunistycznego Manifestu z 1848 roku autorstwa Marksa; a zgromadzeniom ustawodawczym odebrano konstytucyjny obowiązek mianowania senatorów, którzy odtąd byli wybierani przez lud; wszyscy musieli teraz konkurować o głosy wyborców. Właśnie w tej burzliwej erze socjalistycznego planowania powstało stowarzyszenie walki z rakiem. Nic dziwnego, że zostało ono sfinansowane przez Johna D. Rockefellera Jr. Jego prawnicy, Debevoise i Plimpton, odgrywali dominującą rolę w zarządzaniu nowym stowarzyszeniem przez całe lata 20. XX wieku. Środki finansowe pochodziły z Fundacji Laury Spelman Rockefeller oraz od J. P. Morgana.

Od momentu powstania Amerykańskie Towarzystwo Walki z Rakiem podążało za wzorem ustanowionym przez Amerykańskie Towarzystwo Walki z Rakiem. ACS posiadało również radę powierniczą, Izbę Delegatów, a w latach 50. utworzyło również Komitet ds. Szarlatanerii. Komisja ta zmieniła później nazwę na Komisję ds. Niesprawdzonych Metod Leczenia Raka (należy zauważyć, że nazywano to leczeniem, a nie wyleczeniem), ale stowarzyszenie nadal swobodnie używało terminu „szarlataneria" w odniesieniu do wszelkich metod niezatwierdzonych przez jego członków zarządu lub odbiegających od metody leczenia raka polegającej na „cięciu, wycinaniu i wypalaniu".

W 1909 roku zmarł na raka magnat kolejowy E. H. Harriman (którego majątek, podobnie jak majątek Rockefellerów, został w całości sfinansowany z pieniędzy Rotszyldów przekazanych mu przez Jacoba Schiffa z Kuhn, Loeb Co.). Jego rodzina utworzyła wówczas Instytut Badawczy Harrimana. W 1917 roku potomek rodziny, W. Averell Harriman, nagle postanowił zająć się polityką, a raczej kierować naszymi partiami politycznymi zza kulis. Instytut został nagle zamknięty. Jego wsparcie finansowe zostało następnie przeniesione do Memorial Hospital. Głównym sponsorem szpitala w tamtym czasie był James Douglas (1837–1918). Był on prezesem Phelps Dodge Corporation, której spadkobierczyni w 1853 roku, Melissa Phelps Dodge, była pierwotną sponsorką tego, co ostatecznie stało się Memorial Hospital. Wyszła za mąż za handlarza towarami tekstylnymi Williama Dodge'a, który wykorzystał fortunę Phelpsów, by stać się gigantem w produkcji miedzi.

Słownik biografii narodowych opisuje Jamesa Douglasa jako „dekana nieruchomości górniczych i metalurgicznych". Był właścicielem najbogatszej kopalni miedzi na świecie, Copper Queen Lode. Urodził się w Kanadzie jako syn dr. Jamesa Douglasa, chirurga, który został dyrektorem szpitala psychiatrycznego w Quebecu. Jego syn dołączył do firmy Phelps-Dodge w 1910 roku, a później został jej prezesem. Ponieważ odkrył rozległe złoża smolanki na swoich zachodnich terenach górniczych, zafascynował się radem. We współpracy z Bureau of Mines, agencją rządową, którą praktycznie kontrolował, założył National Radium Institute. Jego osobistym lekarzem był dr James Ewing (1866-1943). Douglas zaproponował przekazanie szpitalowi Memorial Hospital 100 000 dolarów, ale postawił kilka warunków. Jednym z nich było zatrudnienie dr. Ewinga na stanowisku głównego patologa; drugim – zobowiązanie się szpitala do leczenia wyłącznie nowotworów oraz rutynowego stosowania radu w terapii onkologicznej. Szpital zaakceptował te warunki.

Dzięki wsparciu finansowemu Douglasa Ewing wkrótce stanął na czele całego szpitala. Douglas był tak przekonany o korzyściach płynących z terapii radowej, że często stosował ją wobec swojej córki, która wówczas umierała na raka, wobec swojej żony, a także wobec siebie samego, poddając swoją rodzinę terapii radowej nawet z powodu najdrobniejszych dolegliwości. Ze względu na znaczenie Douglasa „*New York Times*" poświęcił wiele uwagi nowej metodzie leczenia raka za pomocą radu. Dziennikarz umieścił swój artykuł na pierwszej stronie pod nagłówkiem: „Bezpłatne leczenie radem dla wszystkich". Stwierdzono w nim, że „ani centa za rad nie będzie do sprzedania". Douglas był bardzo zirytowany tym stwierdzeniem i 24 października 1913 r. nakazał *Timesowi* opublikowanie sprostowania. Został zacytowany następująco: „Cała ta opowieść o humanitaryzmie i filantropii jest głupotą. Chcę, aby było jasne, że będę robił z należącym do mnie radem to, co mi się podoba". Był to rzadki wgląd w prawdziwą naturę „filantropa". Jego rywale w tej dziedzinie, Rockefeller i Carnegie, zawsze rozdają swoje pieniądze bez żadnych zobowiązań. Dzięki temu zapewnieniu byli w stanie potajemnie ustanowić swoją ukrytą władzę nad narodem. Douglas ujawnił prawdziwą naturę naszych „filantropów".

Pierwotne komunikaty prasowe ze szpitala Memorial faktycznie sugerowały, że zabiegi radowe będą bezpłatne. Najwyraźniej wierzyli, że wielki filantrop James Douglas przekaże swoje zapasy. Regulamin szpitala Memorial został natychmiast zmieniony, aby zastrzec, że „za promieniowanie radowe wykorzystywane w leczeniu pacjentów pobierana będzie dodatkowa opłata". W 1924 roku Oddział Radowy w Memorial Hospital przeprowadził zabiegi z użyciem radu o wartości 18 000 dolarów, za które pobrał opłatę w wysokości 70 000 dolarów – było to największe pojedyncze źródło dochodów szpitala w tym roku.

Tymczasem James Douglas, który chwalił się, że będzie robił ze swoim radem, co mu się podoba, nadal często poddawał się zabiegom. Kilka tygodni po opublikowaniu artykułu w „*New York Times*" w 1913 roku zmarł na niedokrwistość aplastyczną. Obecnie autorytety medyczne uważają, że był on tylko jedną z wielu osobistości związanych z wczesnym rozwojem radu, które zmarły z powodu jego skutków, z których najbardziej znane to Marie Curie, żona jego odkrywcy, oraz jej córka, Irene Joliot-Curie. Do 1922 roku ponad stu radiologów zmarło na raka wywołanego promieniowaniem rentgenowskim.

Protegowany Douglasa, dr Ewing, pozostał w Memorial Hospital jeszcze przez kilka lat. Rozwinęło się u niego wiele dolegliwości, z których najbardziej dokuczliwym był tic doloreux, który sprawiał, że spotkania i rozmowy z innymi ludźmi były dla niego krępujące. Wycofał się ze szpitala i stał się samotnikiem na Long Island, gdzie ostatecznie zmarł na raka pęcherza moczowego w 1943 roku.

Syn i spadkobierca Douglasa, Lewis Douglas, odziedziczył jedną z największych amerykańskich fortun tamtych czasów. Ożenił się z Peggy Zinsser, córką partnera firmy J. P. Morgan Co. Dwie siostry Peggy również wyszły za mąż za wpływowych mężczyzn; jedna poślubiła Johna J. McCloya, który został głównym prawnikiem reprezentującym interesy Rockefellera; druga poślubiła Konrada Adenauera, który został kanclerzem powojennych Niemiec. Lewis Douglas został prezesem Mutual Life of New York, spółki kontrolowanej przez Morgana. Na początku II wojny światowej stał się protegowanym W. Averella Harrimana w Administracji Lend-Lease. Douglas został następnie mianowany przewodniczącym War Shipping Board, jednym ze słynnych „ludzi za dolara rocznie" w administracji Roosevelta. W późniejszym okresie wojny zastąpił Harrimana na stanowisku ambasadora USA w Anglii. Po upadku Hitlera Douglas miał zostać wysokim komisarzem Niemiec, ale ustąpił miejsca swojemu szwagrowi, Johnowi J. McCloyowi, z firmy, aby ten objął to stanowisko. Obaj Amerykanie byli mile zaskoczeni, gdy ich szwagier, Konrad Adenauer, został mianowany kanclerzem. Interesy rodziny związane z firmą J. P. Morgan były pod ścisłą kontrolą. W rzeczywistości wcześniejsza działalność polityczna Adenauera w Niemczech w czasie wojny skupiała się wokół niewielkiej grupy współpracowników J. P. Morgana w Niemczech. Byli gotowi przejąć władzę po śmierci Hitlera.

W latach 30. XX wieku dwóch gigantów przemysłu motoryzacyjnego zostało przekonanych do wsparcia finansowego szpitala Memorial Hospital. Alfred P. Sloan był prezesem General Motors przez wiele lat. Był również dyrektorem J. P. Morgan Co. W 1938 roku posiadał 750 000 akcji General Motors. Był właścicielem 235-stopowego jachtu, którego wartość w 1940 roku wynosiła półtora miliona dolarów.

Charles Kettering był prawdziwym geniuszem wynalazczym, odpowiedzialnym za większość dzisiejszych układów zapłonowych, oświetlenia, rozruszników i innych układów elektrycznych w samochodach. Magazyn „Fortune" oszacował w 1960 roku, że majątek Sloana wynosił od 200 do 400 milionów dolarów, a Ketteringa od 100 do 200 milionów.

Reputacja Alfreda Sloana jako filantropa została nieco nadszarpnięta przez jego osiągnięcia w General Motors. Stanowczo sprzeciwiał się montażowi szyb bezpiecznych w samochodach marki Chevrolet. W latach 20. XX wieku brak szyb bezpiecznych oznaczał, że stosunkowo niewielki wypadek samochodowy, jeśli powodował pęknięcie przedniej szyby lub okien samochodu, mógł skutkować okropnym okaleczeniem lub śmiercią pasażerów.

Odłamki rozpryskującego się szkła rozrywały wnętrze pojazdu, raniąc pasażerów. Za stosunkowo niewielką kwotę zwykłe szkło stosowane w tamtych czasach w samochodach można było zastąpić szkłem bezpiecznym. Obecnie szkło bezpieczne jest obowiązkowe we wszystkich samochodach. 13 sierpnia 1929 roku Sloan wydał publiczne oświadczenie w tej sprawie. „Wprowadzenie szkła bezpiecznego spowoduje, że zarówno my, jak i nasza firma, pokryjemy znaczną część dodatkowych kosztów z naszych zysków. Uważam, że General Motors nie powinno stosować szkła bezpiecznego w swoich samochodach i podnosić cen nawet o część tego, ile powinny wynieść te dodatkowe koszty". 15 sierpnia 1932 roku Sloan ponownie powtórzył swój sprzeciw wobec montażu szkła bezpiecznego w samochodach General Motors z serii. „Nie jest moim obowiązkiem sprzedawać szkło bezpieczne" – narzekał. „O wiele chętniej wydałbym tę samą kwotę na ulepszenie naszych samochodów w inny sposób, ponieważ uważam, że z egoistycznego punktu widzenia biznesowego byłaby to znacznie lepsza inwestycja". Fundacja Alfreda P. Sloana ma się dobrze; w 1975 r. dysponowała 252 mln dolarów, a do 1985 r. jej majątek wzrósł do 370 mln dolarów. Wraz z Fundacją Charlesa F. Ketteringa (75 mln dolarów) pozostaje ona głównym darczyńcą Centrum Onkologii Sloan Kettering. Fundacją Ketteringa kieruje liberalny redaktor Norman Cousins. Fundacją Alfreda P. Sloana kieruje R. Manning Brown Jr. Wśród dyrektorów znajduje się Henry H. Fowler, były sekretarz skarbu, obecnie partner w Goldman Sachs Co., nowojorskiej firmie zajmującej się bankowością inwestycyjną – dyrektorem jest również Lloyd C. Elam, rektor jedynej w kraju uczelni medycznej dla czarnych, Meharry College w Nashville w stanie Tennessee; Elam jest również dyrektorem gigantycznej firmy medycznej Merck; Kraft, South Central Bell Telephone oraz Nashville Bank; Franklin A. Long reprezentuje niezbędne powiązania z Rockefellerami jako dyrektor Exxon; jest on również dyrektorem United Technologies, Prezydenckiej Komisji Doradczej ds. Nauki, profesorem chemii na Uniwersytecie Cornell od 1936 r., stypendystą Guggenheima, otrzymał Nagrodę Pokojową im. Alberta Einsteina – jest członkiem Amerykańskiego Komitetu Sterującego Pugwash, utworzonego przez znanego z prokomunistycznych poglądów finansistę Cyrusa Eatona, który był protegowanym Rockefellera – mówi się, że Pugwash jest kierowany przez KGB; Herbert E. Longenecker, rektor Uniwersytetu Tulane;

zasiada w komisji selekcyjnej studentów Fulbrighta, co jest bardzo wpływową pozycją – lista jego nagród i wyróżnień w *Who's Who* zajmuje kilka akapitów; Cathleen Morawetz, dyrektor National Cash Register, również stypendystka Guggenheima; jest żoną Herberta Morawetza, chemika z Pragi; Thomas Aquinas Murphy, wieloletni prezes General Motors, a także dyrektor PepsiCo i National Detroit Corporation; Ellmore E. Patterson, który pracował w J. P. Morgan Company od 1935 roku, pełni również funkcję skarbnika Sloan-Kettering Cancer Center oraz jest dyrektorem Bethlehem Steel, Engelhard Hanovia i Morgan Stanley; Laurance S. Rockefeller, który jest dyrektorem Reader's Digest, National Geographic Society oraz Caneel Bay Plantation; Charles J. Scanlon, dyrektor GM Acceptance Corporation, Arab-American Bank of New York oraz powiernik Roosevelt Hospital w Nowym Jorku; oraz Harold T. Shapiro, rektor Uniwersytetu Michigan, dyrektor Dow Chemical Corporation oraz Ford Motor Co., Burroughs, Kellogg i Bank of Canada — Shapiro zasiada w panelu doradczym Centralnej Agencji Wywiadowczej od 1984 r.; jest on również doradcą Departamentu Skarbu USA.

Rada zarządzająca Memorial Sloan Kettering Cancer Institute, zwana Radą Zarządzającą, przypomina sprawozdanie finansowe różnych holdingów Rockefellera. Jej głównym dyrektorem przez wiele lat był nieżyjący już Lewis Lichtenstein Strauss, partner w Kuhn, Loeb Co., bankierach Rothschildów w Stanach Zjednoczonych.

Strauss wpisał się do *Who's Who* jako „doradca finansowy panów Rockefellerów". Był również dyrektorem firm Studebaker, Polaroid, NBC i RCA, a także pełnił funkcje rządowe jako sekretarz handlu i szef Komisji Energii Atomowej. Przez wiele lat kierował funduszami Rockefellera do znanej komunistycznej organizacji przykrywkowej, Instytutu Stosunków Pacyfickich. Strauss był również prezesem Instytutu Studiów Zaawansowanych, think tanku Rockefellera w Princeton, oraz dyrektorem finansowym Amerykańskiego Komitetu Żydowskiego, dla którego zebrał fundusze na wydawanie propagandowego czasopisma *„Commentary"*.

Kolejną wybitną dyrektorką Sloan Kettering była Dorothy Peabody Davison, która przez około pięćdziesiąt lat należała do czołówki nowojorskiej śmietanki towarzyskiej. Wyszła za mąż za F. Trubee Davisona, syna Henry'ego Pomeroya Davisona, krewnego Rockefellera, który był prawą ręką J. P. Morgana. Davison należał do grupy pięciu czołowych bankierów, którzy spotkali się z senatorem Nelsonem Aldrichem (jego córka poślubiła Johna D. Rockefellera Jr.) na wyspie Jekyl podczas tajnej konferencji w celu opracowania projektu ustawy o Rezerwie Federalnej w listopadzie 1910 roku. W

„Dictionary of National Biography" odnotowano, że Davison „szybko zyskał uznanie J. P. Morgana, często z nim konsultując się, szczególnie podczas kryzysu monetarnego w 1907 roku... We współpracy z senatorem Aldrichem, Paulem M. Warburgiem, Frankiem A. Vanderlipem i A. Piattem Andrewem brał udział w opracowaniu raportu z Jekyl Island, który doprowadził do skrystalizowania się nastrojów na rzecz, skutkujących utworzeniem Systemu Rezerwy Federalnej". Jako szef Rady Wojennej Czerwonego Krzyża podczas I wojny światowej Davison zebrał 370 000 000 dolarów, z czego znaczna część została przekazana do Rosji w celu ratowania upadającego rządu bolszewickiego. Jego syn i imiennik, Henry P. Davison, poślubił Anne Stillman, córkę Jamesa Stillmana, szefa National City Bank, który obsługiwał ogromne przepływy pieniężne należące do Standard Oil Company. H. P. został również partnerem w J. P. Morgan Co.; jego brat, F. Trubee Davison, poślubił Dorothy Peabody, przedstawicielkę czołowej rodziny filantropów w kraju. Można powiedzieć, że to rodzina Peabodyów wymyśliła koncepcję filantropii fundacyjnej, a pierwszą dużą fundacją był Peabody Education Fund, założony w 1865 roku przez George'a Peabody'ego, założyciela firmy bankowej J. P. Morgan; później przekształcił się on w Fundację Rockefellera. Ojcem Dorothy Peabody był słynny Endicott Peabody, założyciel elitarnej szkoły Groton, w której kształcili się Franklin D. Roosevelt i wielu innych czołowych polityków. Dorothy Peabody przez wiele lat zasiadała w krajowym zarządzie Amerykańskiego Towarzystwa Walki z Rakiem, a także pełniła funkcję dyrektora Sloan Kettering. Była również znaną łowczynią grubej zwierzyny, odbywającą liczne wyprawy do Indii i Afryki oraz zdobywającą wiele trofeów za upolowane zwierzęta. Jej mąż był sekretarzem ds. lotnictwa w Ministerstwie Wojny w latach 1926–1932 oraz przez wiele lat pełnił funkcję prezesa Amerykańskiego Muzeum Historii Naturalnej; była to ulubiona organizacja charytatywna Theodore'a Roosevelta. Jej syn, Endicott Peabody Davison, został sekretarzem w J. P. Morgan Co., a następnie dyrektorem generalnym londyńskiego oddziału firmy; od 1979 roku jest prezesem U.S. Trust, dyrektorem firm zbrojeniowych Scovill Corporation i Todd Shipyards, a także Discount Corporation. Jest członkiem zarządu Metropolitan Museum of Art oraz Markle Foundation, która przyznaje kluczowe dotacje w dziedzinie mediów komunikacyjnych. Sekretarz stanu Eisenhowera, John Foster Dulles, był również spokrewniony z rodziną Rockefellerów poprzez rodzinę Pomeroy.

W obecnym zarządzie Memorial Sloan Kettering Cancer Center zasiadają: Edward J. Beattie, stypendysta Markle na Uniwersytecie George'a Washingtona, pracownik szpitala Rockefeller Hospital od

1978 r., członek Amerykańskiego Towarzystwa Onkologicznego oraz dyrektor medyczny Memorial od 1965 r.; Peter O. Crisp, stypendysta programu, który jest menedżerem ds. inwestycji w Rockefeller Family Associates; Harold Fisher, prezes Exxon Corp., spadkobierca fortuny Rockefellerów; Clifton C. Garvin Jr., prezes Exxon Corporation, dyrektor Citicorp, Citibank (dawniej National City Bank), PepsiCo, J. C. Penney, TRW, Equitable Life, Corning Glass oraz firmy farmaceutycznej Johnson and Johnson; Louis V. Gerstner Jr., prezes gigantycznej firmy farmaceutycznej Squibb, dyrektor American Express, Caterpillar i Melville Corp.; jest członkiem komitetu wizytującego na Uniwersytecie Harvarda; Ellmore C. Patterson, związany z J. P. Morgan od 1935 r., ożenił się z Anne Hyde Choate, pochodzącą z czołowej nowojorskiej rodziny prawników; Patterson jest skarbnikiem Memorial Sloan Kettering; jest również członkiem zarządu Fundacji Carnegie na rzecz Pokoju Międzynarodowego, której wcześniej przewodniczył Alger Hiss; szwagier Pattersona, Arthur H. Choate Jr., przez kilka lat był partnerem w J. P. Morgan Co.; następnie dołączył do Clark Dodge & Co.; Robert V. Roosa, partner w banku inwestycyjnym Brown Brothers Harriman, stypendysta Rhodes Scholarship, który przez wiele lat był mózgiem Systemu Rezerwy Federalnej, szkoląc Paula Volckera, a następnie nominując go na stanowisko przewodniczącego Rady Gubernatorów Rezerwy Federalnej w Waszyngtonie; Roosa pomógł również Davidowi Rockefellerowi w utworzeniu Komisji Trójstronnej, której pozostaje dyrektorem; Benno C. Schmidt, wieloletni partner zarządzający w banku inwestycyjnym J. H. Whitney Co., który posiada znaczne udziały w Schlumberger, Freeport Minerals i CBS; Schmidt był głównym radcą prawnym Rady ds. Produkcji Wojennej podczas II wojny światowej, a w latach 1945–1946 kierował Biurem Likwidacji Zagranicznej, które zbyło materiały o wartości miliardów dolarów po cenach wyprzedażowych; Schmidt był członkiem Prezydenckiego Panelu ds. Raka w latach 1971–1980; jest dyrektorem Fundacji Badań nad Rakiem General Motors, Fundacji Carnegie na rzecz Pokoju Międzynarodowego oraz Muzeum Whitney; w 1972 r. otrzymał od Amerykańskiego Towarzystwa Onkologicznego nagrodę Cleveland Award za wybitne zasługi w walce z rakiem (grupy te nieustannie przyznają sobie nawzajem wyróżnienia i nagrody, nikt inny nie ma szans); Schmidt otrzymał również w 1979 r. nagrodę Bristol Myers za wybitne zasługi w badaniach nad rakiem; jego syn, Benno Schmidt Jr., poślubił córkę szefa, Helen Cushing Whitney, i jest obecnie rektorem Uniwersytetu Yale; służył w Sądzie Najwyższym jako asystent sędzi a Warrena, a później pełnił funkcję radcy prawnego w Departamencie Sprawiedliwości.

Inni członkowie Rady Zarządzającej to H. Virgil Sherrill, prezes firmy inwestycyjnej Bache Halsey Stuart Shields, obecnie Prudential Bache; Frank Seitz, dyrektor Organon, Ogden Corp., obie firmy z branży chemicznej; od 1975 r. pełni on funkcję przewodniczącego kluczowej grupy politycznej, Instytutu Studiów Strategicznych; Seitz zasiada w zarządzie Krajowej Rady Doradczej ds. Raka oraz Fundacji Rockefellera; pełni również funkcję w Belgijsko-Amerykańskiej Fundacji Edukacyjnej, która została założona przez Herberta Hoovera po I wojnie światowej w celu ukrycia zysków z jego belgijskiej działalności charytatywnej; Seitz zasiada również w zarządzie Fundacji Johna Simona Guggenheima, która w 1985 r. dysponowała aktywami o wartości 105 mln dolarów, z czego na działalność charytatywną przeznaczyła jedynie 7,5 mln dolarów; William S. Sneath, prezes gigantycznej firmy chemicznej Union Carbide Corp., w której fabrykach chemicznych doszło w ostatnich latach do kilku wypadków; jest on również dyrektorem Metropolitan Life, kontrolowanej przez interesy Morgana, Rockwell International oraz gigantycznej agencji reklamowej JWT Group; Lewis Thomas, którego osiągnięcia zajmują całą kolumnę w *Who's Who;* jest doradcą inwestycyjnym Instytutu Rockefellera, dziekanem wydziału medycznego Uniwersytetu Yale oraz profesorem medycyny na Uniwersytecie Cornell od 1973 roku; Thomas jest dyrektorem firmy farmaceutycznej Squibb, emerytowanym prezesem Memorial Sloan Kettering, dyrektorem Instytutu Rand, Uniwersytetu Rockefellera, Fundacji Johna Simona Guggenheima, Fundacji Menningera, Fundacji Lounsbery, Instytutu Onkologii im. Sidneya Farbera oraz Fundacji Aarona Diamonda; J. S. Wickerham, który jest wiceprezesem banku Morgan, Morgan Guaranty Trust; Harper Woodward, który pracuje w Rockefeller Family Associates, wieloletni współpracownik Laurance'a Rockefellera.

To tylko zarząd Memorial Sloan Kettering, czołowego ośrodka onkologicznego w kraju. Każda osoba zasiadająca w zarządzie wykazuje liczne bezpośrednie lub pośrednie powiązania z interesami rodziny Rockefellerów. W skład Rady Nadzorczej Centrum wchodzą: pani Elmer Bobst, wdowa po wybitnym producencie leków i reorganizatorze Amerykańskiego Towarzystwa Onkologicznego; dr James B. Fisk, prezes Bell Telephone Laboratories, dyrektor American Cyanamid, Corning, Equitable Life, Fundacji Johna Simona Guggenheima, Chase Manhattan Bank (banku Rockefellera), członek rady nadzorczej Harvardu oraz dyrektor Cabot Corporation; Richarda M. Furlauda, prezesa gigantycznej firmy farmaceutycznej Squibb, dyrektora i głównego radcy prawnego Olin Corporation, ogromnego producenta amunicji, oraz dyrektora American Express; Dr Emanuel Rubin Piore, urodzony w Wilnie w Rosji, kierował Grupą Broni

Specjalnej w Marynarce Wojennej Stanów Zjednoczonych w latach 1942–1946, był szefem Biura Elektroniki Marynarki Wojennej w 1948 r., dyrektorem ds. badań w IBM od 1956 r., profesorem na Uniwersytecie Rockefellera, konsultantem MIT i Harvardu, dyrektorem Paul Revere Investors oraz dyrektorem Sloan Kettering od 1976 r.; otrzymał nagrodę Kaplana od Uniwersytetu Hebrajskiego; jego żona Nora Kahn jest wieloletnią analityczką ds. zdrowia w Departamencie Zdrowia Miasta Nowy Jork od 1957 r., dyrektorką Commonwealth Fund, starszą stypendystką Blue Cross, United Hospital Fund, Fundacji Roberta Wooda Johnsona (należącej do firmy farmaceutycznej Johnson and Johnson), Pew Memorial Trust, Fundacji Vera, Urban League, stypendystką amerykańskiej Służby Zdrowia Publicznego; James D. Robinson III, prezes American Express, która obecnie połączyła domy inwestycyjne Kuhn, Loeb Co. i Lehman Brothers w Shearson Lehman Hutton; wcześniej pracował w Morgan Guaranty Trust, a obecnie jest dyrektorem firmy farmaceutycznej Bristol Myers, Coca Cola, Fire-mans Fund Insurance, prezesem Memorial Sloan Kettering oraz Uniwersytetu Rockefellera; James S. Rockefeller, dyrektor Cranston Print Works; Laurance Rockefeller, który jest dyrektorem Reader's Digest o nakładzie 18 milionów egzemplarzy oraz National Geographic o nakładzie 10 milionów egzemplarzy – co oznacza, że co miesiąc wywiera wpływ na 28 milionów amerykańskich gospodarstw domowych klasy średniej – dr Ralph Moss, były dyrektor ds. public relations w Memorial Sloan Kettering, zauważył, że Reader's Digest jest często barometrem ortodoksyjnego myślenia na temat problemu raka. Rockefellerowie pozostają najbardziej znaczącymi darczyńcami Memorial Sloan Kettering; William Rockefeller jest również nadzorcą – jest partnerem w Shearson Sterling, kancelarii prawnej reprezentującej interesy Rockefellerów; jest również dyrektorem Cranston Print Works i Oneida Ltd.; T. F. Walkowicz, który pracuje w Rockefeller Family Associates; jest prezesem National Aviation and Technology Corporation, CCI, Itek i Mitre Corporation, Safetrans Systems oraz Quotron Systems; Arthur B. Treman Jr., wieloletni dyrektor zarządzający banku inwestycyjnego Dillon Read.

Zarządy Memorial Sloan Kettering mają nie tylko bezpośrednie powiązania z Rockefellerami; są one również ściśle powiązane z przemysłem obronnym, CIA oraz firmami chemicznymi i farmaceutycznymi. To nie przypadek, że zasiadają oni w zarządzie instytucji, której zalecenia dotyczące leczenia raka oznaczają dosłownie miliardy zysków dla tych, którzy znajdują się w odpowiedniej pozycji, by z nich skorzystać. A ty myślałeś, że to organizacja charytatywna! Faktem jest, że Memorial Sloan Kettering i

Amerykańskie Towarzystwo Walki z Rakiem są głównymi funkcjonariuszami organizacyjnymi, wraz z Amerykańskim Stowarzyszeniem Medycznym, w ramach medycznego monopolu Rockefellerów. W 1944 roku Amerykańskie Towarzystwo Kontroli Raka zmieniło nazwę na Amerykańskie Towarzystwo Walki z Rakiem; zostało wówczas oddane w ręce dwóch najbardziej znanych sprzedawców leków patentowych w Stanach Zjednoczonych, Alberta Laskera i Elmera Bobsta.

Albert Lasker, urodzony we Fryburgu w Niemczech (1880–1952), nazywany jest „ojcem współczesnej reklamy". Skupiał się na łatwych do zapamiętania hasłach i ciągłym powtarzaniu, aby wbić swoje przesłania do głowy Amerykanów. Podobnie jak inni odnoszący sukcesy handlarze upamiętnieni na tych stronach, swoją karierę rozpoczął jako dziennikarz. Do tego kraju sprowadzili go rodzice, którzy osiedlili się w Galveston w Teksasie. Jego ojciec, Morris Lasker, został przedstawicielem interesów bankowych Rotszyldów i wkrótce objął stanowisko prezesa pięciu banków w Teksasie. Mieszkał w luksusowej rezydencji w Galveston, był znanym handlarzem zbożem i bawełną, a ze względu na rozległe interesy w zachodnim Teksasie zyskał miano „ojca chrzestnego Panhandle". Zmarł w 1916 roku, pozostawiając swojego syna Alberta jako wykonawcę testamentu. Potrzebując gotówki na rozbudowę swojej działalności reklamowej, Albert Lasker w pośpiechu sprzedał te ziemie po okazyjnej cenie, która w 1916 roku nie była zbyt wysoka. Jego zmysł biznesowy zawiódł go w tym przypadku, ponieważ później na tych terenach odkryto złoża ropy o wartości ponad miliarda dolarów.

W wieku szesnastu lat Albert Lasker został reporterem w *„Galveston News";* wkrótce przeniósł się do lepiej płatnej pracy w Dallas, do *„Dallas Morning News"*, największej gazety w regionie Panhandle w Teksasie. Szybko zorientował się, że prawdziwe pieniądze w branży prasowej nie leżą w dziennikarstwie, ale w reklamie, która przynosiła większość przychodów. Lasker wyjechał do Chicago, gdzie dzięki swoim umiejętnościom perswazji zdobył stanowisko w Lord and Thomas, największej agencji w mieście. Miał zaledwie dziewiętnaście lat. Ponieważ zgodził się, że jego pensja będzie zależała od tego, ile zleceń uda mu się pozyskać dla firmy, stał się fanatycznym naciągaczem. W wieku dwudziestu pięciu lat zgromadził wystarczającą ilość pieniędzy, wraz z funduszami rodzinnymi, aby kupić dwadzieścia pięć procent udziałów w agencji. W tym czasie zarabiał tysiąc dolarów tygodniowo; prezydent Stanów Zjednoczonych otrzymywał wówczas dziesięć tysięcy dolarów rocznie. W wieku trzydziestu lat Lasker kupił całą agencję. Następnie brał udział w niektórych z najbardziej pamiętnych kampanii reklamowych w historii branży. Zbudował posiadłość wartą trzy i pół miliona dolarów w ekskluzywnej dzielnicy Lake Forest, Mill Road Farm, rozciągającą się na 480 akrach z dwudziestoma siedmioma budynkami oraz polem golfowym wartym milion dolarów, które Bob Jones opisał jako jedno z trzech najlepszych pól golfowych w Stanach Zjednoczonych. W wieku 42 lat osiągnął sukces. W posiadłości zatrudnionych było pięćdziesięciu pracowników, którzy co tydzień przycinali sześć mil żywopłotów. Francuski pałac w centrum tego luksusu był wspanialszy niż cokolwiek zbudowanego przez jego zrzędliwych sąsiadów, którzy patrzyli na niego z ledwo skrywaną niechęcią. Przez lata był jedynym żydowskim mieszkańcem i z radością rozpowszechniał plotkę, że zamierza pozostawić posiadłość w testamencie jako centrum społeczności żydowskiej.

Lasker zawsze był bardzo aktywny w głównych organizacjach żydowskich, zasiadając w Amerykańskim Komitecie Żydowskim i potężnej Lidze Przeciwko Zniesławieniu. Jego siostra Florine założyła Krajową Radę Kobiet Żydowskich oraz Komitet Praw Obywatelskich w Nowym Jorku; inna siostra, Etta Rosensohn, była zagorzałą syjonistką, która stała na czele organizacji Hadassah.

Podczas I wojny światowej Lasker dał się namówić swojemu przyjacielowi Bernardowi Barruchowi, by dołączył do gabinetu Woodrowa Wilsona jako zastępca sekretarza; miało to być jego jedyne stanowisko rządowe. Pomimo tego, że zbudował z Lord and Thomas gigantyczną agencję reklamową, czuł, że Chicago jest dla niego za małe; wkrótce przeniósł swoją siedzibę do Nowego Jorku. Kiedy dołączył do agencji, miała ona jedynie 900 000 dolarów rocznego dochodu, z czego jedna trzecia pochodziła z jednego produktu, Cascarets, środka przeczyszczającego. Po przeprowadzce do Nowego Jorku zdał sobie sprawę, że jest w stanie rozpocząć ogólnokrajowe kampanie mające na celu sprzedaż produktów, których wartość znacznie wzrośnie. Sprytnie zainwestował duże sumy w produkty, które nie zyskały jeszcze szerokiej akceptacji publicznej, a jego najbardziej znaczącym sukcesem była promocja Kotex. Prasa od dawna miała fobię przed jakikolwiek wzmianką o Kotex, a produkt ten rzadko był reklamowany. Lasker kupił akcje International Cellulose, producenta tego produktu, o wartości miliona dolarów, a następnie rozpoczął ogromną kampanię w gazetach i magazynach. Na tej jednej operacji zarobił wiele milionów. Nie tylko obciążył firmę kosztami swojej kampanii reklamowej, ale także zgarnął miliony z operacji giełdowej. Powtórzył tę formułę w przypadku innych produktów, gromadząc fortunę w wysokości pięćdziesięciu milionów dolarów.

Później chwalił się, że „nikt nie zarobił na reklamie tyle pieniędzy, co ja".

Lasker stał za wieloma najpopularniejszymi audycjami radiowymi w kraju. To on przeprowadził przesłuchanie Boba Hope'a i zapoczątkował jego sześćdziesięcioletnią karierę. To właśnie Lasker sprawił, że „Amos and Andy" stało się najpopularniejszą audycją radiową w Stanach Zjednoczonych. Zatrudnił ich do reklamy Pepsodentu, twierdząc, że połowa amerykańskiej populacji, która co wieczór słuchała tej audycji, wyobrażała sobie białe zęby błyszczące „w tych ciemnych twarzach". Sponsorem programu była pasta do zębów Pepsodent. Chociaż program jest obecnie krytykowany jako obraźliwy dla amerykańskich Afroamerykanów, gdyby Lasker nadal żył, promowałby go jako najpopularniejszy program telewizyjny w kraju.

Lasker był właścicielem drużyny Chicago Cubs i zapalonym hazardzistą. Znany był z tego, że stawiał nawet 40 000 dolarów na jeden mecz golfowy. Był również surowym i wymagającym przełożonym. W roku wielkiego kryzysu, 1931, osiągnął osobisty zysk w wysokości miliona dolarów. Nie powstrzymało go to jednak przed cięciem wydatków w swojej firmie. Wykorzystał powszechne bezrobocie i kryzys, aby zwolnić pięćdziesiąt osób z personelu Lord and Thomas; tym, którzy zostali, obniżono pensje o pięćdziesiąt procent.

Jedną z najbardziej udanych akcji promocyjnych Laskera była kampania popularyzująca picie soku pomarańczowego dla firmy Sunkist. Najbardziej zapamiętano go jednak ze współpracy z George'em Washingtonem Hillem z American Tobacco. Kiedy Lasker pojawił się na scenie, Percival Hill był nadal prezesem firmy. Jako syn znanego bankiera z Filadelfii zbudował dobrze prosperującą firmę produkującą dywany, którą następnie sprzedał, a uzyskane środki zainwestował w firmę tytoniową Blackwell Tobacco; następnie sprzedał tę firmę królowi tytoniu, Jamesowi Duke'owi. Duke zreorganizował firmę w 1911 roku i poprosił Hilla, by został prezesem, a jego syn, George Washington Hill, został wiceprezesem. Lasker zdobył tego klienta po I wojnie światowej, kiedy producenci tytoniu byli bardzo konserwatywni w swoich wydatkach reklamowych. Rzadko wydawali duże sumy na promocję jednej marki, woląc reklamować całą swoją linię produktów. Lasker przekonał Hillów, aby skoncentrowali swoje działania reklamowe i zwiększyli budżet.

Zrobili to, a sprzedaż poszybowała w górę. W ciągu jednego roku Lasker zwiększył ich budżet reklamowy z miliona do dwudziestu pięciu milionów dolarów. Udało mu się utrzymać dobre relacje z aroganckim i dominującym George'em Washingtonem Hillem, którego grubiaństwo zostało uwiecznione przez Sidneya Greenstreeta w filmie „The Hucksters". Greenstreet przedstawił Hilla jako obrzydliwego niechluję, który podkreślał swoje racje, plując wielką śliną na stół przed swoimi dyrektorami.

Lasker stworzył chwytliwe hasło dla Lucky Strikes: „It's Toasted". Kiedy rozpoczęła się II wojna światowa, próbował narzucić amerykańskiej opinii publicznej rzekomo patriotyczne hasło: „Lucky Strike Green Has Gone To War". Kampania okazała się klapą. Był to słaby pretekst, że zielony kolor użyty na opakowaniu został zarekwirowany na potrzeby wojny.

Największym osiągnięciem Laskera była ogólnokrajowa kampania mająca na celu przekonanie kobiet do palenia w miejscach publicznych. Można powiedzieć, że był on ojcem raka płuc u kobiet. W tamtych czasach niewiele kobiet miało odwagę palić w miejscach publicznych. Przy sprawnym wsparciu swoich popleczników z Hollywood Lasker dopilnował, by w wielu scenach filmowych główne bohaterki były pokazywane jako palące papierosy w miejscach publicznych. Jego największym sukcesem była Bette Davis, która niemal w każdej scenie wypowiadała swoje kwestie przez gęstą chmurę dymu. Palenie w miejscach publicznych stało się powszechne, tworząc ogromny nowy rynek dla papierosów, co oczywiście było jedynym celem Laskera. Jakieś dwadzieścia lat później wiele z tych kobiet umierało na rozedmę płuc lub raka płuc.

Szalone tempo życia Laskera odbiło się na jego zdrowiu. Trzykrotnie przeżył załamanie nerwowe, ale największym szokiem była dla niego śmierć żony w 1936 roku. W następnym roku poznał aktorkę Doris Kenyon i pod wpływem impulsu ożenił się z nią. Małżeństwo przetrwało zaledwie kilka miesięcy. Kobieta wróciła do Hollywood, rozwiodła się z nim i poślubiła szwagra pianisty Arthura Rubinsteina, co okazało się udanym związkiem. W 1939 roku, podczas lunchu w „21 Club" z Wildem Billem Donovanem, który wkrótce miał zostać szefem wojennej OSS, a później CIA, przedstawiono mu atrakcyjną rozwódkę, marszandkę o imieniu Mary Woodard. Była córką bankiera z Wisconsin i założyła firmę odzieżową Hollywood Patterns, projektując niedrogie sukienki dla pracujących dziewcząt, a następnie zajęła się handlem dziełami sztuki. Kilka dni później, podczas lunchu z wydawcą Richardem Simonem, spotkał ją po raz drugi i postanowił się z nią ożenić. Właśnie zaczynał budować kolekcję dzieł sztuki i niewiele wiedział o malarstwie. Później twierdził, że ożenił się z nią, aby zaoszczędzić milion dolarów na prowizjach od sprzedaży, co prawdopodobnie zrobił. Ona próbowała go uspokoić i wkrótce skłoniła go do wizyt u psychoanalityka. Podczas kolejnego lunchu z Richardem Simonem nagle zerwał się z miejsca i powiedział: „Spóźnię się na wizytę u psychoanalityka”. Simon wydawał się zaskoczony, a Lasker wyjaśnił: „Robię to, aby pozbyć się całej *nienawiści*, jaką zaszczepił we mnie biznes reklamowy”. Prawdopodobnie to on zaszczepił w biznesie reklamowym więcej nienawiści, niż ten zaszczepił w nim. Pomimo tego, że praktycznie wszyscy jego bliscy przyjaciele byli wybitnymi Żydami, takimi jak Bernard Baruch, Anna Rosenberg, David Sarnoff, nowojorski publicysta Ben Sonnenberg i Lewis Strauss z Kuhn, Loeb Company, rzadko zatrudniał Żydów w swojej agencji reklamowej. Kiedy wyrzucano mu to, po prostu uśmiechał się i mówił: „Słuchaj, wszedłem do tej firmy i przejąłem ją. Myślisz, że chcę, żeby ktoś zrobił mi to samo?”.

Wśród jego protegowanych byli bardzo skuteczni reklamowcy, tacy jak Emerson Foote, William Benton i Fairfax Cone, z których wszyscy byli nie-Żydami. Lasker lubił nazywać ich swoimi małymi gojami. Żartował, że potrafi sprawić, by skakali, gdy tylko na nich zaszczeka.

W 1942 roku Lasker, zgromadziwszy ogromną fortunę, postanowił zamknąć firmę Lord and Thomas. Jego protegowani założyli następnie firmę Fairfax Cone and Belding; William Edward, prawnik, poślubił Carlę, córkę Bernarda Gimbela, który dorobił się fortuny na handlu detalicznym. Podczas ślubu Lasker ponuro zacytował stare żydowskie przysłowie: „Nie da się zrobić omletu z dwóch zepsutych jajek”. Okazało się, że miał rację – rozwiedli się. Jego córka, Mary, poślubiła chicagowskiego potentata stalowego, Leigha Blocka z Inland Steel. Zgromadzili kolekcję dzieł sztuki wartą wiele milionów dolarów. Została również wiceprezesem Foote, Cone and Belding. Brat Blocka, Joseph, został prezesem Federacji Żydowskiej.

Lasker znudził się noszeniem białych koszul; zapoczątkował w Nowym Jorku modę na niebieskie koszule, które stały się znakiem rozpoznawczym branży reklamowej. Nigdy nie nauczył się prowadzić samochodu i nie miał żadnych umiejętności technicznych. Po przeprowadzce do Nowego Jorku nie podobały mu się ogromne koszty utrzymania swojej posiadłości w Lake Forest; w 1939 roku podarował ją Uniwersytetowi Chicagowskiemu. Zarządcy szybko sprzedali ją na działki budowlane; rezydencja warta milion dolarów poszła za 110 000 dolarów.

Znaczenie Laskera dla tej opowieści polega na tym, że wraz ze swoim współpracownikiem, handlarzem lekarstwami patentowymi Elmerem Bobstem, przejął Amerykańskie Towarzystwo Walki z

Rakiem – organizację znajdującą się na skraju upadku na początku lat 40. – i w ciągu kilku miesięcy przekształcił ją w potężną siłę o zasięgu ogólnokrajowym. Wykorzystali wszystkie swoje techniki promocji, zbierania funduszy i organizacji biznesowej, aby uczynić tę grupę najpotężniejszą siłą w nowym, wartym miliardy dolarów świecie leczenia raka, co było osiągnięciem, za które Monopol Medyczny Rockefellera był niezwykle wdzięczny. Szybko pozbyli się nieporęcznej organizacji znanej jako Women's Army, która była bardzo zdecentralizowana, i skupili całą władzę Amerykańskiego Towarzystwa Walki z Rakiem w Nowym Jorku. Wszystkie jej spotkania odbywają się właśnie tam. Wykorzystali również swoje powiązania biznesowe, aby powołać nową radę nadzorczą złożoną z największych osobistości świata bankowości i przemysłu, pobierając od każdego z nich opłatę w wysokości 100 000 dolarów za przywilej zasiadania w radzie.

Po uruchomieniu Amerykańskiego Towarzystwa Walki z Rakiem jako sprawnej organizacji, sam Lasker zachorował na raka. W 1950 roku przeszedł operację raka jelita, nie wiedząc, że nacięcie nowotworu natychmiast powoduje jego rozprzestrzenienie się w całym organizmie. Zmarł w 1952 roku w pawilonie Harkness Rockefeller. Przed śmiercią założył Fundację Alberta i Mary Laskerów, która miała uczynić Mary Lasker najpotężniejszą kobietą w amerykańskiej medycynie. Wkrótce kontrolowała ona rozległe imperium dotacji, fundacji, lobbystów w Waszyngtonie i innych organizacji. Jej najzdolniejszą pomocnicą w zdobywaniu tej władzy była pracownica Rockefellera, Anna Rosenberg, która od lat ściśle z nią współpracowała.

Elmer Bobst, który był partnerem Laskera w doprowadzeniu Amerykańskiego Towarzystwa Walki z Rakiem na szczyt, również był potentatem. W przeciwieństwie do Laskera, Bobst pochodził z ubogiej rodziny, ale miał wrodzoną mentalność handlarza, zaczerpniętą od amerykańskiego przedsiębiorcy P. T. Barnuma, który powiedział: „Co minutę rodzi się frajer". W 1911 roku Bobst dołączył do firmy farmaceutycznej Hoffman LaRoche, gdzie dzięki swoim talentom sprzedażowym awansował na stanowisko prezesa. Był również sprytnym biznesmenem; tuż po I wojnie światowej, wiedząc, że ceny towarów z pewnością spadną, był zszokowany, gdy odkrył, że firma zgromadziła ogromne zapasy w magazynie w New Jersey. Szybko zawarł umowę z firmą Eastman Kodak na zakup pięciu ton bromków, kluczowego składnika nie tylko środków przeciwbólowych, ale także materiałów fotograficznych. Zaoferował bromki po cenie sześćdziesięciu centów za funt, czyli dziesięć centów poniżej ceny rynkowej. W ciągu kilku tygodni cena rynkowa spadła do szesnastu centów za funt.

Wielkim osiągnięciem Bobsta w firmie Hoffman LaRoche była kampania reklamowa witamin. Odniosła ona tak wielki sukces, że zyskał on przydomek „króla witamin". Zarobił miliony dolarów na giełdzie i postanowił opuścić firmę Hoffman LaRoche w poszukiwaniu lepszych perspektyw. W 1944 roku zwrócił się do kancelarii Cravath, Swaine and Moore, reprezentującej firmę Kuhn, Loeb Company, aby wynegocjowała dla niego warunki; uzyskali dla niego bardzo korzystne porozumienie w wysokości 150 000 dolarów w pierwszym roku i 60 000 dolarów rocznie do momentu ukończenia przez niego 75 lat. Po zgromadzeniu fortuny na sprzedaży witamin, zajął się teraz droższymi tabletkami, stając się szefem Warner-Lambert. Największym produktem tej firmy był Listerine. Gerald Lambert, sam będący niezłym handlarzem, zbudował Lambert Pharmacal w gigantyczne imperium, głównie dzięki swoim nieustannym ostrzeżeniom o niebezpieczeństwach związanych z „nieświeżym oddechem". Jego ojciec wynalazł płyn do płukania ust o nazwie Listerine, dla którego przywłaszczył sobie najsłynniejsze imię w medycynie – barona Josepha Listera, wynalazcę środków antyseptycznych i aseptyki w szpitalach. Baron Lister, wybitny chirurg, operował samą królową Wiktorię, co było jedyną okazją, kiedy poddała się zabiegowi chirurgicznemu. Gerald Lambert sprawił, że jego nazwisko stało się powszechnie znane dzięki całostronicowym reklamom Listerine. Nagłówki ostrzegały: „Nawet twój najlepszy przyjaciel ci tego nie powie". Lambert ukuł nowe słowo na określenie tej plagi – halitoza, od łacińskiego słowa oznaczającego nieświeży oddech. W szczytowym momencie boomu giełdowego lat 20. Gerald Lambert sprzedał swoją firmę Warner Corporation za 25 milionów dolarów, co w 1980 roku odpowiadało 500 milionom dolarów. Transakcja została sfinalizowana w 1928 roku; w ciągu roku wartość firmy spadła do 5 milionów dolarów.

Powstała w ten sposób Warner-Lambert Corporation wykazała niewielki wzrost w latach 30. Bobst został zatrudniony przede wszystkim ze względu na swoje umiejętności marketingowe, ale wkrótce udowodnił, że jest budowniczym imperium, kupując ponad pięćdziesiąt dodatkowych firm. W sprytnym posunięciu mianował Alberta Driscolla prezesem firmy. Driscoll właśnie zakończył siedmioletnią kadencję jako gubernator stanu New Jersey. Na stanowiska dyrektorów Bobst sprowadził najbystrzejsze umysły z Wall Street: Sidneya Weinberga z Goldman Sachs oraz Fredericka Eberstadta z Eberstadt and Company. Na stanowisko dyrektora ds. public relations zatrudnił Annę Rosenberg, która przez długi czas pełniła funkcję dyrektora ds. stosunków pracowniczych w głównej spółce holdingowej Rockefellerów, Rockefeller Center. Oznaczało to, że Bobst nawiązał kluczowe powiązania z rodziną Rockefellerów, ponieważ Anna Rosenberg nadal utrzymywała bliskie kontakty ze swoimi byłymi pracodawcami.

Ponieważ był jedyną osobą świadomą swoich ambitnych planów, Bobst kupił znaczną ilość akcji Warner-Lambert, zanim rozpoczął swoją wielką ekspansję. W rezultacie wartość akcji wzrosła wielokrotnie. Był teraz największym akcjonariuszem, wartym wiele milionów. Magazyn „Fortune" opisał jego arystokratyczny styl życia, rozległe posiadłości w New Jersey, 87-stopowy jacht w Spring Lake oraz apartament w hotelu Waldorf. W rzeczywistości Bobst posiadał kolejno pięć jachtów, z których każdy był większy od poprzedniego, a wszystkie nosiły imię Alisa, przy czym ostatni nazywał się Alisa V. Ożenił się również po raz drugi, poślubiając libańską delegatkę do ONZ. Podczas II wojny światowej był przewodniczącym kampanii na rzecz obligacji wojennych w New Jersey i stał się znaczącym darczyńcą kampanii politycznych. W ten sposób stał się bardzo wpływową postacią za kulisami Partii Republikańskiej, do tego stopnia, że sam wybrał swojego kandydata na prezydenta.

Sekretarz skarbu Eisenhowera, George Humphrey z Rothschild Bank, National City Bank of Cleveland, miał przemawiać na wiecu zbierającym fundusze w New Jersey, którego przewodniczącym był Bobst. Zachorował jednak i w jego miejsce wysłano wiceprezydenta Richarda Nixona. Dało to początek bliskiej relacji między Bobstem a Nixonem, która przypominała niemal relację ojciec-syn. Nixon był zachwycony milionerskim stylem życia Bobsta i zadbał o to, by Bobstowie byli często zapraszani na kolacje w Białym Domu. W 1957 roku Nixon miał okazję przedstawić Bobsta królowej Anglii podczas spotkania w Białym Domu.

Po nieprzemyślanym, choć uzasadnionym, ataku Nixona na prasę po zakończeniu kampanii w Kalifornii wydawało się, że jego kariera polityczna dobiegła końca. Bobst nie zamierzał jednak rezygnować z tak potencjalnego sojusznika. Nixon wspominał później z sentymentem najlepszą radę, jaką kiedykolwiek otrzymał od Bobsta. Bobst wziął go na stronę w okresie, który był dla Nixona czasem wielkiej depresji, i szczerze mu powiedział: „Dick, czas, żebyś poznał realia życia. Widzisz, na świecie są tak naprawdę tylko dwa rodzaje ludzi: ci, którzy jedzą, i ci, których zjadają. Musisz tylko zdecydować, do której grupy chcesz należeć".

W czasie, gdy Nixon miał niewielkie lub żadne perspektywy, Bobst udał się do swojego adwokata, Matta Herolda, starszego partnera w firmie Mudge, Rose and Stern z Wall Street. Warner Lambert był ich największym klientem, a kiedy Bobst „zasugerował" Heroldowi, aby sprowadził Nixona z Kalifornii jako partnera firmy, Herold z radością się na to zgodził. Dzięki tej trampolinie Nixon był w stanie rozpocząć swoją udaną kampanię prezydencką.

Posunięcie to okazało się mądrą inwestycją pod każdym względem. Po wygranej Nixona w wyborach republikańscy gubernatorzy stanów New Jersey, Nebraski, Kentucky i Zachodniej Wirginii przekazali całą swoją działalność w zakresie obligacji wolnych od podatku firmie Mudge Rose, zapewniając jej dodatkowy milion dolarów dochodu rocznie. W styczniu 1971 r., w ramach postępowania w sprawie, firma Mudge Rose stawiła się przed Departamentem Sprawiedliwości w sprawie fuzji Warner-Lambert i Parke-Davis, decyzja która oznaczała dla Bobsta miliony dolarów. Prokurator generalny John Mitchell, również protegowany Bobsta, wyłączył się z postępowania; jego zastępca, Richard Kleindienst, zezwolił wówczas na przeprowadzenie fuzji. Były to jedyne transakcje, które stały się przedmiotem publicznej wiadomości; bez wątpienia było ich znacznie więcej. W ramach genialnego posunięcia podatkowego Mitchell poradził Bobstowi, aby przekazał 11 000 000 dolarów Uniwersytetowi Nowojorskiemu na rzecz Biblioteki Bobsta.

W 1973 roku Bobst opublikował swoją autobiografię nakładem wydawnictwa David McKay Company w Nowym Jorku. Była to oczywista pochwała, pełna entuzjazmu relacja z osiągnięć Bobsta, pozbawiona jakichkolwiek nieprzychylnych komentarzy. Kiedy Bobst zmarł w 1978 roku, w *„New York Times"* nie ukazał się żaden nekrolog. Była to niezwykła sytuacja w przypadku jednego z najwybitniejszych potentatów Nowego Jorku. *„Times"* rutynowo upamiętniał nawet mniej znaczących dyrektorów nowojorskich firm. Co dziwne, w *„Timesie"* pojawiło się publiczne oświadczenie dotyczące Bobsta – mowa pogrzebowa wygłoszona przez jego długoletniego przyjaciela, Laurance'a Rockefellera, prezesa Sloan Kettering. Rockefeller powiedział: „Jego wysiłki w walce z rakiem zasłużyły na szczerą wdzięczność pacjentów chorych na raka i naukowców, a także ogółu społeczeństwa". Być może prawdziwym pomnikiem Bobsta jest etykieta Listerine, na której nadal widnieje napis: „Na nieświeży oddech, ukąszenia owadów, zakaźny łupież; 26,9% alkoholu".

Rockefeller odnosił się do ożywienia Amerykańskiego Towarzystwa Walki z Rakiem przez Bobsta. Pod jego kierownictwem 23 czerwca 1944 r. organizacja uzyskała nowy statut i przeszła całkowitą reorganizację. Liczba pracowników wzrosła do 300, a dwaj handlarze rozpoczęli ogólnokrajową kampanię mającą na celu zwerbowanie dwóch i pół miliona „wolontariuszy", którzy mieli patrolować każdy skrawek kraju w celu zbierania funduszy na „walkę z rakiem". Ponieważ rozkazy dotyczące udziału w tej kampanii zawsze pochodziły od potentatów biznesowych, liderów społecznych i polityków, masy nie miały wyboru; musiały się podporządkować. Talenty handlarzy Bobsta i Laskera skutkowały często absurdalnym spektaklem, w którym miliony chłopów były wypędzane na ulice podczas corocznego marszu, aby potrząsać puszkami i żebrać o datki dla superbogatych. Jedyną kampanią, która mogła się z tym równać, była prawdopodobnie coroczna zbiórka Partii Nazistowskiej w Niemczech na rzecz kampanii Winterhilfe. Kampania ACS działała na tych samych zasadach. Miliony „wolontariuszy" angażowały się w to coroczne zadanie, ponieważ ich praca, pozycja społeczna i rodziny zależały od ich gotowości do złożenia ofiary Bogu Mammonowi, który obecnie podszywał się pod „Ducha Raków Przeszłych i Przyszłych".

Prezes Amerykańskiego Towarzystwa Walki z Rakiem, Clarence D. Little, został mianowany na to stanowisko w 1929 roku przez Rockefellerów, długoletnich współpracowników, którzy założyli dla niego laboratorium w swojej letniej rezydencji na Mt. Desert Island. Wydawał się nie interesować rakiem, spędzając większość czasu jako prezes Amerykańskiej Ligi Kontroli Urodzeń, Towarzystwa Eutanazji oraz Towarzystwa Eugenicznego, przy czym to ostatnie było ulubionym projektem rodziny Harrimanów. Przyznał, że w 1943 roku Amerykańskie Towarzystwo Walki z Rakiem nie wydało ani grosza na badania. Little był rektorem Uniwersytetu Michigan, a obecnie pełnił funkcję nadzorcy Uniwersytetu Harvarda. Pod jego kierownictwem grupa zajmująca się rakiem była niczym więcej niż niewielką grupą elit, która spotykała się sporadycznie w Nowym Jorku.

Pomimo reorganizacji na bardziej biznesowych zasadach, Amerykańskie Towarzystwo Walki z Rakiem, długo po odejściu Little'a, nadal gromadziło oszałamiającą listę niepowodzeń. Jeden z krytyków, wieloletni urzędnik federalny, publicznie stwierdził, że organizacja ta powinna nosić nazwę „infantylnego stowarzyszenia na rzecz paraliżu narodowego". Jednak niezdolność stowarzyszenia do znalezienia lekarstwa na raka nie była bynajmniej przypadkowa. Wpływy Bobsta i Laskera sprawiły, że znalazło się ono w orbicie Instytutu Sloana-Ketteringa, którego mottem od dawna było: „Miliony na badania, ale ani centa na lekarstwo". Charles McCabe, bezczelny felietonista *San Francisco Chronicle*, napisał 27 września 1971 r.: „Być może zastanawiacie się, czy pracownicy Amerykańskiego

Towarzystwa Walki z Rakiem, fundacji zajmujących się badaniami nad rakiem i innych świętych organizacji są naprawdę zainteresowani znalezieniem lekarstwa na raka. A może woleliby problem, który pozwala im dalej istnieć".

W skład nowego zarządu Amerykańskiego Towarzystwa Walki z Rakiem (American Cancer Society) powołanego przez Bobsta i Laskera weszła typowa grupa współpracowników Rockefellera: Anna Rosenberg, Eric Johnston, wieloletni szef Izby Handlowej, oraz, ówczesny szef Stowarzyszenia Producentów Filmowych (Motion Picture Association) i rzecznik prasowy hollywoodzkich potentatów; Johna Adamsa, partnera w Lazard Freres i szefa Standard Brands; generała Williama Donovana, prawnika z Wall Street, który został wybrany przez brytyjskie służby wywiadowcze na szefa nowego Biura Służb Strategicznych, krajowej sieci szpiegowskiej; później został wysłany do Tajlandii jako ambasador USA, aby nadzorować działania światowej siatki handlarzy narkotyków; Emersona Foote'a, protegowanego Laskera w dziedzinie reklamy; Ralph Reed, prezes American Express Company; Harry von Elm, superbankier, który był prezesem Manufacturers Trust; oraz Florence Mahoney, wielomilionowa spadkobierczyni fortuny gazety Cox i wieloletnia przyjaciółka Mary Lasker.

W 1958 r. członkami zarządu Amerykańskiego Towarzystwa Walki z Rakiem byli: Alfred P. Sloan, prezes; Monroe J. Rathbone, prezes Standard Oil; pani Anna Rosenberg Hoffman z Fundacji Rockefellera; generał Donovan oraz Eric Johnston. Senator Ralph Yarborough z Teksasu, wieloletni orędownik medycyny socjalnej, powołał 26-osobowy Krajowy Panel Konsultantów ds. Pokonania Raka, któremu przewodniczył Benno Schmidt, szef firmy inwestycyjnej J. H. Whitney; innymi członkami byli Laurance Rockefeller, dr Sidney Farber, były prezes Amerykańskiego Towarzystwa Walki z Rakiem, G. Keith Funston, prezes firmy zbrojeniowej Olin, oraz Mathilde J. Krim, była syjonistyczna terrorystka.

Ciekawym przypisem do historii jest ujawnienie serdecznych relacji, jakie nawiązały się między najwyższymi urzędnikami nazistowskimi a założycielami syjonistycznej sieci terrorystycznej, Haganah i Irgun Zvai Leumi, w ostatnich dniach II wojny światowej. Syjoniści pracowali nad wyparciem Brytyjczyków z Palestyny; naziści również byli w stanie wojny z Anglią, co dało początek najdziwniejszemu sojuszowi politycznemu XX wieku. Jednym z czołowych zwolenników współpracy z Abwehrą, niemieckim wywiadem, był Icchak Szamir, obecnie premier Izraela. Po wojnie syjoniści zatrudnili wielu byłych nazistów, aby pomogli im zorganizować zbrojny opór przeciwko Brytyjczykom. Liderem tego sojuszu był weteran dawnej grupy terrorystycznej Stern Gang, która obecnie nosiła nazwę Irgun Zvai Leumi, a był nim nikt inny jak Menachem Begin. Jedną z protegowanych Begina była młoda kobieta o imieniu znana w kręgach terrorystycznych jako Mathilde J. Urodziła się w Szwajcarii po tym, jak jej ojciec opuścił Włochy z powodu „złych warunków ekonomicznych" – nie było w tym żadnej ideologii politycznej. Obecna pani Krim jest opisywana przez *Current Biography* jako „genetyk" i „filantropka". Od wielu lat jest biologiem zatrudnionym w American Cancer Society. W młodości wstąpiła do Irgun Zvai Leumi, poślubiając innego terrorystę w geście solidarności. Wkrótce stała się ulubienicą Begina i rozwiodła się z mężem. To właśnie Begin został zapytany przez uśmiechniętego Mike'a Wallace'a w programie „Sixty Minutes": „Czy naprawdę wprowadził pan terroryzm do polityki Bliskiego Wschodu?". Begin odpowiedział stanowczo: „Nie tylko na Bliskim Wschodzie – na całym świecie". Miał na myśli światowe operacje terrorystyczne Mossadu, izraelskiej grupy wywiadowczej, która jest w całości finansowana przez CIA z pieniędzy amerykańskich podatników.

Mathilde J. podjęła następnie pracę w Instytucie Weizmanna w Izraelu. Pewnego dnia przedstawiono ją jednemu z najbogatszych amerykańskich dyrektorów instytutu, potentatowi filmowemu Arthurowi Krimowi. Pobrali się, dzięki czemu stała się obywatelką amerykańską. Krim od wielu lat jest głównym lobbystą w Waszyngtonie reprezentującym największe wytwórnie filmowe; jest również głównym zbieraczem funduszy dla syjonistycznej sieci propagandowej. Jako zbieracz funduszy był również bliskim przyjacielem prezydenta Lyndona B. Johnsona. Krim i jego żona byli gośćmi Johnsona w Białym Domu, kiedy Izraelczycy zaatakowali amerykański okręt liniowy U.S.S. Liberty, zabijając wielu członków jego załogi. Kiedy inne amerykańskie okręty wysłały samoloty na pomoc Liberty, z Białego Domu natychmiast nadeszły rozkazy, aby samoloty zawróciły. Izraelczycy mogli kontynuować atak przez kilka kolejnych godzin, desperacko próbując zatopić Liberty, aby zniszczyć zebrane przez niego dowody radiowe, że to Izraelczycy rozpoczęli wojnę sześciodniową. Chociaż powszechnie uważa się, że to Krim wydał rozkaz zawrócenia amerykańskich samolotów, nigdy nie przeprowadzono żadnego śledztwa.

Johnson nie żyje, a oni są jedynymi żyjącymi świadkami tego potwornego przykładu zdrady stanu ze strony Białego Domu. CIA od dwudziestu czterech godzin wiedziała, że planowany jest atak na „Liberty", mający na celu wciągnięcie Stanów Zjednoczonych do wojny po stronie Izraela; podłożono już sfałszowane dowody, że atak będzie pochodził od „Egipcjan".

Mathilde Krim jest obecnie dyrektorką Fundacji Rockefellera; wraz z mężem są dyrektorami Instytutu Afroamerykańskiego.

Arthur Krim od dawna wspiera lewicowe inicjatywy w Nowym Jorku, takie jak New York School of Social Research, Henry Street Settlement i Fundacja Field. Krim jest prezesem United Artists (obecnie Orion Films). Jako osobisty prawnik Armanda Hammera, którego sławę zawdzięcza temu, że był przyjacielem przesiąkniętego krwią terrorysty Lenina, Krim jest również dyrektorem dwóch głównych firm Hammera: Iowa Beef i Occidental Petroleum. Krim pełnił również funkcję przewodniczącego Komitetu Finansowego Partii Demokratycznej; jest przewodniczącym rady powierniczej Uniwersytetu Columbia oraz dyrektorem Fundacji Lyndona B. Johnsona.

Krytycy zauważyli w 1976 r., że co najmniej osiemnastu członków zarządu Amerykańskiego Towarzystwa Walki z Rakiem (ACS) było członkami kierownictwa banków. ACS wydało w tym roku 114 mln dolarów, ale posiadało aktywa o wartości 181 mln dolarów. Na dzień 31 sierpnia 1976 r. 42% środków pieniężnych i inwestycji ACS, czyli około 75 mln dolarów, było zdeponowanych w bankach, z którymi powiązani byli ci członkowie zarządu. W budżecie ACS na rok 1975 odnotowano, że 570 mln dolarów przeznaczono na administrację; kwota przeznaczona na badania była mniejsza niż wynagrodzenia 2900 pracowników. Amerykańskie Towarzystwo Onkologiczne praktycznie kontrolowało Narodowy Instytut Raka, agencję rządową. Były dyrektor NCI, Frank J. Rauscher, został starszym wiceprezesem ACS, a jego wynagrodzenie podwoiło się do 75 000 dolarów rocznie. Rzecznik ACS przyznał, że 70% budżetu badawczego na rok 1976 trafiło do „osób lub instytucji", z którymi powiązani byli członkowie zarządu. Pat McGrady, który przez dwadzieścia pięć lat pełnił funkcję redaktora naukowego ACS, powiedział pisarzowi Peterowi Chowce: „Medycyna stała się skorumpowana, ustępując pod tym względem jedynie prawu". Hasło ACS: „Kontroluj raka poprzez badania kontrolne i czek" jest fałszywe, ponieważ nie kontrolujemy raka. To hasło stanowi całość wiedzy naukowej, medycznej i klinicznej ACS. Nikt w tamtejszych działach naukowych i medycznych nie jest w stanie uprawiać prawdziwej nauki. To wspaniali profesjonaliści, którzy wiedzą, jak zbierać fundusze. Nie wiedzą jednak, jak zapobiegać rakowi ani leczyć pacjentów; zamiast tego zamykają drzwi przed nowatorskimi pomysłami. Pieniądze ACS trafiają do naukowców, którzy najlepiej się prezentują, by zdobyć granty, lub którzy mają przyjaciół w komisjach przyznających granty".

To prawdopodobnie najtrafniejsze podsumowanie tego, jak wykorzystywane są Państwa datki na rzecz Amerykańskiego Towarzystwa Walki z Rakiem. Jak już wcześniej wskazaliśmy, to właśnie szerokie rzesze ludzi przekazują datki wielkim bogaczom, którzy wiedzą, jak rozdzielić te środki między siebie, swoich przyjaciół i ulubione organizacje zwolnione z podatku, które w wielu przypadkach stanowią schronienie dla mniej kompetentnych członków ich rodzin. Dyrektorzy ACS to „najlepsi ludzie" z Nowego Jorku, elita, modna społeczność z Park Avenue, którą pisarz Tom Wolfe nazwał „radykalnym szykiem". Kiedyś modne było Black Power, teraz to homoseksualizm i rak. Ta grupa ciągle reklamuje się jako zafascynowana „współczuciem i troską", co zawsze robi się za pieniądze innych ludzi. Ich własne portfele pozostają przyklejone do ich tyłków. Przykładem tego są współczujący serca w ogólnokrajowych programach informacyjnych, którzy co wieczór uraczą nas swoją wersją bezdomnych, głodujących w Afryce lub gdziekolwiek znajdą fotogeniczną ofiarę, po której pełzają muchy. Ci „dziennikarze", którym płaci się miliony dolarów rocznie, nigdy nie rzucali monet tym ofiarom. W polityce moralność ta jest uosabiana przez otyłego, starzejącego się playboya, senatora Teddy'ego Kennedy'ego; w Hollywood – przez równie pulchną Elizabeth Taylor.

Mathilde Krim jest obecnie geniuszem stojącym za nowo utworzoną American Foundation for AIDS Research; dzięki swoim potężnym kontaktom w Hollywood z łatwością przekonała Elizabeth Taylor i inne gwiazdy do zebrania milionów na swój ulubiony projekt. Zwerbowała również swoją dawną przyjaciółkę Mary Lasker jako pierwszą członkinię zarządu fundacji. Mary Lasker zapłaciła obecnemu „geniuszowi reklamy", Jerry'emu della Femina, za stworzenie gustownej ogólnokrajowej kampanii reklamowej promującej dystrybucję i stosowanie prezerwatyw.

Centrum Onkologiczne Memorial Sloan Kettering pozostaje najbardziej „modną" organizacją charytatywną wśród nowojorskiej śmietanki towarzyskiej; z pewnością jest też najbardziej wpływową. W ekskluzywnej dzielnicy Upper East Side figuruje jako „The Society of Memorial Sloan Kettering Cancer Center". Od wielu lat prowadzi popularny sklep z używaną odzieżą na Third Avenue przy, który jest wypełniony darowiznami od zamożnych rodzin. Podobnie jak wielu innych młodych pisarzy i artystów, autor niniejszego tekstu przez lata kupował tam swoje ubrania, wszystkie z metkami z najdroższych sklepów w Nowym Jorku.

Ponieważ „walka z rakiem" jest całkowicie kontrolowana przez medyczny monopol Rockefellerów, rutynowo przyznawane są granty, które są niczym innym jak oszustwem. Jeden z dowcipnisiów twierdzi, że ACS przyzna grant badawczy tylko wtedy, gdy odbiorca podpisze dokument, w którym przysięga, że nie znajdzie lekarstwa na raka. Chociaż ujawniono jedynie wierzchołek góry lodowej, pojawiło się wiele doniesień potwierdzających, że większość „badań nad rakiem" jest fałszywa i pełna sfałszowanych wyników. W jednym z bardziej nagłośnionych przypadków Narodowy Instytut Raka przekazał 980 000 dolarów badaczowi z Uniwersytetu w Bostonie, który został zmuszony do rezygnacji po oskarżeniach o sfałszowanie danych badawczych; w innym dobrze znanym incydencie w samym szacownym Memorial Center odkryto, że myszy były malowane na różne kolory w celu „weryfikacji" niektórych testów na raka. Dr William Summerlin ze Sloan Kettering przyznał się do malowania myszy, aby wyglądały tak, jakby przeprowadzono udane przeszczepy skóry.

Narodowe Biuro Norm podaje, że połowa lub więcej danych liczbowych opublikowanych przez naukowców w artykułach w czasopiśmie jest bezużyteczna, ponieważ nie ma dowodów na to, że badacze dokładnie zmierzyli to, co zamierzali zmierzyć. Zaniepokojeni tymi statystykami urzędnicy przeprowadzili ankietę; do 31 autorów raportów naukowych wysłano kwestionariusze z prośbą o udostępnienie surowych danych. 21 osób, które odpowiedziały, stwierdziło, że ich dane zostały „zagubione" lub „przypadkowo zniszczone". Cóż za strata dla środowiska naukowego!

Wiarygodność krajowych naukowców uległa poważnemu zachwianiu w wyniku miażdżącego reportażu wyemitowanego 17 stycznia 1988 roku w programie „Sixty Minutes" pod tytułem „Fakty były fikcją". Bohaterem reportażu był „jeden z czołowych naukowców" w kraju. Twierdził on, że przeprowadził szeroko zakrojone badania nad osobami upośledzonymi umysłowo w instytucji państwowej, podczas gdy dokumentacja wyraźnie wskazywała, że zajmował się jedynie złotymi rybkami. W reportażu „Sixty Minutes" oszacowano, że od dziesięciu do trzydziestu procent wszystkich projektów badawczych realizowanych w Stanach Zjednoczonych jest całkowicie sfałszowanych, ze względu na wymogi związane z wygraniem wyścigu o „granty". Zanim wnioski o finansowanie zostaną poważnie rozpatrzone, trzeba przedstawić „zaskakujące" wyniki, a same kwoty nie są bynajmniej skromne; często sięgają milionów dolarów. Jeden z naukowców, z którym przeprowadzono wywiad w programie „Sixty Minutes", stwierdził: „Zastanowiłbym się dwa razy, zanim uwierzyłbym w to, co czytam w czasopismach medycznych... to nieuczciwe, fałszywe informacje". Siłą napędową tych wszystkich oszustw jest niechęć wielkich bogaczy do narażania swoich zysków na skutek jakichkolwiek prawdziwych postępów w medycynie. Dlatego im więcej fałszywych badań się przeprowadza, tym mniejsza jest szansa, że lek, który jest teraz na rynku i przynosi 100 000 000 dolarów rocznie lub więcej, zostanie wycofany z rynku. Powszechne fałszerstwa w amerykańskich badaniach wynikają prawie wyłącznie z presji wywieranej przez medyczny monopol Rockefellera i kontrolowane przez niego firmy farmaceutyczne, które rutynowo przedstawiają Food and Drug Administration (FDA) misternie sfałszowane „testy", aby uzyskać zatwierdzenie nowych produktów, ukrywając szkodliwe skutki uboczne, które często obejmują uszkodzenie wątroby i nerek lub śmierć. Kontrola uniwersytetów przez medyczny monopol tworzy pożywkę dla kolejnych zrobotyzowanych sługusów, gotowych poniżyć się w dowolny sposób dla grantu lub pracy, która wymaga niewielkiego lub żadnego wysiłku. Długa historia sfałszowanych badań stanowi idealny „Panamę" lub mechanizm kontroli, który utrzymuje tych sługusów w ryzach.

Przerażająca jest myśl, że takie sfałszowane badania są zazwyczaj podstawą do zatwierdzenia lub odrzucenia nowych leków, chroniąc jednocześnie establishment, który nadal czerpie zyski z dawno przestarzałych i zdyskredytowanych panaceów i procedur. Jest to jednak tło, a także *raison d'être*, dla „Nowego, wspaniałego budżetu" prezydenta Reagana na rok 1989, który przeznacza 64,6 miliarda dolarów na „badania i rozwój". Chociaż jest to tylko 4-procentowy wzrost w stosunku do 1988 roku, oznacza to 52-procentowy wzrost od czasu objęcia urzędu przez Reagana.

Budżet Narodowego Instytutu Zdrowia podwoił się do 6,2 mld dolarów; na badania nad rakiem przeznaczono 1,5 mld dolarów, a na AIDS – 2 mld dolarów. Mathilde Krim musi być bardzo zadowolona.

Krytycy wskazali, że Memorial Sloan Kettering praktycznie nie prowadził badań nad zapobieganiem nowotworom, a jedynie nad preferowanymi przez siebie metodami „leczenia". Podstawowe założenie naukowców tej placówki, że to komórka jest wyłącznie odpowiedzialna za namnażanie się komórek nowotworowych, jest prawdopodobnie błędne; stanowi ono jednak podstawę wszystkich ich prac, w tym promowania chemioterapii. W rzeczywistości komórka prawdopodobnie reaguje na infekcję lub presję z zewnątrz, a wina nie leży po stronie komórki. Podejście Sloan Kettering kusi obietnicą „magicznej kuli", która przywróci komórce zdrowy stan poprzez leki lub chemioterapię. Leki stosowane w chemioterapii zawierają środki alkilujące, które faktycznie hamują wzrost komórek. Są to alkaloidy, które utrudniają mitozę lub podział komórek. Sloan Kettering pomija również możliwość stymulowania układu odpornościowego do reagowania na rozwój nowotworu, co jest normalną metodą, jaką organizm stosuje do zwalczania chorób. Instytucja ta otrzymuje 70 milionów dolarów rocznie od różnych fundacji zwolnionych z podatku, w tym od Fundacji Alfreda P. Sloana, co oznacza, że to amerykańscy podatnicy finansują wszystkie te badania. W Centrum badania prowadzi stu trzydziestu naukowców zatrudnionych w pełnym wymiarze godzin; wszyscy 345 lekarzy w Centrum jest również mocno zaangażowanych w badania. A jakie są wyniki całej tej działalności? Ciągłe poleganie na przestarzałych technikach „cięcia, rozcinania i wypalania", wciąż przypominających praktyki „szalonych lekarzy", jakimi byli nieżyjący już od wielu lat dr J. Marvin Sims i dr James Ewing. Trzymając się rytualnego stosowania tych kosztownych, bolesnych i daremnych procedur, „naukowcy" ze Sloan Kettering stanowczo potępiają różne holistyczne procedury oparte na diecie, odżywianiu i witaminach.

Dr Muriel Shimkin z Narodowego Instytutu Zdrowia napisała w 1973 roku w oficjalnym podręczniku instytutu poświęconym nowotworom, że „leczenie nowotworów wyłącznie za pomocą diety należy do sfery szarlatanerii". Jednak Amerykańskie Towarzystwo Onkologiczne (ACS), w obliczu rosnącej liczby dowodów wskazujących na coś przeciwnego, opublikowało w 1984 r. raport specjalny, w którym zalecało następujący program: „1. Unikaj otyłości. 2. Ogranicz całkowite spożycie tłuszczów do 30% całkowitej ilości kalorii. 3. Jedz więcej produktów bogatych w błonnik. 4. Jedz produkty bogate w witaminy A i C. 5. Włącz do diety warzywa krzyżowe, warzywa liściaste itp. 6. Ogranicz spożycie alkoholu. 7. Ogranicz spożycie produktów peklowanych solą, wędzonych i peklowanych azotynami". Jest to bardzo rozsądny plan postępowania; jednakże nie został on podkreślony przez ACS ani Narodowy Instytut Raka (, NIH), a wielu lekarzy nie uwzględnia tych porad w zaleceniach dla swoich pacjentów.

Amerykańskie Towarzystwo Onkologiczne zawsze miało jedną zmorę – laetrile. Dr Lewis Thomas, wieloletni szef Sloan Kettering, powiedział podczas seminarium dla dziennikarzy naukowych Amerykańskiego Towarzystwa Onkologicznego 2 kwietnia 1975 r.: „Laetrile nie miało absolutnie żadnej wartości w walce z rakiem". Było to sprzeczne z pracami przeprowadzonych przez naukowców z samego Centrum, których rzeczywiste wyniki zostały zatajone. Dr Thomas ponownie stwierdził w 1975 r.: „Po dwóch latach badań wykazano, że laetrile jest bezużyteczny w walce z rakiem". Dr Robert Good, prezes Sloan Kettering, również stwierdził w styczniu 1974 r.: „W tej chwili nie ma dowodów na to, że laetrile ma wpływ na raka". Jego własni naukowcy przeprowadzili badania, które wykazały coś przeciwnego; dwójka badaczy, dr Lloyd Schoen i dr Elizabeth Srockett, pracujących niezależnie w Centrum, odkryła, że enzymy ananasowe w połączeniu z Laetrile doprowadziły do całkowitej regresji nowotworu w 50% eksperymentów przeprowadzonych na 34 zwierzętach laboratoryjnych.

Jednym z najbardziej znanych beneficjentów leczenia laetrile był aktor Steve McQueen. Został on uznany przez lekarzy za przypadek terminalny, kiedy spróbował laetrile. Reagował dobrze na leczenie, dopóki lekarz nie przekonał go do poddania się operacji guza; zmarł następnie na stole operacyjnym z powodu zatoru. Establishment ogłosił, że dowodzi to bezużyteczności leczenia laetrile.

Harold Manner z Centrum Onkologicznego również odkrył, że połączenie laetrile, enzymów i witaminy A miało podobny pozytywny wpływ na myszy z rakiem. Dr Kinematsu Suiguira, który pracował w Memorial od 1917 roku, a wcześniej zajmował się rakiem w Instytucie Harrimana, również uzyskał imponujące wyniki dowodzące, że laetrile jest skuteczne w leczeniu raka u zwierząt doświadczalnych. 13 czerwca 1973 r. wyniki badań nad rakiem z użyciem laetrile przeprowadzonych przez dr. Kinematsu Suiguirę w ciągu dziewięciu miesięcy stwierdzały: „Wyniki wyraźnie pokazują, że amigdolina znacząco hamuje pojawianie się przerzutów do płuc u myszy". Chociaż informacja ta została ogłoszona przez Instytut Sloana Ketteringa, 10 stycznia 1974 r. dr Robert Good, prezes Sloana Ketteringa, potępił wiadomość o odkryciu jako „przedwczesny wyciek". Dr Ralph Moss z organizacji, który był wówczas dyrektorem ds. public relations w Centrum Onkologicznym, uznał pracę Suigiry za prawdziwy przełom i mile widziane odejście od wyjątkowego braku sukcesów Instytutu Sloana-Ketteringa w dziedzinie badań nad rakiem. 17 listopada 1977 r. zorganizował konferencję prasową w hotelu Hilton w Nowym Jorku. Zamiast pochwał za nagłośnienie sukcesu Centrum, następnego dnia został zwolniony. Później napisał znakomitą książkę „The Cancer Syndrome", w której ujawnia wiele dziwnych wydarzeń w Sloan Kettering. Jego książka jest bardzo oparta na faktach i napisana bez urazy wobec tych, którzy go wyrzucili.

Ponieważ Elmer Bobst odegrał kluczową rolę w umożliwieniu Nixonowi zostania prezydentem, nie miał większych trudności z przekonaniem go do zatwierdzenia nowej i kosztownej „wojny z rakiem". Z inicjatywy Bobsta Nixon podpisał w 1971 r. ustawę National Cancer Act, która przekształciła Narodowy Instytut Raka w

Bethesda w nową, monolityczną biurokrację rządową. W ciągu następnych piętnastu lat NCA miało wydać ponad dziesięć miliardów dolarów na finansowanie różnych programów dotyczących raka, z których żaden nie przyniósł żadnych efektów w leczeniu lub zapobieganiu nowotworom. W 1955 roku NCI utworzyło Narodowe Centrum Usług Chemioterapii z dotacją w wysokości 25 milionów dolarów, aby promować stosowanie chemioterapii. Pełnostronicowa reklama w *„New York Times"* z 9 grudnia 1969 roku głosiła, że „wyleczenie raka jest na wyciągnięcie ręki". Artykuł obiecywał, że wyleczenie raka do 1976 roku jest „wyraźną możliwością". Przewodniczący prezydenckiego panelu ds. raka złożył raport, w którym przyznał, że pierwsze pięć lat Narodowego Programu Walki z Rakiem zakończyło się porażką; liczba ofiar raka rosła z każdym rokiem jego funkcjonowania. Do 1985 roku roczna liczba ofiar wynosiła 485 000.

Ponad 43 000 osób zasypywało Nixona żądaniami, by NCI przetestowało laetrile. Benno Schmidt wybrał wówczas panel naukowców do przeprowadzenia badań; wszyscy oni byli znani z fanatycznego sprzeciwu wobec laetrile. Kiedy poprosił o wyniki badań, powiedział: „Nie udało mi się skłonić nikogo, by pokazał mi swoje wyniki". Gdyby ich badania wykazały, że laetrile jest bezużyteczne, z radością opublikowaliby swoje wyniki. Walka z laetrile była kontynuowana w ramach ogólnokrajowej kampanii. Jeden z lobbystów, Charles Ofso, miał pełnoetatową pracę w Sacramento w Kalifornii, w organizacji, gdzie lobbował przeciwko laetrile; zarabiał 25 000 dolarów rocznie. Właściciele aptek, którzy wystawiali książki przychylne laetrile, zostali poinformowani, że żaden członek AMA nie będzie odtąd wysyłał im recept, dopóki te książki nie zostaną usunięte. Od 1963 roku Federalna Komisja Handlu wywiera presję na wydawców książek popierających laetrile. Przepisy rządowe nie tylko zakazują międzystanowej wysyłki laetrile, ale nawet książek, które go zalecają!

Po chiropraktyce laetrile stało się najważniejszym celem operacji kryminalno-syndykalistycznej prowadzonej przez Coordinating Conference of Health Information, spisek zainicjowany przez American Cancer Society, American Medical Association oraz Food and Drug Administration. Była to głównie wojna cenzury i zastraszania, której celem było zapobieżenie jakiejkolwiek publicznej dyskusji na temat laetrile. Programy telewizyjne, które zaplanowały fora poświęcone laetrile, aby omówić obie strony kontrowersji, zostały nagle odwołane.

Wyniki badań potwierdzających skuteczność laetrile zostały zatajone; nigdy nie trafiły do opinii publicznej. Desperacja, z jaką prowadzono kampanię przeciwko laetrile, wynikała wyłącznie z motywów finansowych; substancja ta stanowiła największe zagrożenie dla zysków medycznego monopolu Rockefellera. Leczenie nowotworów w szpitalu kosztowało wiele tysięcy dolarów. Pomimo 70 milionów dolarów rocznie przeznaczanych przez Centrum Onkologiczne na „badania", szpital Memorial Hospital pobierał opłatę w wysokości 470 dolarów za dzień pobytu; dziesięciodniowy pobyt kosztowałby prawie 5000 dolarów, a kolejne 4000 dolarów stanowiłyby koszty leczenia i opieki lekarskiej.

Dane dotyczące terapii typu „wycinaj, tnij i pal" były rutynowo zniekształcane i fałszowane. Dr Hardin James, profesor fizyki medycznej na Uniwersytecie Kalifornijskim w Berkeley, przemawiał na konferencji pisarzy naukowych ACS w 1969 roku; ujawnił, że najgorsze przypadki raka były zazwyczaj określane jako „nieoperacyjne" i celowo pozostawiane bez leczenia. Opublikowane badania nad wyleczeniami lub remisjami nowotworów dotyczyły „faworyzowanych" przypadków, które charakteryzowały się wysokim wskaźnikiem wyleczeń. Niemniej jednak dr James stwierdził, że „średnia długość życia tych nieleczonych pacjentów była w rzeczywistości większa niż średnia długość życia tych, którzy byli leczeni".

Pomimo rewelacji dr. Jamesa szpitale nadal wybierały, które przypadki raka będą leczyć; nawet szanowane Centrum Onkologiczne zaznaczyło, że jego polityką jest nieprzyjmowanie niektórych przypadków terminalnych; pacjenci są grzecznie kierowani do hospicjum, gdzie mogą umrzeć. W rzeczywistości takie odmowy mogły być dobrodziejstwem dla umierających, ponieważ leczenie, któremu zostaliby poddani w Memorial Hospital, sprawiłoby, że hrabia Dracula śliniłby się z zazdrości. Dr Ralph Moss ujawnił niektóre z powszechnie stosowanych tam technik chirurgicznych. Poinformował, że raka głowy i szyi leczono operacją zwaną „komando", od techniki bojowej stosowanej przez komandosów podczas II wojny światowej; polegała ona na całkowitym usunięciu szczęki. Raka trzustki leczono poprzez usunięcie większości narządów w okolicy dotkniętego gruczołu; wskaźnik przeżywalności, pomimo tego drastycznego leczenia, pozostał taki sam – zaledwie trzy procent. W 1948 roku dr Alex Brunschweig wynalazł operację zwaną „całkowitą eksenteracją", która wymagała usunięcia odbytnicy, żołądka, pęcherza moczowego, wątroby, moczowodu, wszystkich wewnętrznych narządów rozrodczych, dna i ściany miednicy, trzustki, śledziony, okrężnicy i wielu naczyń krwionośnych. Sam dr Brunschweig nazwał tę technikę „brutalną i okrutną procedurą" (*New York Times*, 8 sierpnia 1969 r.).

Uosobieniem operacji „szalonego lekarza" była tzw. hemikorporektomia. Wymyślona przez dr. Theodore'a Millera w Centrum Onkologicznym polegała na odcięciu wszystkiego poniżej miednicy. Techniki te bardziej niż przypominają pewne procedury stosowane przez komunistycznych rewolucjonistów w Ameryce Łacińskiej; rewolucjoniści sandiniści inspirowali się poetyckim powiedzeniem swoich przywódców, że „Wolności nie zdobywa się kwiatami, ale kulami, i dlatego stosujemy CIĘCIE KAMIZELKOWE, CIĘCIE TYKWOWE i CIĘCIE BLOOMERSOWE". W przypadku cięcia kamizelkowego ofierze odcinano głowę maczetą, a ramiona ucinano w barkach; w przypadku cięcia tykwy ofierze odcinano czubek głowy; cięcie bloomersów polegało na odcięciu obu nóg w kolanach, pozostawiając ofiarę, by wykrwawiła się na śmierć.

Zapisy dotyczące syndromu „szalonego lekarza" zapełniłyby kilka książek. W jednym ze specjalnych raportów Kongresu prześledzono około 31 eksperymentów na „ludzkich królikach doświadczalnych" w ciągu trzydziestu lat. Komisja ds. Eksperymentów na Ludziach, której przewodniczył dr Woodward D. Markey, stwierdziła, że jej ustalenia „wstrząsają sumieniem i stanowią czarną plamę w historii badań medycznych". Raport wykazał, że w latach 1945–1947 w ramach Projektu Manhattan naukowcy rutynowo wstrzykiwali osiemnastu pacjentom pluton; w latach 1961–1965 na MIT dwudziestu starszym pacjentom wstrzykiwano lub podawano rad lub tor. W latach 1946–1947 na Uniwersytecie w Rochester sześciu pacjentom z prawidłową czynnością nerek wstrzyknięto sole uranu „w celu określenia stężenia, które mogłoby spowodować uszkodzenie nerek"; w latach 1953–1957 w Massachusetts General Hospital w Bostonie dwunastu pacjentom wstrzyknięto uran w celu określenia dawki, która spowodowałaby uszkodzenie nerek. W latach 1963–1971 67 osadzonych w więzieniu stanowym w Oregonie i 64 osadzonych w więzieniu stanowym w Waszyngtonie poddano badaniom rentgenowskim jąder w celu określenia wpływu promieniowania na płodność człowieka.

W latach 1963–1965 w National Reactor Test Station Komisji Energii Atomowej w Idaho siedem razy celowo uwalniano radioaktywny jod, a siedmiu ludzi celowo piło mleko od krów pasących się na terenach skażonych jodem. W latach 1961–1963 na Uniwersytecie Chicagowskim i w Laboratorium Narodowym Argonne w stanie Illinois 102 osobom podawano opad radioaktywny z poligonu testowego w Nevadzie, zawierający symulowane cząsteczki opadu radioaktywnego oraz roztwory radioaktywnego cezu i strontu. Pod koniec lat 50. dwunastu pacjentom w szpitalach Presbyterian i Montefiore w Nowym Jorku wstrzyknięto radioaktywne cząsteczki wapnia i strontu. Więzienie stanowe w Oregonie podawało dawki radu wynoszące 600 rentgenów w pojedynczych ekspozycjach na narządy rozrodcze, podczas gdy bezpieczna dawka wynosiła 5 rentgenów rocznie. Przez dekadę naukowcom podawano materiały radioaktywne, aby inni naukowcy mogli skalibrować swoje przyrządy do pomiaru tych dawek.

Niezależnie od tego, jaką satysfakcję te eksperymenty dawały szalonym lekarzom, wskaźnik zachorowań na raka pozostał taki sam lub wzrósł.

Kongresman Wydner zwrócił uwagę, że „dotarły do mnie informacje wskazujące, iż dwadzieścia lat temu, w 1957 roku, wyleczono taki sam odsetek przypadków raka, czyli jeden na trzy. Rodzi to pytanie, dlaczego pomimo wszystkich środków finansowych i wysiłków poświęconych na badania nad rakiem... wskaźnik wyleczeń pozostał niezmieniony”. Pomimo tej krytyki NCI nadal marnowało miliardy dolarów na bezużyteczne programy. Doniesiono, że George R. Pettit z Uniwersytetu Arizony w Tempe poświęcił sześć lat i 100 000 dolarów na wydobywanie substancji chemicznych z ćwierć miliona motyli w ramach programu NCI; nie uzyskano żadnych rozpoznawalnych wyników. Inni badacze nadal uważali walkę z rakiem za dochodową.

W wydaniu z 2 grudnia 1961 r. magazyn „*Saturday Review*” poinformował, że znany darczyńca Amerykańskiego Towarzystwa Walki z Rakiem w Massachusetts był zaniepokojony, ponieważ nigdy nie mógł znaleźć dyrektora stanowego w jego biurze. W końcu powiedziano mu, że dyrektor, James V. Lavin, prawdopodobnie przebywa w swoim drugim biurze po drugiej stronie ulicy, gdzie prowadził prywatną firmę zajmującą się zbieraniem funduszy, James C. Lavin Company; reprezentował on wybraną grupę klientów. Zszokowany tym odkryciem wiceprezes Amerykańskiego Towarzystwa Walki z Rakiem, Lane W. Adams, napisał 6 czerwca 1962 r. list do *Saturday Review* o następującej treści: „Układ, na mocy którego James C. Lavin prowadził prywatną działalność w zakresie zbierania funduszy, pełniąc jednocześnie funkcję dyrektora wykonawczego Amerykańskiego Towarzystwa Walki z Rakiem w Massachusetts, był znany Krajowemu Towarzystwu”. Adams powiedział, że pensja Lavina wynosiła 17 000 dolarów, plus kolejne 10 000 dolarów rocznie wypłacane jego firmie. Saul Naglin z firmy Lavin przez wiele lat pełnił funkcję kontrolera oddziału ACS w Massachusetts. Roczne koszty ogólne oddziału w Massachusetts wyniosły w 1960 r. 548 000 dolarów, przy całkowitym dochodzie wynoszącym 1,1 mln dolarów.

W liście Adams chwalił się również, że „pomogliśmy wesprzeć badania dr. Sterlinga Schwartza polegające na wstrzykiwaniu ludzkim pacjentom ekstraktu z ludzkiego mózgu dotkniętego białaczką oraz dr. Chestera Southama wstrzykującego żywe komórki nowotworowe pod skórę ludzi". Adams, który był związany z Amerykańskim Towarzystwem Onkologicznym od 1948 roku, obecnie kieruje biurem krajowym przy 90 Park Avenue w Nowym Jorku. Otrzymał nagrodę Alberta Laskera za działalność publiczną od ACS; jest również wiceprezesem Zion First National Bank w Salt Lake City, dyrektorem Paul Revere Investors oraz Energy Fund. Adwokat Lavina, James Mountzos, był sekretarzem oddziału ACS w Massachusetts, a także zasiadał w zarządzie krajowym.

W 1978 roku Amerykańskie Towarzystwo Walki z Rakiem miało 140 milionów dolarów dochodu, z czego mniej niż 30% przeznaczono na badania nad rakiem, a 56% na pokrycie kosztów administracyjnych. Towarzystwo miało 200 milionów dolarów w inwestycjach. Przed przejęciem przez Bobsta i Laskera w 1944 roku jego dochody nigdy nie przekraczały 600 000 dolarów rocznie; w następnym roku zebrało 5 milionów dolarów. W 1982 roku Allan Sonenshein opublikował ostrzeżenie: „Uwaga, Amerykańskie Towarzystwo Onkologiczne może być niebezpieczne dla zdrowia!". W 1955 roku, w ramach posunięcia mającego na celu umocnienie pozycji, ACS przejęło wszystkie badania od Narodowej Rady Badań Naukowych, dokonując genialnego posunięcia poprzez utworzenie nowej Rady Naukowej reprezentującej amerykańskie szpitale i uniwersytety. Dr Samuel Epstein w swojej książce „The Politics of Cancer" zauważył, że „poza tym, że nie angażują się w profilaktykę nowotworową, z wyjątkiem, w ograniczonym zakresie, tytoniu, wysocy rangą urzędnicy (ACS) zyskali dla stowarzyszenia reputację osób obojętnych, jeśli nie aktywnie wrogich, wobec potrzeb regulacyjnych w zakresie zapobiegania narażeniu na rakotwórcze substancje chemiczne w środowisku ogólnym i w miejscu pracy". Epstein poinformował, że ACS sprzeciwiło się regulacjom dotyczącym takich potencjalnych czynników rakotwórczych, jak barwnik czerwony nr 2, TRIS i DES. ACS odmówiło poparcia ustawy o czystej wodzie i obwiniało ofiary za raka. Agencja Ochrony Środowiska (EPA) poinformowała, że zanieczyszczenia w pomieszczeniach powodują sześć tysięcy zgonów z powodu raka rocznie oraz że 38 milionów Amerykanów pije wodę zawierającą niebezpieczne poziomy ołowiu i innych substancji toksycznych, w tym produktów ubocznych chloru. DES, dietylostilbestrol, był szeroko stosowany od lat 40. do początku lat 70. jako syntetyczny hormon żeński, który lekarze rutynowo przepisywali w celu zapobiegania poronieniom; nie został on przetestowany pod kątem możliwych skutków ubocznych, a nikt nie wiedział, jakie one są. W końcu student z Centrum Medycznego Uniwersytetu w Chicago wykazał, że nie tylko jest on nieskuteczny w zapobieganiu poronieniom, ale może również powodować skutki uboczne. Odkrycie to nie powstrzymało jednak jego stosowania. W 1972 roku zaczęły ujawniać się jego długoterminowe skutki: rak piersi oraz rak pochwy u córek pacjentek leczonych DES, a także inne wady rozwojowe i nieprawidłowości narządów płciowych. Związek ten powiązano również z uszkodzeniami wątroby.

Lee Edson w książce „The Cancer Rip-off" zauważa, że 74 prywatne firmy w pobliżu Narodowego Instytutu Zdrowia w Bethesda naliczały rządowi 144% kosztów ogólnych plus 9% zysku za prowadzenie badań nad wirusami. Nixon powierzył kierownictwo NCI swojemu protegowanemu, dr. Frankowi Rauscherowi; był to wirusolog, który zaczął promować chemioterapię jako lekarstwo na raka. Dr Rauscher twierdził, że program chemioterapii NCI „zapewnił skuteczne leczenie pacjentom chorym na raka w całym kraju i na całym świecie". Twierdzenie to zostało natychmiast zakwestionowane przez Deana Burka, szefa sekcji cyklochemicznej NCI, który zwrócił uwagę, że „praktycznie wszystkie środki chemioterapeutyczne zatwierdzone obecnie przez FDA do stosowania lub testowania u ludzkich pacjentów z rakiem są wysoce toksyczne, powodują znaczne osłabienie odporności i są silnie rakotwórcze u szczurów i myszy, wywołując nowotwory w wielu różnych narządach". Pomimo tej krytyki Rauscher został następnie mianowany przewodniczącym Prezydenckiej Krajowej Rady Doradczej ds. Raka.

Skutki uboczne chemioterapii zostały obrazowo opisane przez wiele jej ofiar: straszne mdłości, wypadanie włosów, nagła utrata wagi i wiele innych niekorzystnych czynników. Książka M. Morry „Choices; Realistic Alternatives in Cancer Treatment" (Avon, 1980) przedstawia w pozytywnym świetle wszystkie techniki „wycinania, cięcia i wypalania" stosowane przez establishment. Morra wspomina o diecie jedynie w kontekście nudności wywołanych chemioterapią; trzeźwo radzi, aby „ktoś inny gotował, aby zapach jedzenia nie wywoływał mdłości". Morra nie udzielił żadnych wskazówek, jak podawać jedzenie bez zapachu.

Od czasu, gdy pierwszy darczyńca Memorial Sloan Kettering, James Ewing, doprowadził się do śmierci poprzez przedawkowanie radu w 1913 roku, terapia ta pozostaje metodą z wyboru w tym centrum onkologicznym. *Gazeta „The New York Times"* odnotowała 4 lipca 1979 roku, że 70% wszystkich pacjentów chorych na raka w Memorial poddaje się radioterapii, której koszt wynosi 500 000 dolarów rocznie.

Obecnie ośrodek wykonuje 11 000 zabiegów chirurgicznych i 65 000 zabiegów radiowych rocznie. W 1980 roku Memorial zakupił całkowicie nowy sprzęt do leczenia radem, co kosztowało 4,5 miliona dolarów. Jednak terapia radowa nadal jest przerażającą metodą leczenia ze względu na swoje skutki.

W 1937 roku dr Percy Furnivall, wybitny chirurg z London Hospital, zdiagnozował u siebie nowotwór. 26 lutego 1938 r. opublikował w *British Medical Journal* poruszający apel wynikający z jego doświadczeń: „Tragiczne skutki terapii radowej zdarzają się często, a rozgłos, jaki zyskuje radioterapia nowotworów, przynosi hańbę ministrowi zdrowia oraz grupom interesów, które żądają fantastycznych cen za tę niszczącą organizm substancję. Nie życzyłbym nawet mojemu najgorszemu wrogowi z przedłużającego się piekła, przez które przeszedłem z powodu zapalenia nerwów i bólu mięśni wywołanego radem przez ponad sześć miesięcy. Ta relacja z mojego własnego przypadku jest apelem o bardzo dokładne rozważenie wszystkich czynników przed podjęciem decyzji, która forma leczenia jest najbardziej odpowiednia". Zmarł wkrótce potem, jednak jego apel nie miał żadnego wpływu na dalsze stosowanie terapii radowej w leczeniu raka.

Zmarły senator Hubert Humphrey, który zmarł na raka, jest często przywoływany jako przykład skuteczności leczenia radem. Jane Brody w swojej książce *wydanej przez New York Times*, „You Can Fight Cancer and Win" („Możesz walczyć z rakiem i wygrać"), napisanej wspólnie z wiceprezesem Amerykańskiego Towarzystwa Onkologicznego Hollebem w 1977 roku, wymienia Huberta Humphreya jako „słynnego beneficjenta nowoczesnej radioterapii". Pomija ona fakt, że „ten słynny beneficjent" był całkowicie rozczarowany terapią radową przed śmiercią. W 1973 roku zdiagnozowano u niego raka pęcherza moczowego; był leczony promieniowaniem rentgenowskim, a w 1976 roku jego lekarz, dr Dabney Jarman, triumfalnie ogłosił: „Z naszego punktu widzenia senator jest wyleczony". *(New York Times,* 6 października 1976 r.). Humphrey nadal marniał, poddając się kolejnym chemioterapiom, aż w końcu stanowczo odmówił powrotu do Memorial Cancer Center na dalsze leczenie.

W wywiadzie dla *Daily News* z 14 stycznia 1978 r. nazwał chemioterapię „śmiercią w butelce".

W lutym 1988 r. w *Washington Post* ukazał się artykuł zatytułowany „Toksyczne leczenie raka". „Niewiele nam pozostaje, gdy na naszych oczach ludzie o zdrowym wyglądzie zamieniają się w drżące, zmarznięte, mdłe istoty pełne cierpienia. Sukcesy, choć nieliczne, były spektakularne".

Jednym z czynników, który był konsekwentnie ignorowany w rozwoju raka, jest rola nadzwyczajnego stresu. Wszyscy zmagamy się z codziennym stresem w naszym życiu, z którym radzimy sobie najlepiej, jak potrafimy. Jednak nadzwyczajny i długotrwały stres stanowi większe obciążenie dla naszego organizmu, niż jesteśmy w stanie znieść. Jest to szczególnie prawdziwe dzisiaj, kiedy złowrogie, ukryte siły zatruwają całą naszą komunikację swoją mroczną propagandą, zapewniając nas jednocześnie, że stoją wyłącznie po stronie „współczucia i troski". Pisarz o nazwisku Morley Roberts wysunął w 1926 roku zaskakującą teorię dotyczącą raka. Roberts, angielski naukowiec, nie należał do żadnej znanej szkoły myślenia, a ze względu na swoją niezależność jego prace były w dużej mierze ignorowane. Jego teoria materializmu organicznego wysuwa następujące tezy:

„Nowotwór złośliwy a ewolucja: Nowotwór złośliwy to przekierowanie energii z wysokiego stopnia zróżnicowania na namnażanie się nabłonków niskiego stopnia, które są odporne na podrażnienia, ale z trudem się różnicują". Nabłoniak, powszechna postać raka, to namnażanie się komórek najprostszego typu w organizmie, które, podobnie jak komórki zewnętrznej warstwy skóry, czyli naskórka, są stosunkowo krótkotrwałe i niezdolne do różnicowania się. Organizm dotknięty rakiem nie jest w stanie różnicować się, aby sprostać warunkom swojego istnienia, ponieważ jego energia została przekierowana na namnażanie komórek niskiego stopnia. Rak to namnażanie się kolonii komórek niskiego stopnia w organizmie. Migrują one po ciele, szukając dla siebie miejsca, chociaż nie pełnią żadnej funkcji. Gdziekolwiek się gromadzą, pozbawiają komórki wyższego rzędu pożywienia, gdzie są one zgromadzone w koloniach komórkowych jako narządy ciała. Narządy te są dławione i głodują, co ostatecznie powoduje śmierć organizmu. Współczesne państwo jest złośliwym organizmem poświęconym proliferacji jednostek niższego rzędu kosztem wyższych, bardziej zróżnicowanych typów. Bardziej produktywne organizmy są obciążone wysokimi podatkami, aby utrzymać dużą liczbę nieproduktywnych i słabo zróżnicowanych narośli. Stale rosnące obciążenie produktywnych członków państwa powoduje ich przedwczesną śmierć, podobnie jak rozprzestrzenianie się komórek niższej klasy w organizmie nowotworowym zabija komórki wyżej zróżnicowane. Roberts stawia pytanie: „Czy możemy pójść dalej i nawet powiedzieć, że powszechna skłonność do nowotworów złośliwych jest wynikiem udoskonaleń socjologicznych, które wymagają większej roli dla nabłonka?".

Morley Roberts sformułował teorię rozwoju organizmu, w której inne komórki zaczęły gromadzić się wokół kolonii komórek wydalniczych prymitywnych organizmów, a następnie kolonie te zaczęły wydzielać substancje trujące dla organizmu. W ramach samoobrony organizm wzniosił fortyfikacje, czyli inne kolonie komórek, wokół tej szkodliwej obecności, które z czasem stały się częścią organizmu, a których wydzieliny stały się dla niego użyteczne. Roberts nazywa to teorią rozwoju narządów ciała.

Rola odżywiania w nowotworach nie została jeszcze poważnie zbadana przez warte miliardy dolarów, ale marnotrawiące środki Narodowy Instytut Raka i Fundację Rockefellera. Jednak już w 1887 roku lekarz z Albany w stanie Nowy Jork, dr Ephraim Cutter, napisał książkę zatytułowaną „Diet in Cancer" („Dieta w nowotworach"), w której stwierdził: „Rak jest chorobą odżywiania".

Hipokrates ukuł termin „diaitia", oznaczający „sposób życia" – i właśnie tym jest dieta. W starożytności słowo „mięso" oznaczało codzienny pożywienie i odnosiło się do owsa, jęczmienia, żyta, pszenicy, owoców i orzechów.

Niejasność co do znaczenia słowa „mięso" pojawia się w tłumaczeniach Biblii. W Księdze Rodzaju napisano: „Oto daję wam wszelką roślinę wydającą nasienie, która jest na całej powierzchni ziemi, i wszelkie drzewo, w którym jest owoc drzewa wydającego nasienie; to wam będzie za pokarm". Hipokrates radził lekarzom, aby najpierw dowiedzieli się, jakie pożywienie podaje się pacjentowi i kto je podaje.

Trwająca kontrowersja wokół laetrile kręci się wokół faktu, że jest to substancja zwana nitrylozydem. W 1952 roku dr Ernest A. Krebs Jr., biochemik, odkrył, że rak jest spowodowany niedoborem nitrylozydów, które naturalnie występują w ponad dwunastu setkach pokarmów i roślin. Zwierzęta zazwyczaj instynktownie poszukują traw i innych roślin zawierających nitrylozydy, jednak gdy ludzie robią to samo, są atakowani przez agentów federalnych. Niektórzy badacze uważają, że niekorzystny wpływ czynników rakotwórczych, promieniowania i oparzeń słonecznych na ludzi wynika z faktu, że cierpią oni na niedożywienie. Ci eksperci ds. żywienia twierdzą, że smoła węglowa nie powoduje raka, a słońce nie powoduje raka skóry.

Warunki te wynikają raczej z wpływu słońca na skórę osoby spożywającej zbyt dużo cukrów, tłuszczów i produktów mlecznych.

Promienie słoneczne tworzą kwaśne środowisko, które powoduje, że substancje te unoszą się na powierzchnię skóry, wywołując podrażnienie, które może następnie stać się katalizatorem. Zauważono, że ludzie w krajach tropikalnych, którzy są narażeni na silne nasłonecznienie, rzadko chorują na raka skóry, ponieważ jedzą mało mięsa i tłuszczów. Odkryto również po zrzuceniu bomby atomowej na japońskich cywilów, że ci, którzy nadal jedli swoją tradycyjną dietę składającą się z brązowego ryżu, soli morskiej i warzyw miso, odnieśli niewielkie szkody od tej samej dawki promieniowania atomowego, która zabiła tych, którzy jedli bardziej nowoczesną dietę opartą na tłuszczach i mięsie.

Niektórzy eksperci zauważają, że potrafią wykryć raka we wczesnym stadium na podstawie specyficznego zapachu wydzielanego przez daną osobę – zapachu rozkładu. Inni zauważają, że raka można wykryć po zielonkawym odcieniu skóry. Epidemia raka prostaty wśród amerykańskich mężczyzn wydaje się być wynikiem diety bogatej w tłuste potrawy, z częstym spożywaniem jajek, mięsa i produktów mlecznych oraz wypieków z mąki rafinowanej. Sugerowanym lekarstwem jest dieta oparta na owocach i ryżu, ta sama dieta, która jest zalecana w celu obniżenia ciśnienia krwi i która od wielu lat jest promowana na Uniwersytecie Duke'a. Mówi się, że wołowina jest szczególnie niebezpieczna w przypadku raka prostaty i jelita grubego. Dietetycy uważają, że rak stanowi odwrotny proces ewolucyjny, w którym komórki ulegają rozkładowi lub powracają do bardziej pierwotnego, roślinnego typu życia. Odpowiada to w pewien sposób teoriom Morleya Robertsa.

Warto zauważyć, że tylko cztery procent krajowych uczelni medycznych oferuje kurs z zakresu żywienia. Odzwierciedla to obsesję medycznego monopolu Rockefellera na leki oraz jego przywiązanie do alopatycznej szkoły medycznej, w przeciwieństwie do medycyny homeopatycznej lub holistycznej.

Laureat Nagrody Nobla James Watson oświadczył podczas sympozjum poświęconego rakowi na MIT, że „amerykańskiej opinii publicznej wmówiono paskudną bajkę o raku... to usypiająca orgia", jak donosiła gazeta „*New York Times*" 9 marca 1975 roku. W styczniu 1975 roku dr Charles C. Edwards, badacz, napisał do sekretarza HEW, że wojna z rakiem ma podłoże polityczne i opiera się na wydawaniu pieniędzy. Wybitny francuski onkolog, dr Lucien Israel, powiedział: „W wielu przypadkach radium jest metodą niesprawdzoną. W rzeczywistości nie przeprowadzono żadnych rozstrzygających badań" dotyczących radioterapii. Israel określa ją jako „środek łagodzący ból itp., o charakterze tymczasowym". Wskazuje również, że „środowisko medyczne pogrążyły w zamieszaniu ostatnie badania, które wykazały, że przerzuty mogą występować częściej w przypadkach, w których zastosowano radioterapię". Krótko mówiąc, promieniowanie zwiększa rozprzestrzenianie się raka. Od dawna wiadomo, że nacięcie guza powoduje jego rozprzestrzenianie się w całym organizmie. Operacja rozpoznawcza mająca na celu sprawdzenie, czy masz raka, zazwyczaj gwarantuje, że będzie on śmiertelny.

Niemniej jednak Amerykańskie Towarzystwo Onkologiczne (ACS) nadal popiera wszystkie nieskuteczne metody leczenia raka. Od dwudziestu lat w sposób oczywisty powtarza swoje słynne „Siedem sygnałów ostrzegawczych raka", które ignorują substancje chemiczne w środowisku i pomijają ostrzeżenia FDA dotyczące smoły węglowej i farb do włosów. W 1976 roku ACS opublikowało komunikat prasowy „Pilna wiadomość; Mammografia; Korzyści i ryzyko". Dr John Bailar z Harvard School of Public Health, redaktor prestiżowego czasopisma NCI Cancer Journal, był przerażony. Napisał list do pełniącego obowiązki dyrektora NCI, dr. Guya Newella: „Właśnie dowiedziałem się o problemie, który może przerodzić się w poważną katastrofę. Sam komunikat pilny to zwykła bzdura, oświadczenie jest poważnie błędne i w związku z tym stanowi poważne zagrożenie dla większości kobiet, które powinny unikać mammografii. „Niemniej jednak ulotka ACS trafiła do wszystkich szpitali w Nowym Jorku oraz do 15 000 lekarzy. Pomimo znanego ryzyka związanego z narażaniem kobiet na powtarzające się promieniowanie rentgenowskie, ACS nadal podkreśla znaczenie corocznych mammografii jako jednej z najbardziej chwalonych technik „kontrolowania" raka. Książka Jane Brody „You Can Fight Cancer and Win" (Możesz walczyć z rakiem i wygrać) zaleca to oraz wiele innych celów ACS.

Amerykańskie Towarzystwo Onkologiczne zdecydowanie popiera również radykalną mastektomię, czyli całkowite usunięcie piersi u kobiet z rakiem piersi. Technika ta jest krytykowana jako niezwykle brutalna i nieskuteczna; już dawno została porzucona w większości krajów europejskich, w tym w Anglii, Francji, krajach skandynawskich i sąsiedniej Kanadzie. W 1975 roku, kiedy Rose Kuttner opublikowała swoje przełomowe dzieło „Breast Cancer" („Rak piersi"), w którym krytykowała radykalną mastektomię, ACS odmówiło umieszczenia tej książki na liście polecanych pozycji.

Celem Elmera Bobsta było uczynienie Narodowego Instytutu Raka „autonomicznym", podobnie jak „autonomiczny" jest System Rezerwy Federalnej. Udało mu się osiągnąć ten cel dzięki długoletnim osobistym powiązaniom z prezydentem Richardem Nixonem. Jako mózg Amerykańskiego Towarzystwa Walki z Rakiem naprawdę zamierzał uczynić tę instytucję „autonomiczną" względem wpływów Waszyngtonu, jednocześnie podporządkowując ją całkowicie Amerykańskiemu Towarzystwu Walki z Rakiem z Nowego Jorku. Kongresman David Obey, demokrata z Wisconsin, zauważył, że „Amerykańskie Towarzystwo Onkologiczne chce utrzymać Narodowy Instytut Raka silnym pod względem finansowym, a słabym pod względem kadrowym, aby móc kierować jego wydatkami bez zbytniej ingerencji". Bardzo trafna obserwacja. Jedną z dyrektorów jest Mary Lasker, którą trzydzieści sześć lat po śmierci Albeita Laskera obserwatorzy z Waszyngtonu nadal opisują jako najpotężniejszą kobietę w amerykańskiej medycynie. Narodowy Instytut Zdrowia kupił od Kościoła katolickiego klasztor Visitation Convent w Bethesda za 4,4 mln dolarów; obecnie mieści się w nim Centrum Mary Lasker. Dzięki dostępowi do funduszy ACS utrzymuje w Waszyngtonie pełnoetatowych lobbystów, na czele z pułkownikiem Lukiem Quinnem, wspieranym przez Mike'a Gormana. Stowarzyszenie Producentów Farmaceutycznych, wraz z waszyngtońskim lobbystą Lloydem Cutlerem, również współpracuje z Mary Lasker.

Cokolwiek by nie powiedzieć o Amerykańskim Towarzystwie Onkologicznym, nie ma wątpliwości, że pozostaje ono dobrze odizolowane od rzeczywistości. Czołowy waszyngtoński reporter, Daniel S. Greenberg, napisał w 1975 roku w *„Columbia Journalism Review"*, że wskaźniki zachorowalności na większość rodzajów nowotworów pozostawały na niezmiennym poziomie od lat 50. XX wieku; niektóre wskaźniki faktycznie spadły, prawdopodobnie dlatego, że stosowanie toksycznej chemioterapii zwiększyło śmiertelność. Jeden z badaczy powiedział Greenbergowi, że od 1945 r. nastąpiła niewielka poprawa. Dr Frank Rauscher zakwestionował tezę Greenberga podczas seminarium pisarzy naukowych ACS w 1975 r., twierdząc, że dane te są nieaktualne; jednak gdy opublikowano nowe dane, potwierdziły one ustalenia Greenberga. Brzmi to fałszywie w porównaniu z corocznymi obietnicami „przełomów", kiedy to dwa i pół miliona „wolontariuszy" rozchodzi się po całej Ameryce, potrząsając puszkami i żebrząc u bogatych. Od prawie pięćdziesięciu lat składają te same obietnice i zbierają te same kwoty pieniędzy, a nawet więcej. Laurance Rockefeller zamieścił w *Reader's Digest* z lutego 1957 r. radosny komentarz: „Po raz pierwszy w powietrzu unosi się zapach ostatecznego zwycięstwa", opisując „postępy w walce z rakiem". Dyrektor Sloan Kettering, C. P. Dusty Rhodes, został zacytowany w Denver Post z 3 października 1953 r.: „Jestem przekonany, że w ciągu następnej dekady, a może nawet później, będziemy mieli – substancję chemiczną tak samo skuteczną w walce z rakiem, jak sulfanilamid i penicylina w walce z infekcjami bakteryjnymi". Cóż, może nawet dłużej. W 1956 r. dr Wendell F. Stanley, laureat Nagrody Nobla, poinformował w przemówieniu wygłoszonym podczas corocznej konferencji AMA: „Wirusy są główną przyczyną większości rodzajów raka". Od trzydziestu lat nie słyszano nic więcej na ten temat.

Pewien lekarz, dr Cecil Pitard, dowiedział się, że ma nieuleczalnego raka i pozostało mu tylko kilka tygodni życia. Lekarz z Knoxville w stanie Tennessee został zdiagnozowany w Klinice Mayo z chłoniakiem. Rak układu limfatycznego powstaje, ponieważ organizm nie jest już w stanie się detoksykować ani oczyścić. Wycięcie migdałków często powoduje pogorszenie stanu układu limfatycznego, co prowadzi do zapalenia węzłów chłonnych, a ostatecznie do raka układu limfatycznego. Nie mając nic do stracenia, dr Pitard przeprowadził na sobie eksperyment z antygenem bakteryjnym przeciw grypie, lizatem stafylokokowym i maślanem sodu, kwasem tłuszczowym występującym w mleku i maśle. Wkrótce odkrył, że został całkowicie wyleczony. Niemniej jednak środowisko onkologiczne zignorowało jego raport i jeszcze głośniej rozpoczęło kampanię przeciwko „niesprawdzonym środkom leczniczym". W większości przypadków, takich jak ten dr. Pitarda, spekulanci na raku szydzą, że prawdopodobnie była to błędna diagnoza i nigdy nie miał raka, albo że nastąpiła „spontaniczna remisja", co jest ich najczęściej powtarzaną odpowiedzią. Wydawałoby się, że powinni wykazać pewne zainteresowanie tym, jak uzyskać „spontaniczną remisję", ponieważ mówią o tym już od pół wieku, a jednak nie słyszeliśmy nic na temat spontanicznej remisji z wartego 70 milionów dolarów rocznie programu badawczego w Sloan Kettering.

Po tym, jak dr Ralph Moss został zwolniony ze Sloan Kettering za ujawnienie pozytywnych wyników eksperymentów z laetrilem, ujawnił on, że instytut ukrywał wiele innych wyników skutecznego leczenia raka, w tym ponad tysiąc przypadków pozytywnej reakcji na terapię Coleya od 1906 roku. Moss poinformował, że dr James Ewing, „zagorzały przeciwnik i największy rywal Coleya, przekształcił Memorial Hospital w medyczny oddział trustu radowego"." Dr William E. Koch, profesor fizjologii w Detroit Medical College i na Uniwersytecie Michigan, zapoczątkował leczenie patologii wolnych rodników poprzez opracowanie glikoksylidu, który stymulował organizm do utleniania toksyn. Chociaż jego terapia nigdy nie została naukowo obalona, Koch, który rozpoczął badania nad utlenianiem w 1915 roku i stosował tę metodę od 1918 roku, był prześladowany przez szesnaście lat przez medyczny monopol. Ostatecznie został wygnany z kraju i zmarł w Brazylii w 1967 roku. FDA zaczęła go nękać w 1920 roku; Towarzystwo Medyczne Hrabstwa Wayne utworzyło w 1923 roku „Komisję ds. Raka" złożoną z lekarzy, którzy potępili terapię Kocha. Jego terapia stymulująca utlenianie komórek polegała na starannie zaplanowanej diecie, która oczyszczała organizm, jednak ta sprawdzona metoda jest do dziś potępiana przez spekulantów zajmujących się rakiem jako „szarlataneria".Koch próbował kontynuować swoją pracę w Meksyku i Brazylii, ale FDA nie zaprzestała go ścigania. Został postawiony przed sądem w 1942 i 1946 roku; w 1950 roku FDA uzyskała ostateczny zakaz stosowania terapii Kocha. Kilku lekarzy, którzy z powodzeniem leczyli raka metodą Kocha, zostało wykluczonych ze stowarzyszenia medycznego. Nadal dopuszczalne było zabijanie pacjenta, ale wyleczenie go było niewybaczalne.

Inny niezależny lekarz, dr Max Gerson, odkrył, że dieta wegetariańska, oparta na surowych owocach i warzywach, bez soli, leczy migrenę i toczeń. Kontynuował badania, aż odkrył, że detoksykacja organizmu może wyleczyć raka. W 1958 roku opublikował swoje odkrycia w książce „A Cancer Therapy", kładąc nacisk na dietę niskotłuszczową, bez soli i z minimalną ilością białka. W 1964 roku został zaproszony do złożenia zeznań przed podkomisją senacką, która sporządziła 227-stronicowy raport o numerze 89471. Kopie tego raportu nigdy nie zostały rozpowszechnione przez Senat; nie pojawiły się one w czasopismach medycznych, a dr Gerson nigdy nie otrzymał ani centa od żadnej organizacji charytatywnej, takiej jak Amerykańskie Towarzystwo Onkologiczne, na potwierdzenie lub obalenie swoich odkryć, mimo że grupy te twierdziły, iż „badają" lekarstwo na raka.

Innym znanym przypadkiem był Harry Hoxsey, który przez trzydzieści pięć lat stosował ziołowe leczenie raka oparte na indiańskich środkach leczniczych. W szeroko nagłośnionej batalii sądowej Hoxsey wygrał proces o zniesławienie przeciwko Morrisowi Fishbeinowi; ten szanowany lekarz został zmuszony do przyznania podczas przesłuchania, że on, najsłynniejszy lekarz w Stanach Zjednoczonych, nigdy w życiu nie praktykował medycyny.

Dr Robert E. Lincoln odkrył metodę zwalczania raka za pomocą bakteriofagów, w której wirusy pasożytują na określonych bakteriach i je niszczą. Zyskał ogólnokrajową sławę, gdy wyleczył tą metodą syna senatora Charlesa Tobey'a. Tobey był zdumiony, gdy dowiedział się, że dr Lincoln został wyrzucony z Massachusetts Medical Society, ponieważ leczył ludzi z raka. Przeprowadził dochodzenie w Kongresie, w ramach którego jego specjalny doradca z Departamentu Sprawiedliwości, Benedict Fitzgerald, napisał 28 kwietnia 1953 r.: „Domniemane machinacje dr. J. J. Moore'a (przez ostatnie dziesięć lat skarbnika Amerykańskiego Stowarzyszenia Medycznego) mogą wiązać się z udziałem AMA i innych podmiotów w spisku o niepokojących rozmiarach. Za tym wszystkim stoi najdziwniejsza mieszanka korupcyjnych motywów, intryg, egoizmu, zazdrości, obstrukcji i spisku, jaką kiedykolwiek widziałem. Moje dotychczasowe śledztwo powinno przekonać tę komisję, że istnieje spisek mający na celu powstrzymanie swobodnego przepływu i stosowania leków w handlu międzystanowym, które rzekomo mają solidną wartość terapeutyczną. Środki publiczne i prywatne są rozrzucane jak konfetti na wiejskim jarmarku, aby zamknąć i zniszczyć kliniki, szpitale i laboratoria badawcze, które nie są zgodne z punktem widzenia stowarzyszeń medycznych. Jak długo Amerykanie będą to znosić?".

Trzydzieści pięć lat później nadal to znoszą. Wynik przesłuchań Tobey'a jest pouczający. Senator Tobey zmarł nagle na zawał serca, co zdarza się w Waszyngtonie, gdy polityk wkracza na niebezpieczny grunt. Jego następcą w komisji został senator John Bricker z Ohio. Bricker przez wiele lat był uważany przez miliony Amerykanów za oddanego konserwatystę. W rzeczywistości był prawnikiem wielu dużych producentów leków i bankierów, czyli typową postacią establishmentu. Natychmiast zwolnił specjalnego doradcę Benedicta Fitzgeralda, a przesłuchania zostały zamknięte.

Dr Robert Lincoln był na tyle odważny, że pozwał Massachusetts Medical Society za zniesławienie; on również zmarł, zanim sprawa trafiła do sądu.

Dr Andrew C. Ivy, wiceprezes Uniwersytetu Illinois, zaczął stosować preparat, który nazwał Krebiozen. Udało mu się wyleczyć nim raka; AMA niezwłocznie opublikowała raport na temat Krebiozenu, w którym stwierdzono, że nie przynosi on „żadnych korzyści". W rezultacie odbył się 289-dniowy proces, w którym dr Ivy został oczyszczony ze wszystkich zarzutów. Dr Peter de Marco, absolwent Hahnemann Medical School, z powodzeniem wyleczył ponad 800 pacjentów za pomocą PVY, prokainy i poliwinylopirolidonu; cofnięto mu prawo do wykonywania zawodu lekarza w stanie New Jersey.

Ulubioną rekomendacją Amerykańskiego Towarzystwa Onkologicznego jest badanie cytologiczne w kierunku raka, pomimo jego wielu wad. Magazyn *Insight* z 11 stycznia 1988 r. skrytykował wiele laboratoriów diagnostycznych za niedbałą pracę, cytując *Wall Street Journal* z listopada 1987 r., który stwierdzał, że „badania cytologiczne mają wskaźnik wyników fałszywie ujemnych wynoszący od 20 do 40%; wynik fałszywie ujemny oznacza śmierć z powodu raka". Zirytowany ujawnieniem tych informacji na temat metody, którą ACS gorliwie promowało przez wiele lat, dr Harmon J. Eyre, prezes Amerykańskiego Towarzystwa Onkologicznego, zwołał wspólną konferencję prasową ACS, AMA i NCI, aby ponownie potwierdzić wspólne zalecenie, że wszystkie kobiety w wieku od 20 do 60 lat powinny co roku wykonywać badanie cytologiczne. Podczas tej konferencji prasowej, o której poinformowała agencja AP 20 stycznia 1988 r., Eyre powiedział: „Głównym powodem zwołania konferencji prasowej była próba rozwiania wątpliwości dotyczących wartości badania cytologicznego w świetle ostatnich doniesień na temat odsetka wyników fałszywie ujemnych w niektórych laboratoriach". Chociaż Eyre oficjalnie wyraził bezwarunkowe poparcie dla badań cytologicznych, nie udzielił odpowiedzi na problem fałszywie ujemnych wyników ani na straszne zagrożenie, jakie stanowiły one dla wielu kobiet.

Niektóre organizacje kobiece zaczynają zdawać sobie sprawę, że monopol medyczny niepotrzebnie skazuje wiele kobiet na śmierć. W wydaniu z 16 lutego 1988 r. *„Washington Post"* opublikował relację z badania dotyczącego zdrowia kobiet, w ramach którego 300 kobiet domagało się przeprowadzenia testów z dietą niskotłuszczową, w której zawartość tłuszczu miałaby zostać zmniejszona z 40% do 20%, co miało na celu ograniczenie zachorowań na raka piersi. Poprosiły one o finansowanie ze strony NCI, ale Rada Doradców Naukowych NCI odmówiła przyznania jakichkolwiek środków na ten projekt. Rzeczniczka kobiet zwróciła uwagę, że „NCI angażuje się raczej w walkę z rakiem piersi niż w jego profilaktykę".

Co na ten temat powiedziałaby najpotężniejsza kobieta w amerykańskiej medycynie? Mary Lasker zadowalała się odgrywaniem roli łaskawej Lady Bountiful, korzystając z pieniędzy, które jej mąż,, zarobił jako najsłynniejszy w kraju handlarz. Podczas seminariów dla dziennikarzy naukowych Amerykańskiego Towarzystwa Onkologicznego (ACS), które odbywają się co roku w jakimś egzotycznym hotelu w surowe zimowe miesiące, *magazyn „Science"* zauważył 18 maja 1973 r., że te wiosenne seminaria, organizowane corocznie od 1949 r., zawsze odbywają się w ciepłym klimacie i są darmowymi wycieczkami dla redaktorów naukowych z gazet i magazynów o dużym nakładzie. *Magazyn „Science"* zwrócił uwagę, że seminaria te, które kosztują ACS około 25 000 dolarów, generują około 300 pozytywnych artykułów prasowych i skutkują zebraniem przez ACS około 85 milionów dolarów dodatkowych darowizn. Jest to prawdopodobnie jedna z najlepszych inwestycji w okolicy. W 1957 roku pisarka Han Suyin, ubrana w przepiękne futro, wygłosiła przed dziennikarzami *naukowymi* entuzjastyczne przemówienie na temat tego, jak wiele dobrego producenci chemikaliów zrobili dla zdrowia naszych obywateli. Trzeba jednak uczciwie przyznać, że w 1957 roku nie odkryto jeszcze Love Canal. Seminarium odbyło się niedawno (1973 r.) w bajecznym Rio Rico Inn niedaleko Tucson w Arizonie. Nie tylko pokryto wszystkie wydatki uległych dziennikarzy, ale dodatkowa atrakcja, czyli Happy Hour w barze na koniec każdego „dnia pracy", gwarantuje, że dziennikarze przychodzą na kolację w bardzo wesołym nastroju. Happy Hour opłaca łaskawa Mary Lasker. *Saturday Review* odnotowało 10 kwietnia 1965 r., że ACS miało niezwykle skuteczny dział public relations. Sekretem public relations jest uzyskanie bezpłatnej przestrzeni w głównych publikacjach zamiast kupowania reklam. Powiązania z Laskerami gwarantują również, że główne nowojorskie agencje, takie jak McCann Erickson, przygotowują kampanie reklamowe dla ACS bezpłatnie.

To ironiczne, że Albert Lasker, współtwórca Amerykańskiego Towarzystwa Walki z Rakiem w obecnej postaci oraz jego odgałęzienia, Narodowego Instytutu Raka, zbudował znaczną część swojej fortuny na promowaniu palenia papierosów. Po jego śmierci z powodu raka Amerykańskie Towarzystwo Walki z Rakiem niechętnie doszło do wniosku, że „palenie szkodzi zdrowiu". Rosnąca liczba ofiar śmiertelnych raka płuc zmusiła producentów papierosów do rozważenia alternatyw; jedną z nich były filtry. 1 stycznia 1954 r. firma produkująca papierosy Kent opublikowała w 80 gazetach reklamę, w której stwierdzono, że testy AMA wykazały, iż filtry Kent są najskuteczniejsze w usuwaniu substancji smolistych z papierosów. Ponieważ ten „dowód" był na równi z większością innych twierdzeń AMA, stowarzyszenie to zostało zmuszone do złożenia protestu do producenta, firmy Lorillard. Magazyn *„Time"* skomentował to 12 kwietnia 1954 r. w numerze z: „Zazwyczaj ospała AMA zakazała reklam papierosów Kent". Kiedy w 1964 r. Główny Lekarz Kraju opublikował raport na temat szkodliwych skutków palenia papierosów, wywołało to panikę w branży, mimo że wyniki te były od dawna zapowiadane przez wcześniejsze badania. W czerwcu 1954 r. dr Daniel Horn i Edward Cuyler Hammond przedstawili na kongresie AMA raport łączący palenie z rakiem płuc. Horn i Hammond kierowali działem statystycznym w ACS. American Tobacco, jedna z głównych spółek w portfelu Laskera, straciła pięć punktów w ciągu jednego dnia po tej prezentacji. Hammond był znanym epidemiologiem, który pełnił funkcję konsultanta w NIH, Marynarce Wojennej Stanów Zjednoczonych, Siłach Powietrznych Stanów Zjednoczonych oraz w Brookhaven Lab. Był wiceprezesem ACS i dyrektorem ds. badań tej organizacji. Chociaż przeprowadził szeroko zakrojone badania nad skutkami palenia, stanowczo odmawiał udostępnienia tych materiałów innym organizacjom. W 1971 roku otrzymał zaproszenie do udziału w panelu naukowców zajmujących się problemem palenia; odmówił, twierdząc, że od 1952 roku polityką ACS było nieudostępnianie danych innym badaczom. *Magazyn „Current Biography"* podał w 1957 roku, że Hammond palił cztery paczki papierosów dziennie; jego żona paliła trzy paczki dziennie. Oboje zmarli na raka płuc.

Pomimo ujawnionych informacji przez ACS, lobby tytoniowe, ściśle powiązane z medycznym monopolem Rockefellera, prowadziło zdecydowaną walkę z kampanią przeciwko rakowi płuc. Jedna z najlepiej powiązanych lobbystek w Waszyngtonie, Patricia Firestone Chatham, wdowa po przedstawicielu R. T. Chathamu, prezesie firmy tekstylnej Chatham Mills, wstrzymała umieszczanie ostrzeżenia na paczkach papierosów „Palenie może być niebezpieczne dla zdrowia" na pięć lat, od 1964 do 1969 roku. Mieszka w rezydencji wartej dwa miliony dolarów w Georgetown, dawnym domu Jamesa Forrestala.

Szum wokół raka płuc i palenia pomija istotny fakt, że prymitywne plemiona palą tytoń od tysięcy lat, nie odczuwając żadnych nieprzyjemnych skutków ubocznych. W Wirginii, skąd pochodzi autor tego tekstu, Indianie palili tytoń już wtedy, gdy kapitan John Smith wylądował w Jamestown. Dr Richard Passey, badacz z londyńskiego Instytutu Badawczego im. Chestera Beattiego, przez dwadzieścia lat prowadził badania nad problemem tytoniu. Nie znalazł żadnego istotnego związku między tradycyjnie suszonym na powietrzu tytoniem a rakiem płuc.

Jednak amerykański i angielski przemysł tytoniowy, zdominowany przez Rotszyldów, dodaje do tytoniu cukier, aby uzyskać słodki smak i efekt suszenia cukrowego. W Anglii stosuje się 17% cukru, a w Stanach Zjednoczonych 10%. Anglia ma najwyższy wskaźnik zachorowań na raka płuc na świecie. Dr Passey doszedł do wniosku, że dodanie cukru do tytoniu powoduje powstanie substancji rakotwórczej w smole nikotynowej; w tytoniu suszonym na powietrzu ta substancja rakotwórcza nie jest aktywowana. Nie stwierdził on występowania raka płuc w Związku Radzieckim, Chinach i na Tajwanie, gdzie produkuje się tytoń suszony na powietrzu.

Magazyn *„Esquire"* opublikował obszerny artykuł poświęcony działalności Kliniki Jankera w Bonn w Niemczech, w którym stwierdzono, że od 1936 roku klinika ta wyleczyła 76 000 przypadków raka, a u 70% pacjentów osiągnięto całkowitą lub częściową remisję. Reporter *magazynu „Esquire"* był zdumiony, gdy dowiedział się, że „Narodowy Instytut Raka odmawia stosowania izofosfamidu, A.

Mulsina, enzymów Wobe i innych skutecznych technik Jankera, ponieważ odmówił stosowania wystarczających dawek. Amerykańskie Towarzystwo Onkologiczne jest jeszcze bardziej nieugięte. Szczyci się tym, że nie dopuszcza technik Jankera do Stanów Zjednoczonych". Reporter *magazynu „Esquire"* skarżył się dalej, że „Amerykańskie Towarzystwo Onkologiczne stało się główną częścią problemu. Unika ono sponsorowania innowacji chemicznych i badawczych, a zamiast tego angażuje się w propagandę (papierosy są szkodliwe, siedem sygnałów ostrzegawczych, spoty radiowe i telewizyjne z udziałem celebrytów) oraz praktycznie potępia i tłumi niekonwencjonalne metody, których, nawiasem mówiąc, nawet nie zadaje sobie trudu, aby dokładnie zbadać".

Reporter nie wiedział, że Amerykańskie Towarzystwo Onkologiczne ma osobisty interes w utrwalonych formach leczenia raka; na przykład posiada pięćdziesiąt procent praw patentowych do 5-FU (5-fluorouracylu), jednego z toksycznych leków, które są obecnie w modzie jako „akceptowalne" leki na raka. 5-FU i jego późniejszy odpowiednik, 5-4-FU, są produkowane przez laboratoria Hoffman LaRoche.

Agencja Knight Ridder News Service poinformowała w 1978 r., że ACS odmówiło zajęcia stanowiska w sprawie pestycydów podejrzanych o wywoływanie raka. W zarządzie ACS i powiązanej z nim organizacji Sloan Kettering zasiada wielu członków, którzy są szefami największych firm chemicznych w Stanach Zjednoczonych. Walka z zanieczyszczeniem środowiska nie zyska tam zwolenników. ACS poproszono o zajęcie stanowiska w sprawie innych niebezpiecznych substancji, takich jak barwnik Red Dye #2, środek zmniejszający palność TRIS, stosowany w odzieży dziecięcej (od tego czasu został zakazany), oraz formy syntetycznego estrogenu. Jednak ACS ponownie odmówiło zajęcia stanowiska w sprawie tych substancji. Aby przeciwdziałać jej zgubnemu wpływowi, Komitet na rzecz Wolności Wyboru w Medycynie planował w 1984 r. złożyć skargę do Stałej Komisji Praw Człowieka przy ONZ, zarzucając amerykańskim kręgom medycznym naruszenie Deklaracji Praw Człowieka ONZ oraz Międzynarodowego Paktu Praw Człowieka z 1966 r. W przygotowanym oświadczeniu zaznaczono, że „Amerykanie są niepotrzebnie mordowani i kryminalizowani, ponieważ wiele przydatnych produktów, leków i metabolicznych podejść żywieniowych w medycynie zostało zniszczonych przez grupy interesów". Komitet nazwał obecną sytuację „Medigate".

Brak spadku śmiertelności z powodu raka stanowi ponure oskarżenie o nie do pokonania przeszkody, które ACS postawiło na drodze do realnego rozwiązania tego problemu. John Bailar z Harvard School of Public Health, przemawiając w 1986 roku przed Amerykańskim Stowarzyszeniem na rzecz Postępu Nauki, zwrócił uwagę, że „trwający od piętnastu lat rządowy program walki z rakiem nie obniżył śmiertelności z powodu głównych form nowotworów i dlatego należy go uznać za porażkę. Nie przyniósł on oczekiwanych rezultatów". Bailar miał pełne prawo do sformułowania tej uwagi; przez dwadzieścia pięć lat był redaktorem czasopisma NCI. Poparł go kolega z wydziału Szkoły Zdrowia Publicznego, dr John Cairns, który stwierdził, że „w ciągu ostatnich dwudziestu lat liczba zachorowań na raka wzrosła; od lat 50. nie odnotowano żadnych znaczących postępów w walce z rakiem".

Dr Hardin James przemawiał przed panelem ACS w 1969 roku. Jako profesor fizyki medycznej na Uniwersytecie Kalifornijskim w Berkeley stwierdził, że jego badania jednoznacznie wykazały, iż osoby z rakiem, które nie poddają się leczeniu, żyją nawet cztery razy dłużej niż osoby leczone. „W przypadku typowego rodzaju nowotworu osoby, które odmówiły leczenia, żyją średnio dwanaście i pół roku. Ci, którzy zgodzili się na operację i inne rodzaje leczenia, żyli średnio tylko trzy lata. Przypisuję to traumatycznemu wpływowi operacji na naturalny mechanizm obronny organizmu. Organizm posiada naturalny rodzaj obrony przed każdym rodzajem nowotworu".

W lutym 1988 r. Narodowy Instytut Raka opublikował swój ostateczny raport podsumowujący „wojnę z rakiem". Stwierdzono w nim, że w ciągu ostatnich trzydziestu pięciu lat wzrosła zarówno ogólna zachorowalność, jak i śmiertelność z powodu raka, pomimo „postępów" w wykrywaniu i leczeniu. *Washington Post*, 9 lutego 1988 r. Problem może polegać na tym, że podobnie jak w przypadku innych wojen, w które angażowaliśmy się w XX wieku, zbyt wielu z tych, którzy są „po naszej stronie", w rzeczywistości pracuje dla wroga.

ROZDZIAŁ 4

SZCZEPIENIA

Jeden z nielicznych lekarzy, którzy odważyli się otwarcie sprzeciwić się medycznemu monopolowi, dr Robert S. Mendelsohn, podkreślił swoje stanowisko wobec współczesnej medycyny, określając ją jako Kościół posiadający Cztery Święte Wody. Pierwszą z nich wymienił jako szczepienia. Dr Mendelsohn określił szczepienia jako „o wątpliwym bezpieczeństwie". Jednak inni lekarze byli bardziej dosadni. Warto zauważyć, że interesy Rockefellera przez cały XIX wiek walczyły o to, by te Cztery Święte Wody stały się obowiązkowe w całych Stanach Zjednoczonych, ignorując wszelkie protesty i ostrzeżenia o ich niebezpieczeństwach.

Spośród tych czterech zjawisk, które z powodzeniem można by nazwać „Czterema Jeźdźcami Apokalipsy", ponieważ one również znane są z tego, że niosą ze sobą śmierć i zniszczenie, najbardziej szkodliwym pod względem długoterminowych skutków może okazać się praktyka szczepień. Praktyka ta stoi w bezpośredniej sprzeczności z odkryciami współczesnych ekspertów medycyny holistycznej, zgodnie z którymi organizm posiada naturalną odporność chroniącą przed chorobami. Kościół współczesnej medycyny twierdzi, że od niebezpieczeństwa infekcji może nas uwolnić jedynie święcona woda szczepień, polegająca na wstrzyknięciu do organizmu obcego czynnika zakaźnego, który następnie dokona medycznego cudu i zapewni dożywotnią odporność, stąd termin „szczepienie". Największym herezją, jakiej może się dopuścić lekarz, jest publiczne wyrażenie jakichkolwiek wątpliwości co do którejkolwiek z Czterech Świętych Wód, ale najbardziej zakorzenioną w współczesnej praktyce medycznej jest bez wątpienia liczne programy szczepień. Są one również najbardziej konsekwentnie dochodowymi operacjami medycznego monopolu. Jednak jeden lekarz, dr Henry R. Bybee z Norfolk w stanie Wirginia, publicznie stwierdził: „Moim szczerym zdaniem szczepionka jest przyczyną większej liczby chorób i cierpień niż cokolwiek innego, co mógłbym wymienić. Uważam, że takie choroby jak rak, kiła, opryszczka i wiele innych schorzeń są bezpośrednim skutkiem szczepień z. Jednak w stanie Wirginia i w wielu innych stanach rodzice są zmuszani do poddania swoich dzieci tej procedurze, podczas gdy środowisko medyczne nie tylko otrzymuje wynagrodzenie za tę usługę, ale także zyskuje wspaniałych i potencjalnych pacjentów na przyszłość".

Autor niniejszego tekstu dobrze pamięta lata 20. XX wieku, kiedy jako dziecko w Wirginii chodził do szkoły przez kilka tygodni bez poddania się obowiązkowym szczepieniom nakazanym przez władze stanowe. Każdego ranka nauczyciel rozpoczynał zajęcia od pytania: „Clarence, czy przyniosłeś dzisiaj świadectwo szczepień?". Oczywiście była to najpilniejsza sprawa systemu edukacyjnego, mająca pierwszeństwo przed takimi sprawami jak lekcje i nauka. Każdego ranka musiałem odpowiadać: „Nie, dzisiaj go nie przyniosłem". Pozostałe dzieci odwracały się i gapiły na tego niebezpiecznego kolegę z klasy, który mógł zarazić ich wszystkich jakąś straszną chorobą. Moja matka była dyplomowaną pielęgniarką i nigdy nie namawiała mnie do poddania się szczepieniu. Podejrzewam, że wiedziała więcej niż lekarze o możliwych skutkach szczepionki. Po odłożeniu tej strasznej męki o kilka tygodni, w końcu zaprowadzono mnie do lekarza jak zwierzę prowadzone na deskę, by je ogłuszyć, i dostałem zastrzyk. Oczywiście bardzo źle się po tym czułem, bo moje ciało walczyło z infekcją, ale klasa została uratowana przed niebezpieczeństwem, a ja zostałem przyjęty jako pełnoprawny członek społeczeństwa. W „Klątwie Kanaanu" pisałem o wybawieniu naszych dzieci przeznaczonych na rytualną ofiarę, praktyce, która pozornie zakończyła się wraz z zniszczeniem kultu Baala jakieś pięć tysięcy lat temu. Niestety, kult Baala wydaje się być mocno zakorzeniony w obecnym establishmentu, znanym często pod przydomkiem Bractwa Śmierci. Niepokojące jest obserwowanie, jak pedagodzy chętnie przyjmują każde nowe wykroczenie wobec dzieci w naszych szkołach, sprzeciwiając się wszelkim wzmiankom o moralności czy religii, jednocześnie uroczyście indoktrynując sześciolatków na temat zalet „alternatywnego stylu życia" w zakresie ich preferencji seksualnych. Obecnym celem Krajowego Stowarzyszenia Edukacyjnego wydaje się być to, by nauczyciele rozdawali prezerwatywy w klasie przed rozpoczęciem codziennych zajęć.

Pilna potrzeba mojego szczepienia nie wynikała z tego, że w mieście Roanoke szalała wówczas jakaś epidemia, ani też nie było żadnej epidemii w ciągu następnych sześćdziesięciu lat. Pilna potrzeba wynikała z tego, że żadne dziecko nie powinno zostać oszczędzone przez kult Baala ani uniknąć ofiary na ołtarzu pedofilów. Monopol medyczny nie może sobie pozwolić na to, by choćby jeden uczeń uniknął pieniężnej ofiary, jaką jest obowiązkowe szczepienie – daniny zniewolonych dla swoich panów.

Z Londynu pochodzi alarmująca obserwacja od lekarza o doskonałej reputacji i wieloletnim doświadczeniu. Dr Herbert Snow, starszy chirurg w Cancer Hospital of London, wyraził swoje zaniepokojenie: „W ostatnich latach wielu mężczyzn i kobiet w sile wieku nagle umierało, często po uczestnictwie w uczcie lub bankiecie. Jestem przekonany, że około osiemdziesiąt procent tych zgonów spowodowanych jest szczepieniami, którym się poddali. Powszechnie wiadomo, że powodują one poważne i trwałe choroby serca. Koroner zawsze tuszuje to jako „przyczyny naturalne".

W żadnym podręczniku medycznym ani popularnej książce o zdrowiu nie znajdziesz takiego ostrzeżenia. W rzeczywistości autorowi tego tekstu udało się je znaleźć w niewielkiej książeczce, głęboko zakopanej w stosach Biblioteki Kongresu. Jednak tak złowieszcza obserwacja uznanego lekarza powinna być rozpowszechniana jak najszerzej, choćby po to, by mogli się z nią zmierzyć ci, którzy potrafią obalić jej tezę. Przynajmniej nie może ona zostać zaatakowana przez establishment jako szarlataneria, ponieważ dr Snow nie próbuje sprzedawać żadnego substytutu szczepień, a jedynie ostrzega przed ich niebezpieczeństwami.

Inny lekarz, dr W. B. Clarke z Indiany, stwierdza, że „rak był praktycznie nieznany, dopóki nie zaczęto wprowadzać obowiązkowych szczepień przeciwko krowiance. Miałem do czynienia z co najmniej dwustoma przypadkami raka i nigdy nie widziałem przypadku raka u osoby niezaszczepionej".

W końcu mamy przełom, którego Amerykańskie Towarzystwo Onkologiczne (ACS) poszukiwało przez tyle lat, ponosząc tak ogromne koszty. Dr Clarke nigdy nie widział przypadku raka u osoby niezaszczepionej. Czy nie jest to trop, który należy zbadać?

Dzięki takiemu impulsowi ACS mogłoby ponownie uruchomić telefony w ramach kampanii zbierania funduszy, aby zainicjować pozytywne badania nad możliwym związkiem między szczepieniami a występowaniem raka. Mamy jednak podejrzenie, że ACS nie pójdzie tym tropem. Dobrze wyglądałoby również wyryte w kamieniu nad imponującym wejściem do Centrum Onkologii im. Sloana-Ketteringa: „Nigdy nie widziałem przypadku raka u osoby niezaszczepionej". Jednak jest mało prawdopodobne, aby arcykapłani współczesnej medycyny byli w stanie zrezygnować z jednego z Czterech Przykazań. Konieczne będzie wywarcie presji przez oburzoną opinię publiczną, aby porzucić współczesny rytuał składania naszych dzieci w ofierze Baalowi w ramach pięciotysięcznego obrzędu zwanego w swojej współczesnej wersji „obowiązkowymi szczepieniami".

W kraju, gdzie rozbrzmiewa wolność – a przynajmniej tak powinno być – tym bardziej zaskakujące jest to, że każdy obywatel zmuszany jest do poddania się rytuałowi obowiązkowych szczepień. Mówimy tu ponownie o cywilizacji, którą nawiedzają obecnie dwie plagi: plaga raka i plaga AIDS, a mimo to obowiązkowe szczepienia nie zapewniają żadnej ochrony przed zagrażającymi nam plagami. Żegnaj krztusiec, żegnaj błonica, witaj AIDS. Monopol medyczny desperacko poszukuje jakiegoś rodzaju „immunizacji" przeciwko tym plagom i bez wątpienia w końcu wymyśli jakąś „szczepionkę", która będzie straszniejsza niż sama choroba. Od samego początku nasi najwybitniejsi eksperci medyczni z dumą informowali nas, że AIDS jest nieuleczalne, co nie jest podejściem, jakiego oczekujemy od tych, którzy wymagają od nas akceptacji ich nieomylności we wszystkim, co dotyczy medycyny.

Inny znany lekarz, dr J. M. Peebles z San Francisco, napisał książkę o szczepionkach, w której stwierdza: „Praktyka szczepień, wysuwana na pierwszy plan przy każdej okazji przez środowisko medyczne dzięki politycznej zmowie i narzucona przez państwo jako obowiązkowa, stała się nie tylko głównym zagrożeniem i największym niebezpieczeństwem dla zdrowia dorastającego pokolenia, ale również szczytowym zniewagą wobec wolności osobistych obywateli amerykańskich; obowiązkowe szczepienia, zatruwające krwiobieg ludzkiego organizmu brutalnie pobraną limfą w wyniku dziwnego przekonania, że zapobiegną one ospie, były jedną z najmroczniejszych plam, które zszarpały minione stulecie".

Dr Peebles odnosi się do faktu, że szczepionka przeciwko krowiance była jednym z bardziej osobliwych „wynalazków lub odkryć epoki oświecenia". Jednak, jak wskazałem w *„The Curse of Canaan"* ([1]), epoka oświecenia była jedynie najnowszym programem kultu Baala i jego rytuałów składania ofiar z dzieci, które w takiej czy innej postaci towarzyszą nam już od około pięciu tysięcy lat. Z powodu tego celu monopol medyczny znany jest również jako „Towarzystwo Okaleczania Dzieci".

Być może najbardziej wymownym komentarzem w krytyce dr. Peeblesa jest jego odniesienie do „brutalnie pobranej limfy". Czy może istnieć jakiś związek między wstrzyknięciem tej substancji a rozprzestrzenianiem się nieznanej dotąd postaci raka, raka węzłów chłonnych?

---

[1] Wydane przez Omnia Veritas Ltd.

Ten typ raka jest nie tylko jedną z najczęściej spotykanych odmian tej choroby, ale także jedną z najtrudniejszych do wyleczenia, ponieważ szybko rozprzestrzenia się w całym organizmie. Diagnoza raka węzłów chłonnych oznacza obecnie praktycznie wyrok śmierci.

Jeśli założymy, że lekarze tacy jak dr Snow i dr Peebles trąbią o nieistniejących zagrożeniach, pisząc o szczepieniach, wystarczy spojrzeć na akta sądowe wielu spraw w całym kraju. Wyeth Laboratories było pozwanym w sprawie, w której ława przysięgłych w Wichita w stanie Kansas przyznała niedawno 15 milionów dolarów odszkodowania ośmioletniej dziewczynce. Doznała ona trwałego uszkodzenia mózgu po otrzymaniu szczepionki przeciwko błonicy, krztuścowi i tężcowi. Michelle Graham została zaszczepiona w wieku trzech miesięcy i doznała poważnego uszkodzenia mózgu, które spowodowało jej trwałą niepełnosprawność. Jej prawnicy udowodnili, że uszkodzenie to wynikało wyłącznie ze szczepionki, chociaż prawnicy firmy Wyeth próbowali temu zaprzeczyć.

Ze względu na perspektywy finansowe lekarze co roku domagają się wcześniejszych szczepień dla dzieci. Komitet ds. Szczepień Amerykańskiej Akademii Pediatrii niedawno zażądał, aby wiek dzieci, które mogą otrzymać szczepionkę przeciw grypie, został obniżony z dotychczasowych dwudziestu czterech miesięcy do osiemnastu miesięcy. Promują oni nową wersję szczepionki przeciw grypie, która miała być testowana na dzieciach w Finlandii.

W artykule opublikowanym w *czasopiśmie „Science"* z 4 marca 1977 r. Jonas i Darrell Salk ostrzegają, że „szczepionki zawierające żywe wirusy przeciwko grypie lub polio mogą w każdym przypadku wywołać chorobę, której miały zapobiegać... żywe wirusy przeciwko odrze i śwince mogą powodować takie skutki uboczne, jak zapalenie mózgu (uszkodzenie mózgu)".

Jeśli szczepionki stanowią tak wyraźne i realne zagrożenie dla dzieci, które są zmuszane do ich przyjmowania, musimy zbadać siły, które wymagają tego od nich. W Stanach Zjednoczonych szczepionki są aktywnie i nieustannie promowane jako rozwiązanie wszystkich chorób zakaźnych przez takie agencje rządowe, jak Centrum Kontroli Chorób w Georgii, HEW, USPHS, FDA, AMA i WHO. To więcej niż tylko ciekawostka, że agencje federalne są tak zagorzałymi zwolennikami obowiązkowego stosowania szczepionek, a także że przechodzą przez „drzwi obrotowe" do wielkich firm farmaceutycznych, których produkty tak wytrwale promowały przez lata służby publicznej. To właśnie ci agenci federalni opracowali procedury, które zmusiły stany do uchwalenia przepisów dotyczących obowiązkowych szczepień, które zostały przygotowane przez prawników reprezentujących monopol medyczny, aby stały się „prawem kraju". W mrocznych zakamarkach przeszłości, kiedy Amerykanie bardziej bronili swoich obecnie zanikających wolności, pojawiał się sporadyczny sprzeciw wobec groźby skandalicznego działania, które dyktatorski rząd centralny próbował narzucić każdemu dziecku w Stanach Zjednoczonych. W 1909 roku Senat stanu Massachusetts przedstawił projekt ustawy nr 8: „Ustawa o zakazie obowiązkowych szczepień. Sekcja 1. Nielegalne jest, aby jakakolwiek rada oświatowa, rada zdrowia lub jakakolwiek rada publiczna działająca w tym stanie, na mocy przepisów politycznych lub w inny sposób, zmuszała poprzez uchwałę, nakaz lub jakiekolwiek postępowanie do szczepienia jakiegokolwiek dziecka lub osoby w jakimkolwiek wieku, czyniąc szczepienie warunkiem wstępnym uczęszczania do jakiejkolwiek szkoły publicznej lub prywatnej, zarówno jako uczeń, jak i nauczyciel".

Nie ulega wątpliwości, że projekt tej ustawy został sporządzony przez lekarza, który doskonale zdawał sobie sprawę z zagrożeń związanych ze szczepieniami. Nawet w 1909 r. monopol medyczny był na tyle silny, że zdołał pogrzebać ten projekt. Był to projekt ustawy nr 8, który nigdy nie został poddany pod głosowanie. Jednak niebezpieczeństwo, że nawet jedna stanowa legislatura pokrzyżuje ich zbrodniczy spisek, sprawiło, że syndykat Rockefellera skoncentrował się na udoskonaleniu instrumentu kontroli nad każdą stanową legislaturą w Stanach Zjednoczonych. Osiągnięto to poprzez utworzenie Rady Rządów Stanowych w Chicago. Jej ukazy są rutynowo wydawane każdemu stanowiowemu ustawodawcy, a jej totalitarna kontrola jest tak silna, że żadna legislatura nigdy nie zlekceważyła jej nakazów.

Edward Jenner (1796–1839) „odkrył", że szczepionka przeciwko krowiance rzekomo uodparnia ludzi na osiemnastowieczną plagę, jaką były ospa prawdziwa. W rzeczywistości ospa prawdziwa była już w fazie zaniku, a niektórzy eksperci uważają, że zniknęłaby ona do końca stulecia z powodu szeregu czynników, które się do tego przyczyniły. Po tym, jak szczepionka przeciwko krowiance stała się powszechna w Anglii, wybuchła epidemia ospy prawdziwej, która zabiła 22 081 osób. Epidemie ospy prawdziwej nasilały się z każdym rokiem stosowania szczepionki. W 1872 r. zginęło w nich 44 480 osób. W 1948 roku Anglia ostatecznie zakazała stosowania szczepionki, mimo że była to jedna z najbardziej rozgłaszanych „zasług" tego kraju dla współczesnej medycyny. Działanie to nastąpiło po wielu latach obowiązkowych szczepień, podczas których osoby odmawiające poddania się ich niebezpieczeństwom były pospiesznie wysyłane do więzienia.

Japonia wprowadziła obowiązkowe szczepienia w 1872 roku. W 1892 roku odnotowano tam 165 774 przypadków ospy prawdziwej, które spowodowały 29 979 zgonów.

Japonia nadal egzekwuje obowiązkowe szczepienia; jednakże, ponieważ jest to kraj okupowany militarnie, trudno winić obecny rząd za podporządkowanie się medycznemu monopolowi Rockefellera.

Niemcy również wprowadziły obowiązkowe szczepienia. W 1939 roku (w czasie reżimu nazistowskiego) liczba zachorowań na błonicę wzrosła astronomicznie do 150 000 przypadków. W Norwegii, która nigdy nie wprowadziła obowiązkowych szczepień, w tym samym okresie odnotowano zaledwie pięćdziesiąt przypadków. W stanach, w których obowiązują obowiązkowe szczepienia, liczba zachorowań na polio wzrosła o 700%. Często cytowany autor publikacji o tematyce medycznej, Morris Beale, który przez lata redagował *w Waszyngtonie* swój informacyjny *biuletyn, „Capsule News Digest”*, w latach 1954–1960 oferował stałą nagrodę w wysokości 30 000 dolarów, którą wypłaciłby każdemu, kto udowodniłby, że szczepionka przeciwko polio nie jest zabójcza i nie stanowi oszustwa. Nie znalazł się nikt chętny.

Historycy medycyny w końcu doszli do niechętnego wniosku, że wielką „epidemię” grypy z 1918 roku można przypisać wyłącznie powszechnemu stosowaniu szczepionek. Była to pierwsza wojna, w której szczepienia były obowiązkowe dla wszystkich żołnierzy. *Boston Herald* doniósł, że w ciągu jednego miesiąca szczepienia zabiły czterdziestu siedmiu żołnierzy. W rezultacie szpitale wojskowe zapełniły się nie rannymi żołnierzami, ale ofiarami szczepionki. Epidemia została nazwana „hiszpańską grypą”, co było celowo mylącą nazwą, mającą na celu ukrycie jej pochodzenia. Ta epidemia grypy pochłonęła dwadzieścia milionów ofiar; ci, którzy przeżyli, to ci, którzy odmówili szczepienia. W ostatnich latach coroczne powtarzające się epidemie grypy nazywane są „rosyjską grypą”. Z jakiegoś powodu Rosjanie nigdy nie protestują, być może dlatego, że Rockefellerowie regularnie jeżdżą do Moskwy, aby wytyczać linię partii.

Zagrożenia związane ze szczepieniami były już znane. Magazyn *„Plain Talk”* zauważa, że „podczas wojny francusko-pruskiej każdy niemiecki żołnierz został zaszczepiony. W rezultacie 53 288 zdrowych mężczyzn zachorowało na ospę. Śmiertelność była wysoka”.

W ramach akcji znanej obecnie jako „Wielka masakra świńskiej grypy" prezydent Stanów Zjednoczonych Gerald Ford został poproszony o przekonanie społeczeństwa do udziału w ogólnokrajowej kampanii szczepień. Siłą napędową tego przedsięwzięcia był nadzwyczajny zysk w wysokości 135 milionów dolarów dla głównych producentów leków. Mieli oni szczepionkę przeciwko „świńskiej grypie", której podejrzliwi hodowcy świń nie chcieli tknąć, obawiając się, że może ona zniszczyć ich stado. Producenci próbowali uzyskać od hodowców świń jedynie 80 milionów dolarów; gdy sprzedaż ta nie doszła do skutku, zwrócili się ku innemu rynkowi – ludziom. Impuls do wprowadzenia ogólnokrajowej szczepionki przeciwko świńskiej grypie wyszedł bezpośrednio z Centrum Kontroli Chorób w Atlancie w stanie Georgia. Być może przypadkowo, Jimmy Carter, członek Komisji Trójstronnej, planował wówczas swoją kampanię prezydencką w Georgii. Ówczesny prezydent, Gerald Ford, miał wszystkie atuty potężnej biurokracji, która pomagała mu w kampanii wyborczej, podczas gdy nieefektywny i mało znany Jimmy Carter nie stanowił poważnego zagrożenia w wyborach. Nagle z Atlanty pojawił się plan Centrum Kontroli Chorób dotyczący ogólnokrajowej kampanii szczepień przeciwko „świńskiej grypie". Fakt, że w Stanach Zjednoczonych nie odnotowano ani jednego przypadku tej grypy, nie powstrzymał medycznego monopolu przed realizacją ich planu. Hodowcy świń byli zszokowani wynikami testów szczepionki na kilku świniach, które upadły i padły. Można sobie wyobrazić pełne niepokoju narady w siedzibach wielkich firm farmaceutycznych, aż pewien bystry młody człowiek zauważył: „Cóż, skoro hodowcy świń nie chcą wstrzykiwać tego swoim zwierzętom, naszym jedynym innym rynkiem zbytu jest wstrzykiwanie tego ludziom".

Kampania przeciwko świńskiej grypie sponsorowana przez Forda niemal zakończyła się przedwczesną śmiercią, gdy sumienny urzędnik państwowy, dr Anthony Morris, wcześniej pracujący w HEW, a wówczas pełniący funkcję dyrektora Biura ds. Wirusów w Agencji ds. Żywności i Leków, oświadczył, że nie może istnieć autentyczna szczepionka przeciwko świńskiej grypie, ponieważ nigdy nie odnotowano żadnych przypadków tej choroby, na których można by ją przetestować. Dr Morris ogłosił następnie publicznie, że „szczepionki przeciwko świńskiej grypie w żadnym momencie nie były skuteczne". Został natychmiast zwolniony, ale szkoda została już wyrządzona.

Ograniczanie szkód polegało na tym, że wielki humanitarysta, Walter Cronkite, oraz prezydent Stanów Zjednoczonych połączyli siły, aby przyjść z pomocą medycznemu monopolowi. Walter Cronkite zaprosił prezydenta Forda do swojego programu informacyjnego, aby ten nakłonił Amerykanów do poddania się szczepieniu przeciwko świńskiej grypie. CBS ani wtedy, ani później nie znalazło żadnego powodu, by wyemitować jakąkolwiek analizę lub naukową krytykę szczepionki przeciwko świńskiej grypie, w której zidentyfikowano wiele toksycznych substancji, w tym obce cząsteczki białka wirusowego, formaldehyd, pozostałości substancji pochodzących z kurczaków i embrionów jaj, sacharozę, tiomersal (pochodną trującej rtęci), polisorbat i około osiemdziesięciu innych substancji.

Tymczasem w laboratoriach wirusologicznych, po tym jak dr Anthony Morris został natychmiast zwolniony, sprowadzono w pośpiechu specjalny zespół pracowników, aby posprzątał cztery pomieszczenia, w których przeprowadzał on swoje badania naukowe. Laboratorium było wypełnione zwierzętami, których dokumentacja potwierdzała jego twierdzenia, reprezentującymi około trzech lat nieustannych badań. Wszystkie zwierzęta zostały natychmiast uśmiercone, a dokumentacja Morrisa spalona. Nie posunęli się do posypania całego obszaru solą, ponieważ uważali, że ich zadanie zostało wykonane.

15 kwietnia 1976 r. Kongres uchwalił ustawę nr 94-266, która przeznaczyła 135 milionów dolarów z pieniędzy podatników na sfinansowanie ogólnokrajowej kampanii szczepień przeciwko świńskiej grypie. Departament Zdrowia, Edukacji i Opieki Społecznej (HEW) miał bezpłatnie dystrybuować szczepionkę do stanowych i lokalnych agencji zdrowia w całym kraju w celu przeprowadzenia szczepień. Agencje ubezpieczeniowe ogłosiły wówczas publicznie, że nie będą ubezpieczać firm farmaceutycznych od ewentualnych pozwów wynikających ze skutków szczepień przeciwko świńskiej grypie, ponieważ nie przeprowadzono badań, które pozwoliłyby przewidzieć ich skutki. Aby pokrzyżować plany firmom ubezpieczeniowym, stacja CBS poprosiła Geralda Forda o wygłoszenie poruszającego apelu do 215 000 000 Amerykanów, aby ratowali się, póki jeszcze jest czas, i udali się do przyjaznego lokalnego oddziału służby zdrowia, gdzie mogli otrzymać szczepionkę przeciwko świńskiej grypie całkowicie bezpłatnie. Być może była to najwspanialsza chwila w znakomitej karierze stacji CBS w zakresie „służby publicznej".

Ledwie zakończyła się kampania przeciwko świńskiej grypie, zaczęły napływać doniesienia o ofiarach. W ciągu kilku miesięcy ofiary, które doznały paraliżu po szczepionce przeciwko świńskiej grypie, złożyły roszczenia na łączną kwotę 1,3 miliarda dolarów. Władze medyczne stanęły na wysokości zadania; rzuciły się w obronę monopolu medycznego, nazywając nową epidemię „zespołem Guillain-Barrégo". Od tego czasu nasilają się spekulacje, że epidemia

AIDS, która rozpoczęła się wkrótce po publicznych zapewnieniach Geralda Forda, była jedynie wirusową odmianą szczepionki przeciwko świńskiej grypie. A co z sprawcą Wielkiej Masakry Świńskiej Grypy, prezydentem Geraldem Fordem? Jako osoba, którą logicznie należało obarczyć winą za katastrofę, Ford musiał znosić lawinę publicznej krytyki, co całkiem naturalnie doprowadziło do jego porażki w wyborach (został wcześniej mianowany, gdy agenci międzynarodowych operacji farmaceutycznych usunęli Richarda Nixona ze stanowiska). Nieznany Jimmy Carter, znany jedynie supertajnym członkom Komisji Trójstronnej, został wyniesiony na urząd przez wylew gniewu skierowanego przeciwko Geraldowi Fordowi. Carter okazał się niemal tak samo poważną katastrofą narodową, jak epidemia świńskiej grypy, podczas gdy Gerald Ford został wycofany z polityki na emeryturę. Nie tylko przegrał wybory, ale został również skazany na spędzenie pozostałych lat życia na męczącym wędrówce po gorących, piaszczystych odcinkach pola golfowego w Palm Springs.

Podczas corocznego seminarium pisarzy naukowych ACS dr Robert W. Simpson z Uniwersytetu Rutgersa ostrzegł, że „programy szczepień przeciwko grypie, odrze, śwince i polio mogą w rzeczywistości zasiewać w ludziach RNA, tworząc prowirusy, które następnie staną się komórkami utajonymi w całym organizmie. Mogą one następnie ulec aktywacji, powodując różne choroby, w tym toczeń, nowotwory, reumatyzm i zapalenie stawów".

Było to niezwykłe potwierdzenie wcześniejszego ostrzeżenia wygłoszonego przez dr Herberta Snowa z Londynu ponad pięćdziesiąt lat wcześniej. Zauważył on, że długoterminowe skutki szczepionki, osadzającej się w sercu lub innych częściach ciała, ostatecznie doprowadzą do śmiertelnego uszkodzenia serca. Szczepionka staje się bombą zegarową w organizmie, rozprzestrzeniając się jako tak zwane „wolne wirusy", które mogą potrzebować od dziesięciu do trzydziestu lat, aby stać się zjadliwe. Kiedy nadejdzie ten czas, ofiara pada ofiarą śmiertelnego ataku, często bez wcześniejszego ostrzeżenia, niezależnie od tego, czy jest to zawał serca, czy inna choroba.

W wydaniu z lipca/sierpnia 1986 r. magazyn *„Health Freedom News"* odnotował, że „szczepionka jest powiązana z uszkodzeniami mózgu. Toczy się 150 spraw sądowych przeciwko producentom szczepionki DPT, w których domaga się się 1,5 miliarda dolarów odszkodowania".

Kiedy autor niniejszego artykułu był nastolatkiem w Wirginii, każde lato stawało się koszmarem dla zaniepokojonych rodziców, ponieważ epidemie poliomyelitis, powszechnie nazywanej porażeniem dziecięcym, ogarniały cały kraj. Przez całe lato wypijaliśmy butelkę po butelce lodowato zimnego napoju gazowanego, aby popić nasze popołudniowe przekąski w postaci batoników, nie mając pojęcia, że przygotowujemy nasz organizm do rozmnażania się wirusa polio. Najsłynniejszą ofiarą polio był gubernator Nowego Jorku, Franklin D. Roosevelt. W 1931 roku, podczas corocznej epidemii polio, Roosevelt oficjalnie poparł tak zwaną „surowicę odpornościową", prekursor szczepionek przeciwko polio z lat 50. Projekt ten był sponsorowany przez dr Lindsley R. Williamsa, zięcia partnera zarządzającego w banku inwestycyjnym Kidder Peabody. Fundacje Rockefellera i Carnegie'ego nalegały na budowę nowego obiektu medycznego, który miał nosić nazwę New York Academy of Medicine. Jak to często bywało, nie zapewniły one funduszy, ale zaplanowały kampanię, w ramach której skłoniono społeczeństwo do przekazania na ten cel milionów dolarów. Dr Williams został następnie mianowany dyrektorem tej Akademii, mimo że jego umiejętności medyczne były w Nowym Jorku przedmiotem żartów. Williams wykorzystał to stanowisko, by stać się apostołem medycyny socjalnej w Stanach Zjednoczonych, co było celem, do którego dążył z zapałem medyczny monopol Rockefellera i który został ostatecznie osiągnięty, gdy wiele lat później przyjęto program Medicare. W rzeczywistości, jak wskazał dr Emanuel Josephson, Williams opowiadał się za polityczną i komercyjną dominacją zawodu lekarza w ramach systemu socjalnego.

Roosevelt ogłosił następnie swoją kandydaturę na prezydenta Stanów Zjednoczonych, stanowisko, do którego wydawał się fizycznie niezdolny. Z powodu swojej niepełnosprawności od wielu lat nie był w stanie stać ani chodzić. Prowadził swoje sprawy z wózka inwalidzkiego. Wydawało się niewiarygodne, że będzie w stanie prowadzić ogólnokrajową kampanię o urząd prezydenta. Aby rozwiać te wątpliwości, dr Williams napisał artykuł, który ukazał się w magazynie „*Collier's*", drugim co do wielkości czasopiśmie w Stanach Zjednoczonych w tamtym czasie. W artykule tym dr Williams poświadczył, że gubernator Franklin D. Roosevelt jest fizycznie i psychicznie zdolny do pełnienia funkcji prezydenta Stanów Zjednoczonych. Krążyły wówczas pogłoski, że w przyszłej administracji Roosevelta ma zostać utworzone specjalnie dla dr. Williamsa nowe stanowisko w rządzie – sekretarza ds. zdrowia.

„Surowica odpornościowa" przeciwko polio była znana jako niebezpieczna i bezużyteczna, kiedy Roosevelt ją poparł. Narodowy Instytut Zdrowia Służby Zdrowia Publicznego Stanów Zjednoczonych przez trzy lata przeprowadzał eksperymenty na małpach, używając tej samej surowicy. Instytut stwierdził, że badania nad surowicą przeprowadzono na zalecenie dr. Simona Flexnera, dyrektora Instytutu. Surowica została następnie użyta, a wiele dzieci zmarło z jej powodu. Komisarz ds. zdrowia stanu Nowy Jork, dr Thomas Parran (który później został mianowany chirurgiem generalnym Stanów Zjednoczonych), zawdzięczający swoją nominację rekomendacji dr. Williamsa skierowanej do gubernatora Roosevelta, odmówił przeprowadzenia przesłuchań w celu zatwierdzenia surowicy, podczas gdy Roosevelt nadal czerpał korzyści z „działalności charytatywnej" swojej fundacji Warm Springs Foundation oraz corocznych balów urodzinowych organizowanych z okazji epidemii polio.

W 1948 roku dr Sandier, pełniący wówczas funkcję eksperta ds. żywienia w szpitalu Administracji Weteranów USA w Osteen w Karolinie Północnej, zaniepokoił się ogromnymi ilościami napojów o wysokiej zawartości cukru, cukierków i innych słodyczy spożywanych przez dzieci podczas upalnych miesięcy letnich, w okresie, w którym co roku wybuchała epidemia polio. Przeprowadził badania, które doprowadziły go do wniosku, że spożycie cukru przez dzieci miało bezpośredni związek z nasileniem epidemii polio. Następnie wystosował pilne ostrzeżenie do rodziców, aby w miesiącach letnich zakazali spożywania wszelkich produktów zawierających cukier rafinowany, w szczególności słodyczy, napojów bezalkoholowych i lodów. W wyniku kampanii dr. Sandlera liczba przypadków polio w Karolinie Północnej spadła o 90% w ciągu jednego roku, z 2498 w 1948 r. do zaledwie 229 w 1949 r. Zainspirowani wpływem, jaki kampania ostrzegawcza dr. Sandlera wywarła na ich letnią sprzedaż w Karolinie Północnej, dystrybutorzy napojów bezalkoholowych i producenci słodyczy rozpoczęli w następnym roku ogólnostanową kampanię promocyjną, obejmującą bezpłatne próbki i inne promocje. Do 1950 r. liczba zachorowań na polio ponownie wzrosła do poziomu z 1948 r. Co stało się z dr. Sandlerem? Analiza publikacji z Karoliny Północnej nie wykazuje żadnych dalszych wzmianek o nim ani o jego programie.

Herbert M. Shelton napisał w 1938 roku w swojej książce „Exploitation of Human Suffering", że „szczepionka to ropa – albo septyczna, albo obojętna – jeśli jest obojętna, nie zadziała – jeśli jest septyczna, wywołuje infekcję". To wyjaśnia, dlaczego niektóre dzieci muszą wrócić i otrzymać drugie szczepienie, ponieważ pierwsze nie „zadziałało" – nie było wystarczająco toksyczne i nie zainfekowało organizmu. Shelton twierdzi, że szczepienia powodują śpiączkę afrykańską, porażenie dziecięce, hemiplegię lub tężec.

Główny lekarz Stanów Zjednoczonych, Leonard Scheele, zwrócił uwagę podczas dorocznej konferencji AMA w 1955 roku, że „żadnej partii szczepionki nie można uznać za bezpieczną, zanim zostanie podana dzieciom". James R. Shannon z Narodowego Instytutu Zdrowia oświadczył, że „jedyną bezpieczną szczepionką jest szczepionka, której nigdy się nie stosuje".

Wraz z pojawieniem się szczepionki przeciwko polio dr. Jonasa Salka w latach 50. amerykańscy rodzice otrzymali zapewnienie, że problem został rozwiązany, a ich dzieci są teraz bezpieczne. Późniejsze pozwy przeciwko producentom leków nie zyskały dużego rozgłosu. W sprawie „David przeciwko Wyeth Labs", dotyczącej szczepionki przeciwko polio typu 3 firmy Sabin, sąd orzekł na korzyść powoda, Davida. Pozew przeciwko firmie Lederle Lab dotyczący szczepionki Orimune został rozstrzygnięty w 1962 r. na kwotę 10 000 dolarów. W dwóch sprawach dotyczących preparatu Quadrigen firmy Parke-Davis stwierdzono, że produkt jest wadliwy. W 1962 roku firma Parke-Davis wstrzymała całą produkcję Quadrigenu. Samotny lekarz, dr William Koch, oświadczył, że „wstrzyknięcie jakiegokolwiek surowicy, szczepionki, a nawet penicyliny wykazało bardzo wyraźny wzrost zachorowalności na polio, co najmniej o 400%".

Centrum Kontroli Chorób pozostawało w cieniu przez jakiś czas po wielkiej masakrze spowodowanej świńską grypą, by następnie pojawić się z jeszcze większym zapałem, wprowadzając nowy ogólnokrajowy program strachu przed kolejną plagą, nazwaną „chorobą legionistów" po wybuchu epidemii w hotelu Bellevue Stratford w Filadelfii. Najwyraźniej wirus ten namnażał się w systemach klimatyzacji i ogrzewania niektórych starszych hoteli w dużych miastach, prawdopodobnie dlatego, że otwory wentylacyjne nigdy nie były czyszczone. W kilku odosobnionych przypadkach spowodował śmierć osób, które się nim zaraziły. Z jakiegoś powodu ofiarami byli zazwyczaj starsi legioniści, którzy uczestniczyli w zgromadzeniu w jednym z tych hoteli. W miarę jak starsze hotele były stopniowo zastępowane nowymi, bardziej nowoczesnymi motelami, choroba legionistów po cichu zanikła, a Centrum Kontroli Chorób nie zdołało przeprowadzić kolejnego zamachu stanu wartego 135 milionów dolarów na rzecz medycznego monopolu Rockefellera.

Szczepienia przeciwko polio zostały obecnie zaakceptowane przez amerykańską opinię publiczną jako fakt, która czerpie znaczny komfort z stopniowego zanikania corocznej kampanii strachu na początku każdego lata... Jednak w „*Washington Post*" z 26 stycznia 1988 r. ukazał się artykuł, który wywołał pewne zagadkowe refleksje. Na konferencji krajowej w Waszyngtonie ogłoszono, że wszystkie przypadki polio od 1979 r. były spowodowane przez szczepionkę przeciwko polio. Cytujemy: „W rzeczywistości wszystkie przypadki w

Ameryce wynikają ze szczepionki. Nie wykazano, aby naturalnie występujący (lub dziki) wirus polio spowodował choćby jeden przypadek polio w Stanach Zjednoczonych od 1979 roku". Aby zmierzyć się z tym nieprzyjemnym faktem, Instytut Medycyny, na zlecenie Służby Zdrowia Publicznego Stanów Zjednoczonych, zwołał w Waszyngtonie komisję w celu przeglądu obecnego stosowania szczepionki przeciwko polio. Myślałeś, że zagłosują za jej wycofaniem? Byłoby to logiczne zakończenie. Niestety, logika nie odgrywa żadnej roli w takich rozważaniach. The *Post* poinformował, że „nie spodziewa się żadnych radykalnych zmian. »Status quo jest bardzo atrakcyjne«" – powiedział przewodniczący konferencji dr Frederick Robbins z Case Western Reserve University w Cleveland.

Ta historia rodzi więcej pytań niż daje odpowiedzi. Ujawnia też ogromną przepaść między sposobem myślenia lekarzy a zwykłych ludzi. Laik powiedziałby: „Jeśli wszystkie przypadki polio w Stanach Zjednoczonych od 1979 roku były spowodowane szczepionką przeciwko polio, czy nie jest to wystarczający powód, by zaprzestać jej stosowania?". Takie rozumowanie jest zawsze nazywane przez naszych nadmiernie wykształconych specjalistów „uproszczonym". W końcu trzeba pomyśleć o gospodarce krajowej i o producentach leków przygotowanych do ciągłej produkcji szczepionki na epidemię, która już zniknęła. Pomyśl o bezrobociu i zmniejszeniu dywidend dla posiadaczy akcji w Drug Trust. W końcu większość ich dochodów jest przekazywana na „cel charytatywny". Jeśli nie dostrzegasz logiki tego rozumowania, nigdy nie dostaniesz pracy w amerykańskiej służbie zdrowia.

ROZDZIAŁ 5

FLUORYZACJA

Drugą pozycją na liście dr. Roberta Mendelsohna, zatytułowanej „Cztery Święte Wody współczesnego Kościoła Medycznego", jest fluoryzacja wody pitnej w kraju. Chociaż dr Mendelsohn również odrzuca ją jako „o wątpliwej wartości", niewielu odważy się ją kwestionować. Mówi się nam, że przynosi ona niezmierzone korzyści młodemu pokoleniu, gwarantując mu wieczną wolność od próchnicy i brak konieczności wykonywania jakichkolwiek zabiegów stomatologicznych. Co zaskakujące, krajowa kampania fluoryzacji jest entuzjastycznie wspierana przez krajową społeczność stomatologiczną, mimo że można by się spodziewać, iż doprowadzi to do utraty przez nich źródła utrzymania. Również w tym przypadku osoby wtajemniczone doskonale zdają sobie sprawę, że program fluoryzacji, daleki od zagrożenia utratą źródła utrzymania przez dentystów, w rzeczywistości zapewni im mnóstwo pracy w przyszłości.

Głównym źródłem fluorkowania jest trująca substancja chemiczna, fluorek sodu, który od dawna jest głównym składnikiem trutki na szczury. Nigdy nie dyskutowano publicznie, czy dodawanie tego związku do naszej wody pitnej jest również częścią programu zwalczania szczurów. Agencja Ochrony Środowiska (EPA) opublikowała najnowsze szacunki, według których 38 milionów Amerykanów pije obecnie niebezpieczną wodę, zawierającą niebezpieczne poziomy chloru, ołowiu i innych substancji toksycznych. Fluorek nie jest wymieniony jako jedna z substancji toksycznych. EPA, podobnie jak inne agencje rządowe, starannie powstrzymała się zarówno od badania publicznej wody pitnej pod kątem skutków fluoryzacji, jak i od wkraczania na terytorium monopolu Rockefellera, który zainicjował krajową kampanię fluoryzacji.

Produkt uboczny produkcji aluminium, fluorek sodu, od dawna stanowił problem. Poza ograniczonym zastosowaniem jako trutka na szczury, inne popularne zastosowania były ograniczone ze względu na jego wyjątkowo trujący charakter. Jego utylizacja była również bardzo kosztowna dla firm zajmujących się produkcją aluminium ze względu na jego trwałość (nie ulega rozkładowi — kumuluje się również w organizmie, tak że każdego dnia, gdy pijesz szklankę wody, dodajesz nieco więcej do swoich zapasów fluorku sodu). Zastanawiające jest zatem odkrycie, że z historycznych zapisów wynika, iż głównym sponsorem i promotorem fluorkowania wody pitnej w kraju była amerykańska Służba Zdrowia Publicznego. I tu zaczyna się historia.

Możemy przypomnieć sobie burzliwe lata 50., kiedy to urzędnicy ds. zdrowia publicznego byli rutynowo wysyłani z Waszyngtonu na spotkania, podczas których społeczności z niepokojem debatowały nad zaletami i wadami fluorkowania wody. Bez wyjątku urzędnicy ci nie tylko uspokajali zaniepokojonych obywateli, ale wręcz domagali się, by społeczności fluoryzowały ówczesną wodę pitną. Chociaż jednoznacznie popierali fluoryzację zasobów wodnych, żaden z tych urzędników służby zdrowia nigdy nie przeprowadził żadnych badań nad wodą fluoryzowaną ani nie przeprowadził żadnych eksperymentów dotyczących jej potencjalnych korzyści lub zagrożeń. Jednak na kolejnych spotkaniach w całych Stanach Zjednoczonych wstawali, by uroczyście zagwarantować, że nie ma żadnych zagrożeń, żadnych skutków ubocznych, a jedynie pozytywne korzyści dla dzieci poniżej dwunastego roku życia. Fluorkowanie, nawet według jego najbardziej entuzjastycznych zwolenników, nie przynosi żadnych korzyści osobom powyżej dwunastego roku życia. Nigdy nie przedstawiono żadnego sensownego powodu, dla którego wszystkie zasoby wody miałyby być fluoryzowane, aby przynieść korzyści mniejszości populacji. Czy ci urzędnicy wiedzieli, co robią? Oczywiście, że nie. Podążali za tradycją biurokracji, która przyjmuje rozkazy od monopolu medycznego. Skąd otrzymali te rozkazy? To również jest interesująca historia.[2]

Szefem Służby Zdrowia Publicznego Stanów Zjednoczonych podczas całej kampanii fluoryzacji był niejaki Oscar Ewing. Ewing, absolwent Harvard Law School z rocznik, był wykonawcą samolotów podczas I wojny światowej. Następnie dołączył do wpływowej kancelarii prawnej Sherman, Hughes and Dwight, prestiżowej firmy z Wall Street. „Hughes" to nikt inny jak Charles Evans Hughes, niedawny kandydat na prezydenta Stanów Zjednoczonych. Hughes

2 Amerykańska Służba Zdrowia Publicznego nadal prowadzi propagandę (kosztem podatników) na rzecz rozszerzenia fluoryzacji. Washington Post odnotował 20 kwietnia 1988 r., że „Służba Zdrowia Publicznego szacuje, iż dzięki fluoryzacji wody oszczędza się co roku 2 miliardy dolarów". Nasza Służba Zdrowia Publicznego odmawia przedstawienia jakichkolwiek statystycznych dowodów na poparcie tego twierdzenia. Czy urzędnicy Służby Zdrowia Publicznego sugerują, że producenci aluminium oszczędzają 2 miliardy dolarów rocznie dzięki fluoryzacji wody?

przegrał kampanię z Woodrowem Wilsonem, ponieważ Wilson opierał swoją kampanię na swoim osiągnięciu, że „uchronił nas przed wojną". Gdy tylko został bezpiecznie ponownie wybrany, Wilson wypowiedział wojnę. Hughes został później prezesem Sądu Najwyższego. Kancelaria nosiła wówczas nazwę Ewing and Hughes.

Pod koniec II wojny światowej Ewing mianował się specjalnym prokuratorem Departamentu Sprawiedliwości; nominacja ta miała na celu wyłącznie przeprowadzenie dwóch postępowań przeciwko monopolowi Rockefellera – spraw rządowych przeciwko dwóm nadawcom radiowym, Williamowi Dudleyowi Pelleyowi i Robertowi Bestowi. Obaj ci pisarze, długoletni działacze ruchu America First, prowadzili kampanię mającą na celu utrzymanie Stanów Zjednoczonych z dala od wojny, która okazała się bardzo dochodowa. Teraz musieli zostać ukarani za zagrożenie, jakie stanowili dla monopolistów.

Ewing doprowadził do skazania obu i wysłania ich do więzienia. Za tę zasługę został następnie mianowany przewodniczącym Krajowego Komitetu Partii Demokratycznej. W następnym roku, w 1946 r., prezydent Truman mianował go szefem Federalnej Agencji Bezpieczeństwa. Pełniąc tę funkcję, sprawował nominalną kontrolę nad innym radiowcem, Ezrą Poundem, który był przetrzymywany jako więzień polityczny w szpitalu św. Elżbiety, federalnej placówce psychiatrycznej należącej również do sieci Federalnej Agencji Bezpieczeństwa. Pound był przetrzymywany przez ponad trzynaście lat bez procesu. Długo po odejściu Ewinga rząd wycofał wszystkie zarzuty wobec Pounda, a ten został uwolniony.

Jednak Ewing nie został mianowany dyrektorem Federalnej Agencji Bezpieczeństwa wyłącznie po to, by ścigać Ezrę Pounda. W grę wchodziły poważniejsze cele. Kongresman Miller zarzucił, że Ewing otrzymał wynagrodzenie w wysokości 750 000 dolarów za porzucenie swojej dochodowej praktyki na Wall Street i objęcie stanowiska dyrektora Federalnej Agencji Bezpieczeństwa. Wynagrodzenie to zostało wypłacone przez kręgi związane z Rockefellerem. Celem było przeprowadzenie ogólnokrajowej kampanii fluoryzacji. Ewing został szefem Federalnej Agencji Bezpieczeństwa, ponieważ stanowisko to uczyniło go najpotężniejszym urzędnikiem w Waszyngtonie. Agencja ta obejmowała Służbę Zdrowia Publicznego Stanów Zjednoczonych, Administrację Ubezpieczeń Społecznych oraz Biuro Edukacji. Jako szef FSA odpowiadał za rozległe powojenne programy wydatków rządowych, federalne programy zdrowotne, edukacyjne i socjalne. Z tego stanowiska Ewing prowadził kampanię na rzecz większej kontroli rządu nad obywatelami Stanów

Zjednoczonych. Szczególnie zależało mu na zwiększeniu kontroli nad edukacją medyczną, co było głównym celem interesów Rockefellera od 1898 roku. 17 lutego 1948 roku Ewing publicznie wezwał do przyznania rządowych dotacji na stypendia medyczne i zażądał, aby szkoły medyczne działały w oparciu o dotacje rządowe, co nieuchronnie wiązało się z kontrolą. 30 marca 1948 r. Ewing przewodniczył konferencji poświęconej dzieciom, której celem była koordynacja działań wszystkich agencji federalnych zajmujących się młodzieżą w kraju. Został również krajowym liderem kampanii przeciwko rakowi, co wynikało z jego długoletniej współpracy z konsorcjum farmaceutycznym – pełnił funkcję sekretarza gigantycznej firmy Merck Drug Company, kierując jej biurem przy One Wall Street.

Jednym z pierwszych posunięć Ewinga jako szefa Służby Zdrowia Publicznego było zwolnienie długoletniego chirurga generalnego, Thomasa Parrana, i zastąpienie go swoim kumplem, dr. Leonardem Scheele z Narodowego Instytutu Raka. W 1948 roku Ewing połączył siły z Amerykańskim Towarzystwem Onkologicznym w ramach Krajowej Kampanii Przeciwko Rakowi, co było rażącą próbą zmuszenia Kongresu do przeznaczenia większych środków na różne nieefektywne programy związane z rakiem niż skromne wówczas wydatki w wysokości czternastu i pół miliona dolarów rocznie. 1 maja 1948 roku Ewing zwołał w Waszyngtonie Krajową Konwencję Zdrowia, w której wzięło udział około 800 delegatów. Konwencja zdecydowaną większością głosów poparła apel Ewinga o przystąpienie Stanów Zjednoczonych do Światowej Organizacji Zdrowia ONZ. Ewing prowadził również energiczną kampanię na rzecz krajowego ubezpieczenia zdrowotnego, czyli medycyny socjalnej, ale pomimo swojej ogromnej władzy w Waszyngtonie nie był w stanie przełamać nieustannego sprzeciwu Morrisa Fishbeina i Amerykańskiego Stowarzyszenia Medycznego. Następnie opublikował oficjalny raport Federalnej Agencji Bezpieczeństwa zatytułowany „The Nation's Health" („Zdrowie narodu"), liczący 186 stron, w którym wezwał do realizacji intensywnego dziesięcioletniego programu mającego na celu osiągnięcie jego celu, jakim była medycyna socjalna w Stanach Zjednoczonych. Szczyt jego władzy politycznej nastąpił, gdy stał za udaną kampanią wyborczą Harry'ego Trumana na prezydenta w 1948 roku (Truman wcześniej został następcą po dziwnej śmierci Franklina D. Roosevelta (zobacz książkę dr. Emanuela Josephsona pod tym tytułem). Ewing już wcześniej samodzielnie doprowadził do wyznaczenia Trumana na kandydata na wiceprezydenta podczas konwencji w Chicago w 1944 roku – można powiedzieć, że to on wprowadził Trumana do Białego Domu, tak samo jak później Bobst wprowadził Richarda Nixona. Wybór Trumana w 1948 roku zagwarantował Ewingowi, że w Waszyngtonie będzie mógł osiągnąć wszystko, czego zapragnie. To, czego pragnął i za co mu zapłacono, aby to osiągnąć, to ogólnokrajowa fluoryzacja naszej wody pitnej.

Oscar Ewing to nazwisko zupełnie nieznane dzisiejszym Amerykanom.

Nie pozostawił po sobie żadnych pomników, ponieważ był uosobieniem bezwzględnego, oddanego biurokraty w stylu radzieckim XX wieku, odpowiedzialnego wyłącznie przed swoimi panami i pogardzającego anonimowymi masami, nad którymi sprawował dyktatorską władzę. Sprawował absolutną kontrolę nad najważniejszymi elementami nowej socjalistycznej biurokracji, którą Roosevelt zbudował w Waszyngtonie, i przygotował te urzędy do uzyskania statusu gabinetowego. Spośród jego wielu biurokratycznych zadań być może żadne nie miało bardziej bezpośredniego wpływu na wszystkich Amerykanów niż fluoryzacja naszych zasobów wodnych.

Kongresman Miller stwierdził, że „głównym zwolennikiem fluoryzacji wody jest Amerykańska Służba Zdrowia Publicznego. Jest to część Federalnej Agencji Bezpieczeństwa pana Ewinga. Pan Ewing jest jednym z wysoko opłacanych prawników Aluminum Company of America". Nie było przypadkiem, że Waszyngton, gdzie Oscar Ewing był królem, był jednym z pierwszych dużych amerykańskich miast, które fluoryzowały swoje zasoby wodne. W tym samym czasie kongresmeni i inni politycy w Waszyngtonie zostali prywatnie ostrzeżeni przez popleczników Ewinga, że powinni uważać na spożywanie wody fluorkowanej. W każdym biurze na Kapitolu pojawiły się wtedy zapasy wody butelkowanej z górskich źródeł; są one utrzymywane nieprzerwanie od tamtej pory, na koszt podatników. Jeden z senatorów posunął się nawet do tego, że nosił ze sobą małą buteleczkę wody źródlanej, gdy jadał kolację w najmodniejszych restauracjach Waszyngtonu, zapewniając swoich współbiesiadników, że – „Ani jedna kropla wody fluorkowanej nigdy nie przejdzie przez moje usta". Tacy są strażnicy naszego narodu.

Nawet bez takich rządowych dodatków, jak chlor i fluor, sama woda może stanowić poważne zagrożenie dla zdrowia. Amerykańscy pionierzy często zapadali na chorobę, którą nazywali „chorobą mleczną", która wydaje się pochodzić z wody, którą pili. Dr N. M. Walker ostrzega, że w ciągu średniej długości życia wynoszącej siedemdziesiąt lat organizm spożywa około 4500 galonów wody zawierającej około 300 funtów wapna. Takie spożycie wapna stopniowo powoduje kostnienie struktury szkieletowej. W 1845 roku angielski lekarz ostrzegł przed niebezpieczeństwem kostnienia wynikającego z picia wody naturalnej lub źródlanej.

Kiedy kongresman Miller poinformował na forum Kongresu, że Oscar Ewing promował fluoryzację, ponieważ był prawnikiem Aluminum Company of America (ALCOA) i przyjął „honorarium" w wysokości 750 000 dolarów za przekonanie go do podjęcia tego programu „służby rządowej", można by pomyśleć, że to publiczne ujawnienie motywów Ewinga zawstydziło go i być może skłoniło do ustąpienia i przekazania komuś innemu kampanii Służby Zdrowia Publicznego Stanów Zjednoczonych mającej na celu narzucenie fluoryzacji Amerykanom. Byłoby to jednak niedocenieniem arogancji i pewności siebie dwudziestowiecznego biurokraty. Zignorował on uwagi kongresmana Millera i podwoił presję ze strony Służby Zdrowia Publicznego Stanów Zjednoczonych, aby przeforsować fluoryzację. Miał chętne wsparcie swoich podwładnych, ponieważ Amerykańska Służba Zdrowia Publicznego nigdy nie służyła społeczeństwu. Wręcz przeciwnie, jej urzędnicy zawsze byli na każde skinienie koncernu farmaceutycznego, promując najnowsze mody medycznego monopolu i podtrzymując te ideały służby publicznej, które pozwoliły nabyć tak wiele wspaniałych posiadłości w modnej dzielnicy podmiejskiej Leesburga dla tych, którzy znaleźli się we właściwym miejscu we właściwym czasie. Władza polityczna przekłada się na pieniądze; pieniądze dla tych, którzy wykorzystują cele polityczne do sprzedaży.

Po nadzorowaniu instalacji urządzeń wykorzystujących fluorek sodu w większości dużych miast kraju – przedsięwzięciem, którym Chase Manhattan Bank wykazał się szczególnym zainteresowaniem – Oscar Ewing przeniósł się na emeryturę do Chapel Hill w Karolinie Północnej w 1953 roku. Tutaj zajął się budową kompleksu biurowego o powierzchni 7800 akrów pod nazwą Research Triangle Corporation (trójkąt jest kluczowym symbolem maso). Biura te zostały szybko wynajęte różnym agencjom federalnym i stanowym, z których wiele, co nie jest zaskoczeniem, znał już z czasów, gdy był ich szefem w Waszyngtonie. Były szef Krajowego Komitetu Partii Demokratycznej zazwyczaj nie ma trudności z wynajęciem powierzchni agencjom rządowym.

Były partner Ewinga w kancelarii prawnej, Charles Evans Hughes Jr., został prokuratorem generalnym Stanów Zjednoczonych, podczas gdy jego ojciec nadal pełnił funkcję prezesa Sądu Najwyższego. Później został dyrektorem New York Life Insurance Co., firmy kontrolowanej przez J. P. Morgana, której biuro mieściło się przy One Wall Street. Był to również dawny adres biznesowy Oscara Ewinga.

Fluorki od dawna są źródłem zanieczyszczenia w Stanach Zjednoczonych. Duże ilości tej substancji chemicznej są również produkowane przez gigantyczne firmy chemiczne, American Agricultural Products Corporation i Hooker Chemical. Hooker Chemical stał się częścią sieci Rockefellera, gdy Blanchette Hooker weszła do rodziny Rockefellerów, poślubiając Johna D. Rockefellera III. Zakład American Agricultural na Florydzie wytwarza ogromne ilości odpadów fluorkowych podczas produkcji nawozów z fosforytów.

Część odpadów fluorkowych była wykorzystywana w pestycydach, dopóki Departament Rolnictwa nie zakazał ich stosowania jako zbyt niebezpiecznych dla społeczeństwa. Odpady te były następnie wyrzucane do oceanu, pomimo konkretnych rozporządzeń Departamentu Rolnictwa zabraniających tego. Firma Hooker Chemical jest znana większości Amerykanów z zagrażających życiu odpadów chemicznych znalezionych w Love Canal.

Badania przeprowadzone przez Narodową Akademię Nauk pokazują, że amerykańskie przedsiębiorstwa, takie jak Hooker Chemical, co roku uwalniają do atmosfery 100 000 ton fluorków; co roku wprowadzają też kolejne 500 000 ton fluorków do krajowego systemu zaopatrzenia w wodę (jest to dodatek do ilości fluorków używanych do „uzdatniania" naszej wody pitnej). Ten raport naukowy zawiera dalszą analizę wpływu tych fluorków na organizm człowieka. Najbardziej niebezpiecznym skutkiem jest spowolnienie działania enzymów naprawczych DNA, które są niezwykle ważne dla układu odpornościowego. Fluorki wywołują ten efekt nawet w stężeniach tak niskich jak jedna część na milion, czyli standardowej dawce ustalonej przez amerykańską służbę zdrowia publicznego dla wody pitnej. Wykazano, że w tym stężeniu fluorki powodują poważne uszkodzenia chromosomów. W eksperymentach laboratoryjnych wykazano również, że stężenie jednej części na milion, zalecane przez naszych sumiennych urzędników państwowych, przekształca normalne komórki w komórki nowotworowe. Badania Amerykańskiej Akademii Nauk z 1963 roku wykazały, że te „niskie" poziomy fluorków spowodowały znaczny wzrost nowotworów melanocytowych, z 12% do 100% u zwierząt laboratoryjnych. Powodowały one również zakłócenia w produkcji ważnych neuroprzekaźników w organizmie i obniżały ich poziom w mózgu. Neuroprzekaźniki te pełnią istotną funkcję ochronną przed napadami padaczkowymi, co stwarza możliwość znacznego wzrostu liczby udarów i uszkodzeń mózgu z powodu obecności fluorków w wodzie. Mniejsze skutki działania fluorków, które odnotowano w testach laboratoryjnych, to nagłe zmiany nastroju, silne bóle głowy, nudności, halucynacje, nieregularny oddech, nocne drgawki, uszkodzenia płodów oraz różne formy nowotworów.

Rządowe zastrzeżenia wobec tych wyników laboratoryjnych zgłosił typowy biurokrata, dr Frank J. Rauscher, dyrektor Narodowego Instytutu Raka, twierdząc, że „naukowcy z Narodowego Programu Walki z Rakiem i spoza niego ponownie stwierdzili, że fluorkowanie wody pitnej nie przyczynia się do wzrostu zachorowalności na raka wśród ludzi". To twierdzenie, dla którego nie przedstawił żadnego naukowego potwierdzenia, zostało ostro zakwestionowane przez długoletniego badacza kontrowersji związanych z fluoryzacją, dr Johna Yiamouyiannisa, Deana Burka i innych naukowców. W swojej autorytatywnej pracy „Fluoride: The Aging Factor" („Fluor: czynnik starzenia"), która nigdy nie została podważona przez żadne badania naukowe, dr Yiamouyiannis stwierdza, że od trzydziestu do pięćdziesięciu tysięcy zgonów rocznie można bezpośrednio przypisać fluoryzacji, a od dziesięciu do dwudziestu tysięcy z tych zgonów wynika z nowotworów wywołanych przez fluor.

Chociaż niektóre społeczności wycofały się od tego czasu z umów zezwalających na fluorkowanie publicznych zasobów wody pitnej, ogólnokrajowa kampania trwa w niezmienionym tempie. Żaden urzędnik rządowy nigdy nie przyznał, że mogą istnieć zagrożenia związane z łapówką Ewinga, która doprowadziła do fluorkowania wody pitnej w całym kraju w ramach programu. Niemcy Zachodnie zakazały fluorkowania 18 listopada 1971 r., co było zaskakujące, ponieważ jest to kraj okupowany militarnie, rządzony przez ściśle tajny Niemiecki Fundusz Marshalla i Fundację Johna J. McCloya. Najwyraźniej nie byli już w stanie uciszyć niemieckich naukowców, którzy udowodnili, że fluoryzacja stanowi śmiertelne zagrożenie dla ludności. Szwecja poszła w ślady Niemiec Zachodnich, zakazując fluoryzacji, a Holandia oficjalnie zakazała jej 22 czerwca 1973 r. na mocy orzeczenia swojego najwyższego sądu.

Ciekawe jest zastanowienie się nad procesem, w wyniku którego urzędnicy rządowi ustalili zalecaną dawkę fluoru do fluorkowania publicznej wody pitnej, czyli jedną część na milion.

Zanim ostatecznie ustalono, że jest to właściwa dawka, musiały zostać przeprowadzone szeroko zakrojone badania, a wybitni naukowcy musieli przez lata prowadzić dyskusje. W rzeczywistości jednak nigdy nie przeprowadzono takich badań. Najwyraźniej wartość jednej części na milion została wybrana arbitralnie. Wiadomo było, że dziesięć części na milion to dawka zdecydowanie zbyt silna; po kilku latach stosowania dawki jednej części na milion urzędnicy rządowi zdali sobie sprawę, że popełnili straszny błąd. Dawka była co najmniej dwukrotnie silniejsza niż powinna. Wskaźniki śmiertelności wśród osób starszych z powodu chorób nerek i serca zaczęły systematycznie rosnąć w pierwszych miastach, które rozpoczęły fluorkowanie wody. Jeden z krytyków uważa, że była to celowa decyzja, „ostateczne rozwiązanie" problemu wypłat z ubezpieczenia społecznego. Kiedy naukowcy odkryli, że dawka fluorkowania wynosząca jedną część na milion przekształca normalne komórki w komórki nowotworowe, program fluorkowania powinien zostać natychmiast wstrzymany. Agencje rządowe zdały sobie sprawę, że gdyby to zrobiły, otworzyłyby drzwi dla tysięcy pozwów przeciwko rządowi.

Dlatego potajemne zatruwanie naszego starszego pokolenia trwa nadal. Sam Oscar Ewing, gdy dano mu do wyboru kilka dawek, od maksymalnej dziesięciu części na milion do minimalnej 0,5 części na milion, sądził, że wybierając dawkę z dolnego przedziału, jest bezpieczny. Okazało się, że się mylił. Monopol medyczny, być może dlatego, że czerpie zyski ze stałego wzrostu liczby zgonów wśród osób starszych spowodowanych piciem wody fluorkowanej, nie chce ustąpić w tej kwestii. Fluorkowanie pozostaje jedną z czterech świętych wód Kościoła współczesnej medycyny.

Ewing i jego poplecznicy byli również świadomi wyników radzieckich badań wskazujących, że fluorki odgrywają niezwykle ważną rolę w wykształcaniu u ogółu społeczeństwa uległego, owczego posłuszeństwa. Powszechnie wiadomo było, że od lat hodowcy rasowych byków stosowali dawki fluorków w celu uspokojenia swoich bardziej niesfornych zwierząt, dzięki czemu praca z nimi stawała się znacznie bezpieczniejsza. Związek Radziecki utrzymywał swoje obozy koncentracyjne od 1940 roku, podając coraz większe dawki fluorków więźniom w swoim rozległym imperium, Archipelagu Gułag, największej sieci obozów koncentracyjnych na świecie, której zazdrościł każdy biurokrata w Waszyngtonie. Amerykańscy totalitaryści, pod każdym względem podobni do swoich radzieckich odpowiedników, również chcą stłumienia wszelkich sprzeciwów, położenia kresu wszelkiemu oporowi oraz stworzenia populacji niewolników, która płaci coraz wyższe podatki, nie mając jednocześnie głosu we własnym rządzie. Kampania fluoryzacji była ważnym krokiem w kierunku tego celu. Może się jeszcze okazać, że był to kluczowy krok w kierunku całkowitej sowietyzacji Ameryki. Wiemy, że w ostatnich latach Amerykanów ogarnęła dziwna bierność, ignorują oni każde nowe bezprawie, jakie wyrządzają im żarłoczni agenci federalni, którzy hordami napadają na ich prywatną własność, wymachując bronią automatyczną, której nie muszą używać, zaganiając przerażone ofiary do zagród i poniżając je w sposób, jakiego żaden Amerykanin nigdy nie spodziewał się zobaczyć. Ta bierność i niechęć do kwestionowania jakiejkolwiek władzy to zaledwie pierwsze osiągnięcie kampanii fluoryzacji. To jej początkowy wpływ na centralny układ nerwowy. Niestety, dalsze śmiertelne skutki dla nerek, kumulujący się wpływ na serce i inne narządy, a także powszechny rozwój nowych i szybko rozprzestrzeniających się nowotworów, dopiero nadejdą. Aby przyspieszyć realizację tego upragnionego celu, amerykańskim dzieciom podaje się nie tylko wodę fluorkowaną, ale nakazuje się im również mycie zębów co najmniej trzy razy dziennie pastą o wysokim stężeniu fluoru, zawierającą siedem procent fluorku sodu. Badania pokazują, że dzieci zwykle połykają około dziesięciu procent tego roztworu podczas każdego mycia zębów, co daje im dzienną dawkę wynoszącą 30% siedmioprocentowego roztworu zawartego w paście.

Bez wątpienia przyspieszy to realizację radzieckiego celu. Aby przeciwdziałać tej skandalicznej sytuacji, pewien przedsiębiorca planuje wkrótce wprowadzić na rynek pastę do zębów bez fluoru, która będzie nosiła nazwę Morgan's Guaranty Toothpaste — „Możesz zaufać naszej gwarancji, że ta pasta do zębów nie zawiera szkodliwych fluorków".

Źródłem znacznej części tej substancji jest Aluminum Company of America, przedsiębiorstwo o rocznych obrotach wynoszących pięć miliardów dolarów. Jego obecnym prezesem jest Charles W. Parry, dyrektor rzekomo „prawicowego" think tanku American Enterprise Institute, którego najbardziej znaną członkinią i główną ozdobą jest Jeane Kirkpatrick. Były prezes i nadal dyrektor ALCOA, William H. Krome George, jest aktywnym dyrektorem szeroko nagłośnionej Rady Handlowo-Gospodarczej Stanów Zjednoczonych i ZSRR, której celem jest uratowanie Związku Radzieckiego przed gospodarczym upadkiem.

George pełni również funkcję członka zarządu wielu czołowych przedsiębiorstw z sektora obronnego, takich jak TRW, Todd Shipyards, International Paper oraz Norfolk and Southern Railway. Prezesem ALCOA jest William B. Renner, który zasiada w zarządzie Shell Oil Company – firmy obecnie kontrolowanej przez interesy Rotszyldów. Inni członkowie zarządu ALCOA to William R. Cook, prezes Union Pacific Railroad, stanowiącej podstawę fortuny Harrimanów; Alan Greenspan, obecnie przewodniczący Rady Gubernatorów Rezerwy Federalnej, którego decyzja o podwyższeniu stóp procentowych kilka dni po objęciu stanowiska wywołała Czarny Poniedziałek, najgorszy krach na giełdzie w historii Ameryki. Nazwisko Greenspana nie jest znane większości Amerykanów, choć powinno być; był on przewodniczącym Specjalnej Komisji ds. Ubezpieczeń Społecznych, która doprowadziła do potwornego wzrostu wysokości podatku potrącanego u źródła od każdego pracującego Amerykanina. Greenspan był w stanie to zrobić, ponieważ był wysoko opłacanym „konsultantem" z Wall Street, co oznaczało, że potrafił manipulować liczbami, aby uzyskać dowolny wynik pożądany przez monopol Rockefellerów. Prowadził on zwodniczą kampanię mającą na celu przekonanie Amerykanów, że program ubezpieczeń społecznych jest bankrutem, podczas gdy w rzeczywistości dysponował on rezerwami w wysokości 22 miliardów dolarów, plus 25 miliardów dolarów, które Kongres pożyczył bezpośrednio z systemu i które stanowiły aktywa podlegające windykacji. Greenspan oparł również swoje żądanie ogromnego podwyższenia podatku potrącanego z tytułu ubezpieczenia społecznego, który był niczym innym jak podatkiem, na prognozowanym wzroście inflacji o 9,6%, podczas gdy w rzeczywistości wyniósł on zaledwie 3,5%. Zaniepokojona opinia publiczna, przestraszona absurdalnymi twierdzeniami prezydenta Reagana, że głównymi beneficjentami systemu ubezpieczeń społecznych są bezczynni bogaci, została oszukana i zrezygnowała ze sprzeciwu wobec podwyżki podatku. Jednak rzeczywiste dane dostępne w tamtym czasie pokazywały, że tylko 3% osób starszych miało dochody powyżej 50 000 dolarów rocznie, co samo w sobie nie było kwotą królewską w czasach inflacji, która w dużej mierze była wynikiem polityki fiskalnej rządu. Greenspan był gwiazdą wielkiego „kryzysu" ubezpieczeń społecznych z 1983 roku, sprytnie wykorzystując propagandową kampanię, że system ubezpieczeń społecznych szybko się bankrutuje. Jego pierwszym wnioskiem było to, że fundusze ubezpieczeń społecznych będą miały deficyt od 150 do 200 miliardów dolarów do 1990 roku; jednocześnie mówił swoim dobrze płacącym klientom korporacyjnym, że będzie to tylko jedna trzecia tej kwoty. Ostateczny wzrost był taki, jak powiedział swoim klientom. „Prognozował" również, że wskaźnik cen konsumpcyjnych wzrośnie do 9,2% do 1985 r.; jednocześnie informował swoich korporacyjnych klientów, że będzie to tylko jedna trzecia tej wartości. Rzeczywisty wzrost wyniósł 3,6%. Dzięki tym osiągnięciom Greenspan zdobył prestiżowe stanowisko partnera w firmie J. P. Morgan. Obecnie jest przewodniczącym Rady Gubernatorów Rezerwy Federalnej. Magazyn „The New Republic" zdefiniował funkcję tego organu 25 stycznia 1988 r., stwierdzając wprost: „Rada Rezerwy Federalnej chroni interesy bogatych". Nikt jak dotąd nie zakwestionował tego stwierdzenia. Greenspan jest również dyrektorem gigantycznego konglomeratu medialnego Capital Cities ABC Network, a także członkiem zarządu renomowanego prawicowego think tanku

Hoover Institution, który stanowił siłę napędową „rewolucji Reagana" i który jest zdominowany przez trockistowską Ligę na rzecz Demokracji Przemysłowej, grupę propagandową finansowaną przez Rockefellera. Wiceprezesem ALCOA jest Forrest Shumway, który jest również dyrektorem Transamerica, Ampex Corporation, Garrett Corporation, Mack Trucks, The Wickes Companies, Gold West Broadcasters, United California Bank oraz Natomas, Inc.; to mocna mieszanka interesów bankowych, przemysłu ciężkiego i udziałów w mediach, co jest typowe dla dzisiejszych monopolistów; odkryli oni, że najlepszym sposobem działania jest kontrolowanie mediów, bankowości i przemysłu obronnego w ramach gigantycznego kartelu. Inni dyrektorzy ALCOA z kręgu to Paul H. O'Neill, który jest członkiem wpływowej Rady Nadzorczej Uniwersytetu Harvarda, prezesem International Paper oraz dyrektorem National Westminster Bank, jednego z angielskiej „wielkiej piątki". O'Neill był szefem działu kadr w rządzie USA w latach 1971–1977; Paul H. Miller, starszy doradca prestiżowej First Boston Investment Group, dyrektor Celanese Corporation, Cummins Engine, Congoleum Corporation, Seamans Bank for Savings w Nowym Jorku oraz Ogilvy & Mather, Inc., jednej z wiodących agencji reklamowych w kraju; Franklin H. Thomas, symboliczny przedstawiciel mniejszości etnicznej, który był prokuratorem federalnym w Nowym Jorku, a następnie został mianowany szefem Fundacji Forda; jest on również dyrektorem Citicorp, Citibank, Allied Stores i Cummins Engine; Sir Arvi Parbo, australijski potentat, który jest prezesem Western Mining Company; jest on również dyrektorem Zurich Insurance, drugiej co do wielkości firmy w Szwajcarii, Munich Reinsurance oraz Chase Manhattan Bank; Nathan Pearson, który od wielu lat pełni rolę finansowego opiekuna rodziny Mellonów, zarządzając ich głównymi inwestycjami; John P. Diesel, prezes gigantycznego konglomeratu Tenneco; pełni on również funkcję dyrektora Rady Handlowo-Gospodarczej USA–ZSRR wraz z Armandem Hammerem oraz dyrektora First City Bancorp, jednego z trzech banków Rotszyldów w Stanach Zjednoczonych; John D. Harper, dyrektor Paribas New York, Metropolitan Life oraz prezes Coke Enterprises i innych firm paliwowych; John A. Mayer, dyrektor H. J. Heinz Company, Mellon Bank oraz Norfolk and Western Railway – jego syn, John Jr., jest dyrektorem generalnym bankierów Morgan Stanley w Anglii oraz wiceprezesem Morgan Guaranty International.

Widzimy zatem, że źródłem kontrowersji wokół fluorku sodu są bliscy sojusznicy Chase Manhattan Banks i innych interesów Rockefellera.

Działalność kartelu aluminiowego spowodowała nową epidemię w Stanach Zjednoczonych. Dwa i pół miliona Amerykanów cierpi obecnie na dziwną, nieuleczalną chorobę zwaną chorobą Alzheimera. Jej ofiary wymagają obecnie opieki medycznej o wartości ponad 50 miliardów dolarów rocznie, a rokowania stają się coraz bardziej ponure ze względu na postępujący charakter tej choroby. Atakuje ona neuroprzekaźniki w mózgu, na które, jak już wspomniano w książce, niekorzystnie wpływa fluor; jednak głównym czynnikiem wydaje się być gromadzenie się złogów glinu na głównych nerwach mózgu. Około 70% kosztów tej choroby ponoszą rodziny osób dotkniętych chorobą, ponieważ większość programów Medicare i prywatnych ubezpieczeń zdrowotnych odmawia ich pokrycia. Monopol medyczny gorączkowo próbuje znaleźć inne przyczyny tej choroby, wydając miliony na badania takich czynników, jak predyspozycje genetyczne, wolno działające wirusy, toksyny środowiskowe i zmiany immunologiczne, pomimo faktu, że jej źródło zostało powiązane z dużymi ilościami aluminium, które większość Amerykanów zaczęła spożywać wraz z pożywieniem od lat 20. XX wieku. Alzheimer powoduje obecnie ponad 100 000 zgonów rocznie i jest czwartą najczęstszą przyczyną śmierci dorosłych w Stanach Zjednoczonych, jednak, co istotne, nie powstała żadna krajowa fundacja, taka jak American Cancer Society czy Arthritis Foundation, która badałaby jego przyczyny, ponieważ monopol medyczny zna już odpowiedź.

Rosnącą liczbę zachorowań na chorobę Alzheimera początkowo uznawano za zwykłe „starzenie się"; później zaczęto ją diagnozować jako „przedwczesną demencję" (choroba ta często uderza w wieku około pięćdziesięciu pięciu lat). Byli to mężczyźni i kobiety, którzy dorastali w Ameryce w latach dwudziestych XX wieku, w okresie, gdy tradycyjne żeliwne i ceramiczne naczynia kuchenne zostały niemal powszechnie zastąpione przez nowocześniejsze i pozornie wygodniejsze naczynia aluminiowe. Rodzice autora tego artykułu dorastali na farmach w wiejskich rejonach Wirginii. Ich jedzenie, prawie w całości z własnej uprawy, przygotowywano w żeliwnych garnkach na kuchenkach opalanych drewnem. Amerykanie urodzeni po 1920 roku przygotowywali posiłki w aluminiowych garnkach, które zazwyczaj podgrzewano na płomieniu gazowym, a później elektrycznym. Matka autora często zauważała, że potrawy gotowane na gazie nigdy nie smakowały tak samo jak te gotowane na ogniu z drewna. Powodem tego jest fakt, że spalanie trującego paliwa nieuchronnie uwalnia pewne toksyny do powietrza, a tym samym do potraw. Mówi się również, że ogrzewanie elektryczne ma istotny wpływ na potrawy z powodu wibracji elektrycznych wytwarzanych przez ciepło.

W latach 30. amerykańskie gospodynie domowe nauczyły się, że pozostawianie wielu potraw w aluminiowych garnkach na dłużej niż kilka minut jest potencjalnie niebezpieczne. Wiadomo było, że warzywa liściaste, pomidory i inne warzywa z rodziny psiankowatych w krótkim czasie ulegają przebarwieniu i stają się trujące.

Pomidory mogły w rzeczywistości w krótkim czasie spowodować powstawanie wgłębień i korozję wnętrza aluminiowych garnków; wiele potraw powodowało czernienie garnków. Co dziwne, nikt nie potraktował tych oczywistych znaków ostrzegawczych jako wskazówki, że gotowanie potraw w aluminiowych garnkach, nawet przez kilka minut, może przynieść niekorzystne skutki. Obecnie wiadomo, że gotowanie jakiejkolwiek potrawy w aluminiowym garnku, szczególnie przy użyciu wody fluorkowanej, powoduje szybkie tworzenie się wysoce trującego związku. Zeznania dr McGuigana podczas słynnej rozprawy sądowej dotyczącej skutków działania aluminium, w sprawie Royal Baking Powder, ujawniły, że szeroko zakrojone badania wykazały, iż gotowanie wody w aluminiowych garnkach powoduje powstawanie trujących wodorotlenków; gotowanie warzyw w aluminium również powodowało powstawanie trujących wodorotlenków; gotowanie jajek w aluminium powodowało powstawanie trujących fosforanów; gotowanie mięsa w aluminiowym garnku powodowało powstawanie trujących chlorków. Każda potrawa gotowana w aluminiowych naczyniach neutralizowała soki trawienne, powodowała kwasicę i wrzody. Być może to właśnie używanie aluminiowych garnków spowodowało powszechne zaburzenia trawienia w Ameryce, co z kolei wymagało przyjmowania dużych ilości leków zobojętniających kwasy, zawierających jeszcze więcej aluminium!

Po spożywaniu potraw gotowanych w aluminiowych garnkach przez okres od dwudziestu do czterdziestu lat wielu Amerykanów zaczęło doświadczać poważnej utraty pamięci; ich zdolności umysłowe ulegały następnie gwałtownemu pogorszeniu, aż w końcu byli całkowicie niezdolni do samodzielnego funkcjonowania lub rozpoznania swoich wieloletnich małżonków. Stwierdzono wówczas, że stężenia aluminium w niektórych obszarach mózgu spowodowały trwałe uszkodzenie komórek mózgowych i połączeń nerwowych; uszkodzenie to było nie tylko nieuleczalne, ale także postępujące i niepodatne na żadne znane leczenie. Epidemia ta wkrótce stała się znana jako choroba Alzheimera. U siedmiu procent wszystkich Amerykanów powyżej 65 roku życia zdiagnozowano obecnie tę chorobę. U wielu innych nie zdiagnozowano jej; są oni po prostu uznawani za osoby zniedołężniałe, niekompetentne lub chore psychicznie.

Dr Michael Weiner i inni lekarze odkryli, że epidemia została spowodowana nie tylko przez aluminiowe naczynia kuchenne, ale także przez codziennie rosnące spożycie aluminium z wielu produktów powszechnie używanych w gospodarstwie domowym. Nienasyceni sprzedawcy aluminium co roku rozszerzają jego zastosowanie w wielu produktach, a konsumenci nie mają pojęcia, że spożywają jakikolwiek rodzaj aluminium. Płyny do higieny intymnej dla kobiet zawierają obecnie roztwory aluminium, które wprowadzają je bezpośrednio do organizmu. Najczęściej stosowane środki przeciwbólowe, takie jak aspiryna buforowana, zawierają imponujące ilości aluminium; Ascriptin A/D (Rorer) zawiera 44 mg aluminium w jednej tabletce; Cama (Dorsey) zawiera 44 mg aluminium w jednej tabletce. Jednak największym pojedynczym źródłem aluminium jest codzienne spożywanie powszechnie przepisywanych i dostępnych bez recepty leków zobojętniających kwasy na dolegliwości żołądkowe.

Amphojel (Wyeth) zawiera 174 mg wodorotlenku glinu w jednej dawce; Alternagel (Stuart) zawiera 174 mg wodorotlenku glinu w jednej dawce; Delcid (Merrel National) 174 mg glinu w jednej dawce; Estomil-M (Riker) 265 mg glinu w jednej dawce; Mylanta II (Stuart) 116 mg glinu w jednej dawce. Badanie osób cierpiących obecnie na chorobę Alzheimera prawdopodobnie wykazałoby, że większość z nich, zgodnie z zaleceniem lekarza, przez lata codziennie przyjmowała duże ilości tych leków zobojętniających kwasy.

Leki przeciwbiegunkowe dostępne bez recepty również zawierają znaczne ilości glinu; Essilad (Central) zawiera 370 mg soli glinu na ml; Kaopectate Concentrate (Upjohn) zawiera 290 mg glinu na ml.

Siarczan amonu i glinu jest szeroko stosowany jako środek buforujący i neutralizujący przez producentów płatków śniadaniowych i proszku do pieczenia. Siarczan potasu i glinu, znany jako mąka aluminiowa lub mączka aluminiowa, jest szeroko stosowany w proszku do pieczenia i cukrze klarowanym.

Roczne zużycie fosforanu sodowo-glinowego osiągnęło obecnie poziom 19 milionów kilogramów; jest on stosowany w dużych ilościach w mieszankach do ciast, mrożonym cieście, mące samorosnącej i przetworzonej żywności, w średniej ilości od trzech do trzech i pół procent na produkt. Około 300 000 kg siarczanów sodowo-glinowych zużywa się rocznie w domowych proszkach do pieczenia, co stanowi średnio od 21 do 26 procent masy tych produktów.

Folia aluminiowa jest obecnie wszechobecna; pasta do zębów jest pakowana w tubki wyłożone aluminium; na wielu produktach spożywczych i napojach znajdują się aluminiowe plomby; a napoje bezalkoholowe są obecnie wszędzie pakowane w aluminiowe puszki. Chociaż ilość aluminium spożywana każdego dnia ze wszystkich tych źródeł może być znikoma, to jednak ilość produktów pokrytych lub zmieszanych z aluminium, dostępnych na co dzień, jest przerażająca. Jego działanie jest porównywalne do działania powolnego wirusa, ponieważ metal gromadzi się w newralgicznych punktach organizmu, zwłaszcza w ludzkim mózgu. W związku z tym liczba ofiar choroby Alzheimera jest prawdopodobnie mniejsza niż liczba potencjalnych ofiar, które w przyszłości będą cierpieć z powodu jej strasznych objawów.

ROZDZIAŁ 6

DOKĄD ZMIERZA AIDS?

Najbardziej dyskutowanym zjawiskiem medycznym lat 80. jest AIDS, czyli „zespół nabytego niedoboru odporności". Nazwa ta jest dość interesująca. Po pierwsze, mówi się, że jest to choroba „nabyta", co sugeruje pewien udział ofiary w zachorowaniu. Po drugie, skutkuje ona lub charakteryzuje się „niedoborem odporności", co oznacza, że organizm ludzki traci zdolność do walki z tymi wrogimi czynnikami i pokonania ich. W rezultacie organizm staje się ofiarą różnych infekcji, z których niektóre mogą być śmiertelne. Te infekcje występują głównie w postaci dwóch dominujących chorób: mięsaka Kaposiego, objawiającego się dużymi owrzodzeniami na skórze, oraz pewnej postaci zapalenia płuc. Warto zauważyć, że zapalenie płuc, które kiedyś było śmiertelną chorobą, zostało w dużej mierze pokonane. Nazywano je „przyjacielem starców", bo zabierało życie wielu osobom starszym, które prawdopodobnie nie miały już ochoty żyć.

Grupa zakażeń, które upowszechniły się w wyniku choroby znanej jako AIDS, została po raz pierwszy rozpoznana przez lekarzy, weterynarzy i biologów około pięćdziesiąt lat temu. W tamtym czasie wiele owiec w Irlandii dotknęła śmiertelna epidemia zwana Maedi-Visma. Biolodzy ustalili, że Maedi-Visma była wywoływana przez nową grupę wirusów. Ze względu na czas potrzebny do osiągnięcia zjadliwości wirusy te nazwano „wirusami powolnymi". Pojawienie się tych powolnych wirusów zwiastuje nową erę w historii medycyny ludzkości. Przedtem ludzie nie byli narażeni na działanie powolnych wirusów, chociaż znaleziono je u zwierząt i stwierdzono, że przenoszą się one między małpami i małpami człekokształtnymi. Powolne wirusy to też rodzaj znany jako „retrowirusy". Kiedy wnikają do zainfekowanej komórki, włączają się w strukturę genetyczną komórki, najwyraźniej podczas procesu mitozy, czyli podziału komórkowego, który jest normalnym procesem zdrowego wzrostu. Mitoza jest jedną z dwóch alternatyw, przed którymi staje każda komórka w ludzkim ciele; albo dzieli się i rośnie poprzez mitozę jako proces życiowy, albo poddaje się replikacji wirusowej i wynikającej z niej śmierci komórkowej jako część procesu chorobowego. W ten sposób w sednie problemu AIDS znajdujemy ostateczne pytanie o życie lub śmierć całego organizmu. Dlatego właśnie AIDS, gdy osiągnie stadium zjadliwe, uznaje się za nieuleczalne, co prowadzi do śmierci organizmu gospodarza.

W zdrowym organizmie co sekundę umiera około dziesięciu milionów komórek; w tej samej sekundzie są one zazwyczaj zastępowane przez procesy organizmu. Takiego natychmiastowego zastąpienia nie mogą koordynować zwykłe procesy organizmu opisane w teoriach informacji genetycznej, chromosomów, enzymów czy sygnałów impulsów nerwowych. Natychmiastowy charakter tego procesu wymaga, aby był on sterowany przez zjawiska bioradiacji. Są one wyzwalane przez spójne emisje ultra-słabych fotonów o różnych długościach fal z żywych tkanek. Emisje tych fotonów, w zależności od ich długości fal, kontrolują funkcje biologiczne, które są w ciągłej aktywności, takie jak fotoreparacja, fotoaksyzm, zegary fotoperiodyczne, mitozę i zdarzenia wielofotonowe. Emisje ultra-słabych fotonów z żywych komórek wykazują rozkład spektralny od podczerwieni (900 nm) do ultrafioletu (200 nm). Ta intensywność fotonów koreluje ze stanami konformacyjnymi DNA, podczas których intensywność spektralna biofotonów osiąga wartości około 10/40 razy wyższe niż w równowadze termicznej w temperaturach fizjologicznych. Biomolekuła o najwyższej gęstości informacji, DNA, wydaje się być źródłem promieniowania regulującego biofotony, funkcjonując jako laser „exciplex" i wypadając korzystnie w porównaniu z laserami sztucznymi.

W ten sposób problem AIDS prowadzi nas do najbardziej podstawowych właściwości funkcjonowania komórek. Zdolność żywej komórki do reagowania na mikrofale bez zauważalnych zmian temperatury wskazuje najwyraźniej na mechanizm nietermiczny, podobny do aktywowanego kryształu. W ten sposób AIDS może pomóc nam w zrozumieniu mechanizmu dostrajania komórek, który wskazuje na ich stan zdrowia lub choroby, a tym samym pogłębić naszą wiedzę na temat wszystkich chorób dotykających organizm. Szeroko zakrojone badania żywych komórek, od prymitywnych bakterii po komórki ludzkie, pokazują, że komórki te wytwarzają naturalne pola prądu przemiennego (AC), które w zakresach częstotliwości poniżej 100 MHz wykazują maksymalną oscylację elektryczną w trakcie lub w pobliżu mitozy. Również w tym przypadku dostrojone systemy wywołują reakcje biologiczne w sposób, który nie jest jeszcze w pełni zrozumiały. Tak więc śmierć Rocka Hudsona, jednego z najbardziej rozwiązłych homoseksualnych psychopatów Hollywoodu, może doprowadzić do szczęśliwego wyniku w postaci zainspirowania nowych przełomów w naszym zrozumieniu najbardziej podstawowych funkcji komórkowych. Niestety, spekulanci na raku i medyczny monopol nalegają na traktowanie AIDS jako nieprawidłowego działania samej komórki, co oczywiście wymaga „magicznej kuli", czyli chemioterapii, która będzie dostarczana za opłatą przez kartel farmaceutyczny. W rzeczywistości chemioterapia atakuje układ odpornościowy, zwiększając w ten sposób śmiertelność choroby. Podejście establishmentu polega na atakowaniu wirusa, a nie na pomaganiu organizmowi w pokonaniu go, co nie tylko omija układ odpornościowy, który i tak jest już atakowany przez tę chorobę, ale wręcz pomaga w jej zwycięstwie.

Pojawiały się wielokrotnie twierdzenia, że AIDS jest w rzeczywistości wirusem stworzonym przez człowieka; wydaje się, że przed 1976 r. nie był on znany, kiedy to odkryto jego śladowe ilości w afrykańskich bankach krwi. Dostępne dowody wskazują, że następnie zaczął się on rozprzestrzeniać w całej Afryce, a następnie w Stanach Zjednoczonych w połowie lat 70. Możliwe odniesienie do tego lub innego stworzonego wirusa pojawia się w *Biuletynie WHO*, tom 47, strona 251 z 1972 r. „Należy podjąć próbę sprawdzenia, czy wirusy mogą faktycznie wywierać selektywny wpływ na funkcje odpornościowe. Należy zbadać możliwość, że odpowiedź immunologiczna na sam wirus może być osłabiona, jeśli wirus wywołujący zakażenie uszkadza, w mniejszym lub większym stopniu selektywnie, komórkę reagującą na wirusa".

Carlton Gadjuske, dyrektor Narodowego Instytutu Zdrowia w Ft. Detrick, zauważył: „W ośrodku mam budynek, w którym pracuje więcej dobrych i lojalnych komunistów, naukowców z ZSRR i Chin kontynentalnych, posiadających pełne uprawnienia dostępu do wszystkich laboratoriów, niż jest Amerykanów. Nawet jednostka armii zajmująca się chorobami zakaźnymi jest pełna zagranicznych pracowników, którzy nie zawsze są przyjaznymi obywatelami".

To podsyca spekulacje, że taki wirus mógł zostać stworzony przez obcych i nieprzyjaznych naukowców pracujących w samym sercu naszych własnych laboratoriów obronnych, czy to w ramach planu zdziesiątkowania naszej populacji, czy też jako kolejny krok w kierunku ostatecznej dominacji nad światem.

W latach 1976–1981 AIDS było niemal wyłącznie publicznie identyfikowane jako choroba homoseksualistów; w związku z tym ogół społeczeństwa nie odczuwał niepokoju z powodu problemów ograniczonych do stosunkowo niewielkiej grupy. Nieliczni niehomoseksualiści, którzy zachorowali na AIDS, zarazili się nim w publicznych bankach krwi poprzez homoseksualistów, którzy sprzedawali swoją krew. AIDS było wówczas nazywane „rakiem gejów" przez lekarzy, którzy informowali pacjentów o chorobie. Choroba była zazwyczaj łatwa do rozpoznania ze względu na duże fioletowe plamy, które szpeciły skórę, co było dowodem na obecność mięsaka Kapsiego. W tym czasie wielu lekarzy uważało, że choroba ma swoje źródło w specyficznych czynnikach fizycznych związanych z aktywnością homoseksualną, a wiele dowodów wskazywało na stosowanie tłustych lubrykantów podczas stosunków odbytu. Lubrykanty te, wprowadzane do jelit w ten nietypowy sposób, najwyraźniej stanowiły podatny grunt dla rozwoju infekcji. Dr Lawrence Burton, znany specjalista od nowotworów, zadał pytanie: „Jaki wpływ na układ odpornościowy ma powtarzające się i długotrwałe wprowadzanie lubrykantów do jamy odbytu?". Zauważono, że u zwierząt laboratoryjnych powodowało to osłabienie odporności. Adwokat Burtona, W. H. Moore, zasugerował, że tłuszcze uwodornione, spożywane doustnie lub stosowane doodbytniczo, mogą powodować AIDS. To ponownie prowadzi nas do roli, jaką odgrywa odżywianie w każdej chorobie, na przykład w przypadku ofiar promieniowania atomowego w Japonii; osoby stosujące tradycyjną dietę niskotłuszczową odnotowały znacznie mniej zgonów niż osoby stosujące nowoczesną dietę wysokotłuszczową. Rodzi to również ponownie kwestię tłuszczów uwodornionych i ich możliwego szkodliwego wpływu na organizm ludzki, zarówno podgrzanych, co powoduje niebezpieczne zmiany chemiczne, jak i spożywanych na zimno.

Pierwszą reakcją wielu homoseksualistów po otrzymaniu informacji o zakażeniu AIDS było to, co psychologowie nazwali „gniewem homoseksualnym" – stanem demencji, w którym pacjenta ogarnia szalona żądza zemsty. Zjawisko tego rodzaju „demencji AIDS" zaobserwowano u około 60 procent chorych na AIDS, co utwierdza niektórych lekarzy w przekonaniu, że AIDS jest jedynie nową odmianą dawnej infekcji kiły. Kiła często charakteryzuje się niedowładem, pogorszeniem stanu mózgu, aż do momentu, gdy dominuje schizofrenia.

Inni lekarze powiązali demencję AIDS z toksoplazmozą, pasożytem przenoszonym przez koty, który powoduje ten sam rodzaj demencji, na który cierpią pacjenci z AIDS. Problem z podążaniem za którymkolwiek z tych tropów polega na tym, że nie tylko monopol medyczny czeka w kuluarach, aby czerpać kolejne miliardy dolarów zysków z tej nowej epidemii, ale także obrońcy swobód obywatelskich uniemożliwiają badania nad AIDS, broniąc „prywatności" jego ofiar. Podobnie jak inne grupy, które albo obraziły społeczeństwo, albo celowo odcięły się od tego, co nazywa się „społeczeństwem", homoseksualiści rozwinęli fanatyczną lojalność grupową. Wielu aktywistów homoseksualnych postrzega AIDS jako kolejny przejaw fundamentalnych różnic, które tworzą nie do pokonania barierę między nimi a innymi ludźmi. W związku z tym wykorzystują tę sytuację i być może niechętnie patrzą na jakiekolwiek rozwiązanie problemu AIDS.

Ta lojalność grupowa przejawia się w wymowny sposób – w determinacji wielu homoseksualistów z AIDS, by zarazić jak najwięcej osób, nie tylko poprzez znaczne rozszerzenie swoich i tak już licznych kontaktów seksualnych, ale także poprzez zarażanie innych swoją krwią sprzedawaną w ramach barteru. W Los Angeles James Markowski, który był wówczas w końcowej fazie AIDS, został aresztowany 23 czerwca 1987 r. za sprzedaż swojej krwi firmie Los Angeles Plasma Production Associates. Przyznał, że przed śmiercią chciał zarazić jak najwięcej osób. 7 stycznia 1987 r. znany aktywista homoseksualny Robert Schwab, który również umierał na AIDS, wystosował publiczne wezwanie do wszystkich swoich współwyznawców, aby „geje" natychmiast oddawali krew, jeśli zdiagnozowano u nich AIDS. „Każde działanie niezbędne do zwrócenia uwagi całego kraju jest uzasadnione" – oświadczył. „Jeśli obejmuje to terroryzm krwi, niech tak będzie". Zauważono, że po szeroko nagłośnionym publicznym apelu Schwaba liczba oddawanych krwi wzrosła aż o trzysta procent w Nowym Jorku i San Francisco, dwóch głównych ośrodkach amerykańskiego homoseksualizmu.

Nikt inny jak Rock Hudson, gdy dowiedział się, że ma AIDS, ogarnęła „homoseksualna wściekłość". Natychmiast rozpoczął szaloną kampanię, aby zarazić jak najwięcej osób z grupy, skupiając się na nastolatkach, którzy nie mieli pojęcia o niebezpieczeństwach, jakie ich czekają. W swojej szalonej determinacji, by opuścić ten świat w seksualnym „Zmierzchu bogów", Hudson musiał zarazić dziesiątki, jeśli nie setki, niczego niepodejrzewających młodych ludzi. Nawet dzisiaj toczą się sprawy sądowe przeciwko jego spadkobiercom, będące wynikiem jego orgii strachu i nienawiści.

Podczas gdy Rock Hudsons umierali powolną i bolesną śmiercią, większość amerykańskiej opinii publicznej patrzyła na nich z mieszaniną aprobaty i pogardy. Nie było strachu, ponieważ jak dotąd nie było żadnych oznak zagrożenia dla ogółu społeczeństwa.

Jednak już 16 września 1983 r. podczas konferencji poświęconej zdrowiu w Waszyngtonie dr John Grauerholz zadał pytanie: „Czy AIDS stanie się kolejną dżumą dymieniczą?". Konferencja dostarczyła wniosku, że AIDS „może być zwiastunem serii epidemii o charakterze holokaustu". 26 września 1985 r. dr William Haseltine z Harvard Medical School poinformował, że szacunkowo dziesięć milionów Afrykanów jest obecnie zarażonych wirusem AIDS. Jednak władze rządowe w tym kraju nadal zapewniały społeczeństwo, że AIDS ogranicza się do czterech grup: homoseksualistów, Haitańczyków, osób używających narkotyków dożylnie oraz osób czarnoskórych. Ponieważ większość obywateli amerykańskich nigdy nie miałaby bezpośredniego kontaktu z żadną z tych grup – cuchnącą podklasą społeczną, która istniała we własnym mrocznym świecie brudu i degeneracji – wydawało się, że epidemia AIDS nigdy nie stanie się zagrożeniem dla amerykańskiej klasy średniej.

Agencja rządowa, Centrum Kontroli Chorób w Atlancie, bohaterowie Wielkiej Masakry Świńskiej Grypy, robili teraz wszystko, co w ich mocy, aby utrzymać Amerykanów w niewiedzy co do możliwego rozprzestrzeniania się AIDS. Wydawała okresowe oświadczenia, że AIDS nie może być przenoszone przez owady; że nie można zarazić się AIDS przez całowanie, chociaż przyznawała, że wirus AIDS występuje w ślinie; oraz inne zapewnienia, których naukowa zasadność wydaje się być zaczerpnięta prosto ze stron baśni braci Grimm. Mimo to CDC oszacowało, że do 1988 r. wirusem AIDS zarazi się od jednego do półtora miliona Amerykanów; już wtedy 5890 członków armii amerykańskiej było zarażonych AIDS. Dr David Axelrod, komisarz ds. zdrowia stanu Nowy Jork z okresu rządów a, uroczyście ostrzegł, że wszyscy zarażeni wirusem AIDS są skazani na zagładę: „Praktycznie wszyscy zarażeni są skazani na zagładę".

Dr John Seale z Richmond w stanie Wirginia przewodniczył konferencji 11 czerwca 1987 r., podczas której stwierdził jednoznacznie, że „AIDS nie jest chorobą przenoszoną drogą płciową. Jest to choroba zakaźna, która przenoszona jest również przez krew". Potępił on Głównego Lekarza Stanów Zjednoczonych, dr. Everetta Koopa, za celowe rozpowszechnianie dezinformacji na temat tej choroby, twierdząc, że w tej kampanii „naukowej dezinformacji" wraz z Koopem uczestniczyli: Sir Donald Acheson, Główny Lekarz Wielkiej Brytanii; dr Halfdan Mahler, dyrektor generalny Światowej Organizacji Zdrowia; dr Robert Gallo z Narodowego Instytutu Zdrowia oraz prof. Wiktor Żdanow, dyrektor Instytutu Wirusologii im. Iwanowskiego w Moskwie.

Dr Seale nie był pierwszym, który wskazał palcem na dr. Gallo, naukowca zatrudnionego w Narodowym Instytucie Zdrowia (NIH), znanego jako odkrywca wirusa ludzkiego niedoboru odporności (HIV), który według niego był przyczyną AIDS. Po odkryciu Gallo, NIH – instytucja przyznająca fundusze na badania nad AIDS oraz w wielu innych dziedzinach – konsekwentnie odmawiała finansowania każdemu naukowcowi, którego prace nie potwierdzały tezy Gallo. Prezydent Reagan powołał wówczas Specjalną Prezydencką Komisję ds. AIDS, której zadaniem było rozwiązanie tego problemu. Komisja próbowała to osiągnąć, spotykając się w ścisłej tajemnicy i bez kworum, tak aby nie można było sporządzać protokołów z obrad. Admirał James D. Watkins przewodniczył tym spotkaniom, które spotkały się z dużą krytyką, tylko dlatego, że amerykańska opinia publiczna chciała wiedzieć, co się osiąga.

Jednym z badaczy, który miał wejść w konflikt z dr. Gallo w sprawie kontrowersji dotyczących „HIV", jest dr Peter Duesberg, profesor wirusologii na Uniwersytecie Kalifornijskim w Berkeley. Duesberg jest również członkiem Narodowej Akademii Nauk. Został sprowadzony do laboratorium samego Gallo, aby pracować w ramach stypendium naukowego. Po zbadaniu wirusa HIV w tym samym laboratorium, w którym Gallo twierdził, że dokonał swoich przełomowych odkryć, dr Duesberg doszedł do wniosku, że wirus HIV nie spełnia standardowych kryteriów wymaganych od czynnika wywołującego chorobę. Opublikował swoje wyniki w czasopiśmie medycznym *„Cancer Research"* w marcu 1987 r. i czekał, aż dr Gallo uzasadni swoje wnioski. Zarówno on, jak i redaktor *„Cancer Research"*, dr Peter McGee, byli zdumieni, gdy dr Gallo nie udzielił żadnej odpowiedzi ani wtedy, ani w kolejnych miesiącach. Dr Gallo odmówił również oddzwonienia w odpowiedzi na telefony, których celem było uzyskanie jakiejkolwiek reakcji na odkrycia Duesberga. Najwyraźniej była to jedna z tych słynnych „badań" typu „Fakt czy fikcja", w których dr Gallo twierdził, że wskazał wirusa HIV jako jedyną przyczynę AIDS. Tego typu sytuacje zdarzają się częściej, niż ktokolwiek zdaje sobie sprawę w świecie akademickim i naukowym, który jest pełen małostkowych zazdrości, wyrachowanego oszustwa i odmowy finansowania dla każdego, kto mógłby ujawnić ich fałszywe badania. Jak wspomnieliśmy wcześniej, większość naukowców, poproszona o udostępnienie notatek badawczych, zazwyczaj odpowiada, że zostały one „przypadkowo spalone". Nie wiadomo, czy ktokolwiek kiedykolwiek widział prace dr. Gallo dotyczące izolacji wirusa HIV. Jednak od tego czasu podjął on działania mające na celu zablokowanie wszelkich dalszych badań nad wirusem HIV.

Dr Harvey Baily, redaktor naukowy czasopisma medycznego *„Bio/Technology"*, zorganizował warsztaty w Białym Domu na temat: „W jaki sposób wirus HIV powoduje AIDS?". Miał je współprowadzić Jim Warner, starszy analityk ds. polityki wewnętrznej w Białym Domu. Oczekiwano, że dr Gallo weźmie udział w tej konferencji i przedstawi jakieś dowody na poparcie swoich twierdzeń. Warner stał się już bardzo sceptyczny wobec Gallo po zapoznaniu się z ustaleniami dr. Duesberga. Jednak Gallo nigdy się nie pojawił. Zamiast tego konferencja w Białym Domu, zaplanowana na 19 stycznia 1988 r., została nagle odwołana bez wyjaśnienia. Każdego roku nadal przeznacza się setki milionów dolarów na badania nad wątpliwym twierdzeniem Gallo, że wirus HIV powoduje AIDS. Nie przyznaje się jednak żadnych funduszy tym, którzy chcą podważyć jego twierdzenia.

Dr Duesberg miał kilka ciekawych doświadczeń, odkąd nieświadomie podważył tezę jednego z czołowych naukowców w kraju. Prezydencka Komisja ds. Epidemii Wirusa HIV zaprosiła go na specjalne spotkanie w Nowym Jorku, które relacjonowała Katie Leishman, dziennikarka naukowa z *Wall Street Journal.* Jeden z pracowników tej komisji przyznał, że Duesberg został zaproszony, aby „zdyskredytować go". Cel ten został udaremniony, gdy żaden z członków Komisji Prezydenckiej nie był w stanie odpowiedzieć na żadne z ustaleń dr. Duesberga. Pocieszali się, ostro upominając go za podważenie prac Gallo. Dr William Walsh, prezes Project Hope i wieloletni orędownik wartości establishmentu, stanowczo upomniał Duesberga: „Nie wprowadzaj w błąd opinii publicznej. Nie wprowadzaj w błąd biednych ludzi cierpiących na tę chorobę"." Sam Duesberg był zdezorientowany takim podejściem, ponieważ nigdy nie starał się nikogo dezorientować. Po prostu zastosował podejście naukowe, które podważyło reputację czołowego naukowca rządowego. Jeśli to zaniepokoiło Komisję Prezydencką, której jedyną funkcją wydawała się być ochrona dr. Gallo, trudno uznać to za winę dr. Duesberga. Jak już wspomnieliśmy, cała ta sytuacja jest typowym przykładem tego, co w Ameryce uchodzi za poważną pracę naukową.

Pani Leishman scharakteryzowała ten epizod jako „natychmiastową ortodoksję, która opiera się weryfikacji".

Tymczasem, z powodu braku prawdziwej naukowej weryfikacji jakiejkolwiek pojedynczej przyczyny, pojawiło się wiele teorii na temat pochodzenia AIDS. Obejmują one zarówno wspomnianą wcześniej sugestię, że jest to nowa odmiana krętka kiły, jak i odmianę wirusa zapalenia wątroby, który od kilku lat występuje endemicznie, a także pokrewieństwo z wirusem Epsteina-Barra, należącym do rodziny Herpesviridae. Jest to prawdopodobnie najpowszechniejszy obecnie wirus ludzki, dotykający około 95% światowej populacji. Zazwyczaj przenoszony jest przez ślinę. Młodzi ludzie zapadają na niego w postaci mononukleozy zakaźnej; jego konsekwencje obejmują zapalenie wątroby i powiększenie śledziony, z powikłaniami w postaci zespołu Reye'a, zespołu Guillain-Barre'a, porażenia Bella oraz przewlekłej gorączki i zmęczenia. Jego skutki są często mylone przez lekarzy ze stwardnieniem rozsianym, chorobą Hodgkina, białaczką i toczniem.

Dr Stephen Caizza z Nowego Jorku należy do grona osób, które uznają AIDS za najnowszą postać kiły – co jest wnioskiem logicznym, biorąc pod uwagę fakt, że choroba ta często występuje wśród homoseksualistów prowadzących bardzo rozwiązłe życie oraz wśród prostytutek. W pierwszym kwartale 1987 roku liczba odnotowanych przypadków kiły wzrosła o dwadzieścia trzy procent, co stanowi największy wzrost od dziesięciu lat. Dr Peter Duesberg jest tak przekonany, że istnieje inny czynnik wywołujący AIDS, że zaproponował, aby publicznie wstrzyknięto mu wirusa AIDS. Chuck Ortleb wyraża inną powszechnie panującą koncepcję, że AIDS jest jedynie jedną z odmian powszechnie spotykanego zespołu chronicznego zmęczenia, zespołu Epsteina-Barra, który obecnie występuje na całym świecie. Inni badacze są przekonani, że AIDS jest jedynie kolejną konsekwencją wielkiej masakry świńskiej grypy, kiedy to populacji wstrzyknięto szczepionkę przeciwko „świńskiej grypie".

Ustalono już powiązania między AIDS a prawdziwą „świńską grypą", czyli odmianą tej choroby, którą zaobserwowano u świń. Inni badacze obwiniają bardziej dramatyczną lub przypadkową odmianę surowicy przeciwko wirusowemu zapaleniu wątroby, która była szeroko rozpowszechniana kilka lat temu. Jednak żadna z tych teorii nie może się równać pod względem wartości narracyjnej z teorią „zielonej małpy".

Zgodnie z tą teorią, która od dawna była ulubionym wyjaśnieniem propagowanym przez rządową grupę propagandową, Centrum Kontroli Chorób, od lat po Afryce Środkowej wędruje plemię małych zielonych małp. Nie wykazując strachu przed ludźmi, często zapuszczały się one do tubylczych wiosek. Te zielone małpy noszą w krwi pewien typ wirusa AIDS, na który wydają się być odporne. Jednak małe zielone małpy albo ugryzły tubylcze kobiety, albo odbyły z nimi stosunek, w zależności od tego, w którą historię chcesz wierzyć; organizmy tubylczych kobiet aktywowały następnie wirusa AIDS, a później zaraziły swoich mężów, którzy następnie udali się na Haiti, gdzie byli opłacani za usługi jako męskie prostytutki przez członków amerykańskiej społeczności homoseksualnej, którzy często odwiedzali Haiti dla rozrywki. Ci homoseksualiści powrócili następnie do Nowego Jorku, zarażając społeczność nowojorską, a także dojeżdżali do San Francisco, gdzie rozprzestrzenili chorobę na zachodnim wybrzeżu. Twierdzi się, że ten scenariusz miał miejsce w ciągu kilku tygodni, od zielonych małp do homoseksualistów umierających na AIDS w San

Francisco; jednak większość badaczy uważa, że choroba potrzebowała kilku lat, aby osiągnąć obecny etap epidemii.

Reakcja na epidemię AIDS była utrudniona przez fakt, że ograniczała się ona do homoseksualistów, ubogich Czarnych oraz osób używających narkotyków dożylnie, znanych pod hasłem „Żaden degenerat z ruchu nie jest mi obcy". Choroba stała się powszechna w tym samym czasie, gdy ruch homoseksualny wyłaniał się jako potężna siła polityczna. Sprzymierzając się z czarnymi, wojujący homoseksualiści praktycznie przejęli Partię Demokratyczną, ku konsternacji aktywnych heteroseksualistów, takich jak senator Teddy Kennedy. Tradycyjni przywódcy Partii Demokratycznej zaczęli teraz obawiać się, że AIDS zostanie przedstawione jako pochodzące z Partii Republikańskiej, która mogłaby uchodzić za „partię normalności seksualnej". Nie ma wątpliwości, że przejęcie Partii Demokratycznej przez szaleńców, wyrywających ją spod długoletniej kontroli mafii, było dobrodziejstwem dla republikanów. W rezultacie demokraci desperacko walczyli o utrzymanie AIDS w tajemnicy, sprzeciwiając się wszelkim propozycjom testów na AIDS lub innym środkom rządowym mającym na celu kontrolę jego rozprzestrzeniania się. W San Francisco plan zamknięcia łaźni, najsłynniejszych w kraju domów publicznych dla homoseksualistów, wyszedł od niektórych bardziej przerażonych homoseksualistów, którzy widzieli już, jak ich „kochankowie" marnieją i umierają na tę chorobę. Ich sugestia spotkała się z chórem oburzenia ze strony zagorzałych homoseksualistów, lojalnie wspieranych przez przywódców politycznych San Francisco. Od dawna wiadomo było, że głosy homoseksualistów stanowiły teraz decydujący czynnik potrzebny do zwycięstwa w San Francisco i nie zamierzali oni rezygnować ze swojej władzy politycznej. Na poziomie krajowym wysiłki rządu w walce z AIDS ograniczały się do żałosnych i śmiesznych programów rozdawania darmowych prezerwatyw i igieł do narkotyków samobójczej mniejszości wśród degeneratów. W rzeczywistości dzięki tym taktykom same agencje rządowe stały się oficjalnymi sponsorami homoseksualnej degeneracji i zażywania narkotyków, co było dziwnym zwrotem dla obrońców ustaw. Odzwierciedlając nowe i bardziej oświecone podejście rządu, kwiaciarnia Bird's Florist w stolicy kraju uczciła Walentynki 1988 roku, oferując specjalną walentynkową ofertę składającą się z tuzina róż American Beauty i tuzina prezerwatyw. Pakiet, nazwany „Bukietem bezpiecznego seksu", został entuzjastycznie przyjęty przez rządową biurokrację.

Przez cały czas trwania tej epidemii rząd praktycznie nic nie zrobił, podczas gdy AIDS nadal się rozprzestrzeniało. Centrum Kontroli

Chorób, znajdujące się na tyłach rezydencji Jimmy'ego Cartera, pozostawało organizacją typu, zdominowaną przez polityków starej gwardii Partii Demokratycznej; odmawiano jakiejkolwiek współpracy z „faszystowskim" reżimem Ronalda Reagana. Od samego początku epidemii AIDS Centrum Kontroli Chorób prowadziło desperacką walkę na tyłach, aby ukryć lub bagatelizować epidemię. Latem 1985 roku władze CDC stanowczo odmówiły uznania wszy głowowych lub łonowych za potencjalnych nosicieli wirusa AIDS. Pracownicy CDC odrzucili ten pomysł z przerażeniem, twierdząc, że sama koncepcja jest „niewykonalna" i „przerażająca". W rzeczywistości powszechnie wiadomo, że wiele wirusów przenoszą owady, zwłaszcza arbowirusy, czyli „wirusy przenoszone przez stawonogi"; zidentyfikowano już około pięciuset takich arbowirusów. Niektórzy badacze są przekonani, że pluskwa jest jednym z głównych nosicieli wirusa AIDS, który tak szybko rozprzestrzenia się w całej Afryce; pluskwę można znaleźć w niemal każdej afrykańskiej chatce. Naukowcy uważają obecnie, że komary, muchy tse-tse, mrówki lwie i czarne chrząszcze również mogą przenosić wirusa AIDS w Afryce. Stanowi to racjonalne wyjaśnienie szybkiego rozprzestrzeniania się AIDS w wielu różnych krajach afrykańskich. Żadnego z tych owadów nie można znaleźć we wszystkich krajach afrykańskich, ale jeden lub więcej występuje w dużych ilościach w każdym regionie Afryki.

W 1900 roku dr Walter Reed udowodnił, że komar Aedes aegypti jest wektorem żółtej febry. Obecnie wiadomo, że niektóre małpy są nosicielami wirusa podobnego do wirusa AIDS, ale jak odkrył dr Duesberg, wirus HIV, któremu dr Gallo z NIH przypisuje wyłączną odpowiedzialność za zakażenie AIDS, występuje tylko w około połowie wszystkich przypadków AIDS, co dr Gallo woli nie wyjaśniać. Pytanie brzmi: jaki jest czynnik zakaźny w pozostałej połowie przypadków AIDS, lub, jak twierdzi dr Duesberg, wirus HIV nie jest czynnikiem zakaźnym w żadnym z nich. Jeśli tak jest, to masowe rządowe programy badań na obecność wirusa HIV są wielomilionowym zamieszaniem w poszukiwaniu fałszywych tropów.

Chociaż Centrum Kontroli Chorób (CDC) nadal twierdziło, że ubóstwo, środowisko i owady nie mają absolutnie żadnego związku z przenoszeniem AIDS, w maju 1987 roku w czasopiśmie *„Science"* ukazało się ogłoszenie, w którym poszukiwano entomologa zajmującego się badaniami nad „możliwą rolą gryzących stawonogów w przenoszeniu wirusa ludzkiego niedoboru odporności (AIDS)". Zgłoszenia należało kierować do Centrum Kontroli Chorób.

Niebezpieczeństwa związane z podważaniem utartych teorii na temat AIDS nadal prześladują naukowców. Kiedy Instytut Medycyny

Tropikalnej przedstawił wyniki badań, które tam przeprowadził i które wskazywały na związek między wirusami przenoszonymi przez owady a AIDS, Uniwersytet Michigan, pod znaczną presją Centrum Kontroli Chorób, natychmiast wstrzymał wszelkie finansowanie. 25 sierpnia 1986 r. w Oksfordzie prof. Jean-Claude Cermann z Instytutu Pasteura w Paryżu poinformował, że AIDS wykryto u afrykańskich owadów; wirus został wyizolowany u komarów, karaluchów, mrówek i much tse-tse. Było to w bezpośredniej sprzeczności z twierdzeniami CDC, że wirus AIDS nie może być przenoszony przez komary ani żadne inne owady.

Kalifornijski lekarz dr Bruce Halstead twierdzi, że współczesna medycyna nie ma lekarstwa na AIDS, raka ani chorobę popromienną. Wskazuje również, że jego badania wykazały, iż wirus AIDS jest zdolny do biliona mutacji. Tymczasem pacjenci z AIDS leczeni przez onkologów (specjalistów od raka) umierają znacznie częściej niż pacjenci z AIDS leczeni metodami holistycznymi. Wielu z nich zaskakuje statystyków medycznych, przeżywając dłużej niż dwa lata od momentu zdiagnozowania choroby. Czterdziestoletni pacjent z San Francisco, Dan Turner, jest obecnie najdłużej żyjącą ofiarą AIDS. Mówi, że zaraził się podczas podróży do Nowego Jorku w czerwcu 1981 roku, a 12 lutego 1982 roku lekarz poinformował go, że ma „raka gejów", po tym jak pojawiły się u niego charakterystyczne objawy mięsaka Kaposiego. Stosował kurację witaminą C, naturalną żywnością, medytacją, akupunkturą i podnoszeniem ciężarów.

Dr Laurence Badgley w swojej przełomowej pracy „Healing AIDS Naturally" (Naturalne leczenie AIDS) proponuje szereg metod leczenia, z których typowa, przynosząca dobre wyniki, opiera się na diecie wegetariańskiej składającej się z warzyw, witamin, trawy pszenicznej, soków i ziół, której towarzyszy spożywanie ośmiu lub dziewięciu ząbków surowego czosnku dziennie.

Podczas gdy rząd zwleka, społeczeństwo amerykańskie nadal drży na samą myśl o zarażeniu się AIDS, śmiertelną chorobą. Sędziowie podczas walk bokserskich i innych sportów kontaktowych noszą obecnie rękawiczki medyczne, aby uniknąć zakażenia rozpryskującą się krwią zawodników. Urzędnicy sądowi zakładają odzież ochronną, taką jak rękawiczki i maski chirurgiczne, gdy są zmuszeni do stawienia się w sądzie w obecności chorych ofiar AIDS. Te środki wywołują gniew i przerażenie wśród obrońców swobód obywatelskich, którzy twierdzą, że te techniki ochronne tworzą „szkodliwą atmosferę" dla pacjenta z AIDS. Ponieważ prawdopodobnie już umiera, argument ten wydaje się bezprzedmiotowy.

Ustalony fakt, że od samego początku epidemia AIDS ograniczała się do dobrze zidentyfikowanych grup homoseksualistów, Haitańczyków, osób używających narkotyków dożylnie oraz osób czarnoskórych, wywołał również burzę w Amerykańskiej Unii Wolności Obywatelskich, ponieważ zasadą społeczeństwa egalitarnego jest to, że choroba nie powinna być tak stronnicza w wyborze swoich ofiar. W więzieniach stanu Nowy Jork w latach 1984–1986 ofiarami AIDS było 45% Latynosów, 43% Czarnych, a 97% z nich stanowili osoby używające narkotyków dożylnie *(New York Times,* 7 lutego 1988 r.).

Autor niniejszego tekstu ustalił już wcześniej w książce „The Curse of Canaan", że homoseksualizm, od czasów samego Kanaana do dnia dzisiejszego, ma swoje źródło w zanieczyszczeniu pierwotnej rasy korzeniowej, a zamieszanie tożsamości seksualnej jest bezpośrednią konsekwencją wynikającego z tego zamieszania tożsamości rasowej, które powoduje zaburzenie wzorca DNA struktury genetycznej. Nic więc dziwnego, że w przydatnej książce Joy Schulenberg „Complete Guide to Gay Parenting" Doubleday 1985, stwierdzenie, że pary „gejowskie" rasy białej adoptują prawie wyłącznie dzieci rasy czarnej. Jest to niesprawiedliwe wobec adoptowanych dzieci rasy czarnej, które nie z własnej winy będą narażone na możliwość zarażenia się AIDS od jednego lub drugiego z ich „gejowskich" rodziców zastępczych. Wydaje się, że biali „geje" nie chcą narażać innych białych na niebezpieczeństwa związane z „alternatywnym stylem życia".

ROZDZIAŁ 7

NAWÓZ

Jedną z największych zmian, jakie zaszły w naszym świecie w ciągu ostatnich pięćdziesięciu lat, była „zielona rewolucja", czyli tak zwana rewolucja rolnicza w wielu częściach Trzeciego Świata. Rewolucja ta miała szybko wprowadzić kraje Trzeciego Świata w XX wiek i umożliwić im konkurowanie na równych zasadach z bardziej zaawansowanymi krajami zachodnimi. Teraz, gdy XX wiek odchodzi w przeszłość, widać wyraźnie, że cel ten nie został osiągnięty. Kraje azjatyckie i latynoamerykańskie stanowią coraz większą konkurencję w produkcji gotowych wyrobów dzięki znacznie niższym kosztom pracy, ale w rolnictwie, pomimo faktu, że powstały ogromne nowe rynki dla przedsiębiorstw chemicznych Rockefellera, zmniejszenie ubóstwa, które rzekomo było celem „zielonej rewolucji", pozostaje mrzonką. W rzeczywistości te obszary świata, które od dawna były oznaczone na mapach jako „nierozwinięte", nie miały żadnej adnotacji, że było to słowo-klucz oznaczające „niewykorzystane", to znaczy jeszcze nieeksploatowane przez drapieżnych międzynarodowych konspiratorów. Jedynym prawdziwym interesem finansistów jest rozwój rynków zbytu dla swoich produktów, które mogą przynieść zysk. Ponieważ większość krajów Trzeciego Świata nie jest w stanie zapłacić za towary, opracowano złożony system, w ramach którego amerykański podatnik wysyła „pomoc" do Trzeciego Świata. Pracuje on w fabryce, produkując ciągnik; ciągnik ten jest następnie wysyłany do Boliwii, a opłata za niego jest wyciągana z wynagrodzenia pracownika. Kolejnym udoskonaleniem jest system, w ramach którego amerykańskie lub międzynarodowe banki „pożyczają" pieniądze tym krajom, aby mogły one zapłacić za towary; System Rezerwy Federalnej „gwarantuje" następnie te nieściągalne pożyczki z funduszy amerykańskich podatników. Po raz kolejny z wynagrodzenia pracownika wyciąga się pieniądze na pokrycie kosztów towarów, które sam wytwarza. Twórcy Konstytucji nigdy nie przewidzieli takiego rozwoju sytuacji, w wyniku czego, gdy pracownik powołuje się na Konstytucję, domagając się zwolnienia z wyłudzenia, sędzia z oburzeniem wrzuca go do więzienia za „nieistotne" i „mylące" zeznania. Świat jest obecnie Archipelagiem Gułagów, rządzonym przez bezwzględnych sługusów konglomeratu Rockefeller-Rothschild. Jego bogami są pieniądze i władza; jego jedynym wrogiem jest orędownik wolności.

Obecnym bohaterem interesów Rockefellera jest Norman Borlaug, który w 1970 roku otrzymał Pokojową Nagrodę Nobla. Borlaug, rolnik z Iowa, został wysłany do Meksyku przez interesy Rockefellera w 1944 roku w celu opracowania nowych odmian zbóż. Podczas swoich eksperymentów skrzyżował 60 000 różnych gatunków pszenicy, co doprowadziło do stworzenia do 1964 roku całkowicie tropikalnej rasy karłów, podwójnych karłów i potrójnych karłów. Zostało to okrzyknięte „zieloną rewolucją". Powstała w ten sposób „superpszenica" dawała większe plony, ale osiągnięto to poprzez „wzbogacanie" gleby ogromnymi ilościami nawozu na akr, przy czym nawóz ten był produktem azotanów i ropy naftowej, surowców kontrolowanych przez Rockefellerów. Zastosowano również ogromne ilości herbicydów i pestycydów, tworząc dodatkowe rynki zbytu dla chemicznego imperium Rockefellerów. W rzeczywistości „zielona rewolucja" była jedynie rewolucją chemiczną. W żadnym momencie nie można było oczekiwać, że kraje Trzeciego Świata będą w stanie zapłacić za ogromne ilości nawozów chemicznych i pestycydów. Zadbał o to ponownie system „pomocy zagranicznej", który już funkcjonował.

Interesy Rockefellerów wysłały również Roberta Chandlera na Filipiny w celu opracowania „cudownego ryżu"; w rezultacie powstał ryż, który wymagał trzykrotnie większej ilości nawozu niż dotychczas. Ryż ten dojrzewał w ciągu czterech miesięcy zamiast dotychczasowych sześciu, dając trzy plony rocznie zamiast dwóch. Kiedy dwie filipińskie grupy zamożnych przedsiębiorców zaczęły rywalizować ze sobą o lokalne zyski z „cudownego ryżu", Rockefellerowie postanowili usunąć jedną z grup, konsorcjum Marcosa, zastępując ją frakcją Aquino, która miała bliskie powiązania z Chase Manhattan Bank i na której można było polegać, jeśli chodzi o spłatę odsetek od pożyczek. Jak zwykle „filantropia" Rockefellerów była ściśle powiązana z rynkami, zyskami i kontrolą polityczną. Współczesny przemysł nawozowy opiera się na ropie naftowej.

Pod koniec II wojny światowej producenci amunicji stanęli w obliczu ogromnych zapasów azotanów. Z powodu nadejścia pokoju, który fundacje filantropijne zawsze postrzegają z przerażeniem, trzeba było szybko znaleźć nowe rynki zbytu dla tych towarów. Azot i azotany były kluczowymi składnikami w produkcji bomb i pocisków. Trzeba było stworzyć porównywalny rynek w czasie pokoju. Zgodnie z zasadą, którą ustalili po pierwszej wojnie światowej, kiedy to monopoliści, stojąc w obliczu ogromnych zapasów pozostałego chloru, który został wyprodukowany ogromnym kosztem, aby spowodować intensywne cierpienie i śmierć, stwierdzili, że jedynym możliwym rynkiem zbytu jest sprzedaż go amerykańskim społecznościom, które następnie dodawałyby go do swoich zasobów wodnych, w 1945 roku zdecydowano, że jedynym sposobem na pozbycie się ogromnych zapasów azotanów jest wprowadzenie ich do łańcucha pokarmowego jako nawozu.

Rosnącą liczbę zgonów spowodowanych zawałami serca w Stanach Zjednoczonych w ciągu ostatnich pięćdziesięciu lat zwolennicy medycznego monopolu wyjaśniali w sposób naiwny jako kolejny dowód na „fakt", że Amerykanie żyją dłużej, a wraz z wiekiem stają się bardziej podatni na choroby „zwyrodnieniowe", takie jak nowotwory i schorzenia serca. Była to typowa wymówka środowiska medycznego, które wygodnie pomijało istotne zmiany w stylu życia Amerykanów. Przez wiele lat XIX wieku epidemie cholery i duru brzusznego niszczyły mieszkańców dużych amerykańskich miast, a ich wybuchy wynikały ze złych warunków sanitarnych i zanieczyszczenia wody. Kiedy po I wojnie światowej monopoliści dodali nadmiar chloru do wody, powszechnie uznano, że to właśnie dzięki temu skończyły się epidemie cholery i duru brzusznego. W rzeczywistości chlorowanie nie miało z tym nic wspólnego. Dur brzuszny był w dużej mierze spowodowany zanieczyszczeniem ulic miast dużymi ilościami końskich odchodów, które gniły i przyciągały muchy.

Kiedy padał deszcz, zanieczyszczenia te były spłukiwane do sieci wodociągowej. Wraz z pojawieniem się samochodów i zniknięciem koni z ulic miast jako głównego środka transportu, dur brzuszny zniknął niemal z dnia na dzień. Miało to miejsce w latach dwudziestych XX wieku, kiedy to samochody zastąpiły konie na ulicach.

Wrzucenie tych materiałów wojennych do naszych zasobów wodnych miało jednak jeden nieprzewidziany skutek. Spowodowało to nową epidemię – ną epidemię zawałów serca. Chlor w wodzie połączył się z tłuszczami zwierzęcymi w diecie, tworząc chemiczną mieszankę, która następnie utworzyła lepką substancję w tętnicach; spowodowało to stan zwany miażdżycą. Nagromadzenie tej lepkiej substancji w tętnicach stopniowo zakłócało krążenie krwi, ostatecznie zamykając główne tętnice prowadzące do serca i wywołując ataki dusznicy bolesnej oraz zawały serca. Tutaj ponownie pozorny „postęp" w higienie okazał się kolejnym dobrodziejstwem dla medycznego monopolu, ponieważ gabinety lekarzy zapełniły się Amerykanami cierpiącymi na choroby serca.

Po zakończeniu II wojny światowej monopoliści rozpoczęli wspólne działania mające na celu wprowadzenie nadwyżek azotanów do amerykańskiego łańcucha pokarmowego. Agenci powiatowi w całych Stanach Zjednoczonych otrzymali polecenie, aby doradzać rolnikom w swoich rejonach zwiększenie stosowania nawozów, herbicydów i pestycydów. Ta rada sprawiła, że rolnictwo stało się jeszcze bardziej kapitałochłonne, zmuszając rolników do udania się do banków po kolejne pożyczki i torując drogę do programu wypierania indywidualnych rolników z ziemi, tworząc wielkie monopole rolnicze, podobne do radzieckiego Trustu Rolnego. Rolnicy zaciągali również wysokie pożyczki na zakup drogich traktorów napędzanych benzyną, co znacznie zwiększało dochody Rockefellera, a jednocześnie pozbawiało ich nawozu, który wcześniej pozyskiwali dzięki swoim koniom. Nie było przypadkiem, że banki, które tak chętnie udzielały pożyczek potrzebnych rolnikom, którzy wiernie stosowali się do instrukcji swoich agentów okręgowych, były bankami czerpiącymi środki z Systemu Rezerwy Federalnej. Ten monopol na pieniądze i kredyt w kraju został zaplanowany podczas tajnego spotkania spiskowców na wyspie Jekyl w stanie Georgia w listopadzie 1910 roku, któremu przewodniczył senator Nelson Aldrich, którego córka niedawno poślubiła Johna D. Rockefellera Jr.

Wartość odżywcza żywności uprawianej na glebie intensywnie nawożonej oraz fakt, że żywność ta jest następnie poddawana rozległemu „przetwarzaniu", aby uczynić ją bardziej dogodną do magazynowania na dużą skalę, transportu i sprzedaży detalicznej, zostały pominięte przez monopol medyczny. Głos sprzeciwu zabrzmiał, gdy dr H. M. Sinclair, czołowy dietetyk i kierownik Laboratorium Żywienia Człowieka w Magdalen College w Oksfordzie, wygłosił przemówienie z okazji Światowego Dnia Zdrowia w 1957 r., które zostało przedrukowane w *British Medical Journal* 14 grudnia 1957 r. Dr Sinclair przypomniał, że od początku swoich studiów medycznych „moi nauczyciele kliniczni nie potrafili odpowiedzieć, dlaczego oczekiwana długość życia mężczyzny w średnim wieku w tym stuleciu prawie nie różni się od tej z początku tego stulecia, a nawet sprzed stu lat". Oznacza to, że pomimo ogromnego postępu w medycynie – zapalenie płuc zostało niemal całkowicie wyeliminowane, gruźlica jest stosunkowo rzadka, a chirurgia, endokrynologia i zdrowie publiczne odnotowały wspaniałe postępy – mężczyzna w średnim wieku nie może oczekiwać, że będzie żył o więcej niż cztery lata dłużej niż sto lat temu – a w Szkocji średnia długość życia faktycznie się obecnie zmniejsza".

W 1893 roku niemiecki chemik rolniczy, dr Julius Hensel, napisał w swojej książce „Chleb z kamieni": „Rolnictwo wkroczyło w znak raka... nie możemy pozostawać obojętni na to, jakie uprawy hodujemy dla naszego pożywienia ani jakimi substancjami nawozimy nasze pola. Nie wystarczy, że zbieramy wielkie ilości, ale te wielkie ilości muszą być również dobrej jakości. Nie ulega wątpliwości, że poprzez samo nawożenie marglem, tj. węglanem wapnia, można uzyskać tak duże plony, że człowiek skłonny jest zawsze zadowalać się marglem, ale przy takim jednostronnym nawożeniu powoli, ale pewnie, pojawią się różnego rodzaju złe skutki; dały one początek aksjomatowi doświadczenia: „Nawożenie wapnem czyni bogatymi ojców, ale biednymi synów". Ponieważ nasza obecna mąka pszenna, pozbawiona otrębów, dostarcza prawie całkowicie pozbawionego składników odżywczych pokarmu, nie powinniśmy się dziwić ogromnej liczbie współczesnych chorób". Zostało to napisane w 1893 roku, zanim interesy Rockefellera zalały świat nawozami na bazie ropy naftowej.

Aby przeciwdziałać rosnącej gamie nieaktywnych, ubogich w składniki odżywcze produktów spożywczych, poplecznicy medycznego monopolu nie próżnowali. Prowadząc wojny na wyniszczenie przeciwko czołowym zwolennikom lepszego odżywiania, Agencja ds. Żywności i Leków (FDA) oraz Amerykańskie Stowarzyszenie Medyczne (AMA) dzielnie broniły stosowania nawozów chemicznych. W szeroko rozpowszechnionym magazynie AMA, *„Today's Health"*, dostępnym w każdej szkole publicznej i bibliotece, we wrześniu 1958 roku napisano: „Szeroko zakrojone badania przeprowadzone przez rząd federalny w ramach programu wykazały, że na wartość odżywczą upraw nie ma wpływu rodzaj gleby ani stosowanych nawozów...". Sprzeciwił się temu dr Alexis Carrel z Fundacji Rockefellera, który napisał: „Nawozy chemiczne, zwiększając plony bez uzupełniania wszystkich wyczerpanych składników gleby, pośrednio przyczyniły się do zmiany wartości odżywczej zbóż i warzyw. Kury zostały zmuszone przez sztuczną dietę i tryb życia do dołączenia do grona masowych producentów. Czyż nie zmieniła się jakość ich jaj? To samo pytanie można zadać w odniesieniu do mleka, ponieważ krowy są obecnie trzymane w oborach przez cały rok i karmione paszą przemysłową. Higieniści nie poświęcili wystarczającej uwagi genezie chorób. Ich badania warunków życia i diety oraz ich wpływu na stan fizjologiczny i psychiczny współczesnego człowieka są powierzchowne, niekompletne i zbyt krótkotrwałe".

Pomimo twierdzeń rządowych naukowców o znaczeniu gleby świadczy fakt, że zawartość żelaza w sałacie może wahać się od 1 mg na 100 g do 50 mg na 100 g, w zależności od warunków glebowych, w których jest uprawiana. Środkowy Zachód od dawna znany jest jako „pas wola", ze względu na powszechny niedobór jodu w glebie. Wyspy Brytyjskie, które od prawie dwóch tysięcy lat są intensywnie uprawiane, mają tak duże niedobory minerałów w glebie, że Brytyjczycy są znani na całym świecie ze swoich złych zębów.

Obecny system chemii rolniczej został stworzony przez dr Justusa von Liebiga, niemieckiego profesora chemii, który zasugerował, że do gleby należy dodawać minerały i kwasy, aby były one bardziej dostępne dla roślin. Rolnictwo chemiczne wykorzystuje rozpuszczalne substancje chemiczne, które są kwaśne lub zasadowe, a ich ostatecznym skutkiem jest zakwaszenie gleby, podczas gdy stosowanie chemicznych minerałów sprawia, że gleba staje się bezużyteczna. Sugeruje się, że wciąż żyjemy dzięki korzyściom przyniesionym przez ostatnią epokę lodowcową i że jedynym sposobem na remineralizację gleby jest przejście przez kolejną epokę lodowcową, tak jak to miało miejsce wcześniej co około 100 000 lat.

Dr W. M. Albrecht, kierownik Katedry Gleboznawstwa na Wydziale Rolnictwa Uniwersytetu Missouri, stwierdza: „Chociaż od dawna panuje powszechne przekonanie, że choroba jest nieszczęściem zsyłanym na nas z zewnątrz, rośnie świadomość, że prawdopodobnie ma ona swoje źródło wewnątrz nas, z powodu niedoborów i niezdolności do pełnego odżywiania się. Głębsza wiedza na temat odżywiania ujawnia coraz większą liczbę przypadków chorób niedoborowych. Ich przyczyny często sięgają nie tylko produktów spożywczych dostępnych w sklepach, na które pozwala budżet rodzinny, ale nieco dalej, bliżej ich źródła, a mianowicie nawożenia gleby, punktu, od którego zaczyna się cała produkcja rolna. Te coraz częstsze przypadki klasyfikowane jako niedobory potwierdzają prawdziwość starego powiedzenia, które mówiło nam, że „być dobrze odżywionym to być zdrowym".

Wiele z dziwnych nowych chorób, które pojawiły się w ostatnich latach, ma swoje źródło w odżywianiu. Dr Josephson identyfikuje miastenię jako zaburzenie endokrynologiczne wynikające z niedoboru manganu, które może być spowodowane albo nieprawidłowym wchłanianiem manganu, albo nieprawidłowym metabolizmem. Potrzeba stosowania nawozów chemicznych mogła wynikać z długotrwałej wady metody uprawy, jaką było stosowanie pługa z odkładaczem. Edward H. Faulkner, profesor Uniwersytetu w Oklahomie, odkrył, że pług z odkładaczem niszczył żyzność gleby. Zneutralizował ten efekt, wprowadzając na powierzchnię nawozy zielone za pomocą brony i rezygnując z pługa – narzędzia, które praktycznie cały nawóz zielony (gnijącą materię roślinną i resztki warzywne znajdujące się na powierzchni ziemi) wtłacza na głębokość około sześciu do ośmiu cali pod powierzchnię, gdzie tworzy on barierę dla wody, która powinna podnosić się z poziomu wód gruntowych. Górne sześć cali staje się wtedy suche, ponieważ blokowane jest działanie kapilarne przepływu wody. Rośliny uprawiane na tej zubożonej przez pług glebie przyciągają owady, a ich zawartość witamin i minerałów jest zubożona. Rośliny stają się chorowite i giną.

Widząc ten rezultat, rolnik dochodzi do wniosku, że problemem jest brak jakiegoś pierwiastka w glebie, nie zdając sobie sprawy, że to pług zakłócił działanie sił kapilarnych wody w glebie. Staje się wówczas gotowym klientem na duże ilości nawozów chemicznych. Jednym z głównych producentów tych nawozów była kontrolowana przez Rockefellera firma American Agricultural and Chemical Company. Nic dziwnego, że jeden z jej dyrektorów, John C. Traphagen z, był również dyrektorem Banku Rezerwy Federalnej w Nowym Jorku oraz Instytutu Medycznego Rockefellera. Traphagen, główny motor i dyrektor Amerykańskiego Towarzystwa Walki z Rakiem, był prezesem Banku Nowego Jorku oraz dyrektorem Banku Fifth Avenue. Był również dyrektorem Wyandotte Chemicals, Hudson Insurance, Brokers and Shippers Insurance, Caledonian American Insurance, Foreign Bondholders Protective Association, Sun Insurance, Ltd. (jednej z trzech głównych firm Rotszyldów), Atlantic Mutual Insurance, Eagle Fire Insurance, Norwich Union Fire Insurance, Ltd., International Nickel, Royal Insurance Company, Royal Liverpool Insurance oraz wielu innych londyńskich firm ubezpieczeniowych, z których większość znajdowała się w orbicie Rotszyldów.

W zarządzie American Agricultural and Chemical zasiadał również John Foster Dulles z kancelarii prawnej Sullivan and Cromwell z Wall Street; pełnił on funkcję sekretarza stanu w administracji Eisenhowera, podczas gdy jego brat Allen był szefem Centralnej Agencji Wywiadowczej (CIA). Dulles był również dyrektorem International Nickel, Bank of New York, American Banknote Company (która dostarczała papier używany przez System Rezerwy Federalnej do drukowania banknotów, zabezpieczonych papierowymi obligacjami) oraz przewodniczącym Fundacji Carnegie na rzecz Pokoju Międzynarodowego, której prezesem był Alger Hiss, dyrektorem Biblioteki Publicznej w Nowym Jorku, Union Theological Seminary oraz Rady Bankowej Stanu Nowy Jork. Dulles był sekretarzem podczas konferencji pokojowej w Hadze w 1907 r. oraz pełnił funkcję sekretarza swojego wuja, Roberta Lansinga, sekretarza stanu Wilsona, podczas konferencji pokojowej w Paryżu w 1918 r. Dulles zasiadał później w

Komisji ds. Reparacji Wojennych oraz w Najwyższej Radzie Gospodarczej wraz z Bernardem Baruchem w 1919 r.; uczestniczył w berlińskiej konferencji w sprawie długów w 1933 r. i był amerykańskim delegatem do ONZ w San Francisco, kiedy Alger Hiss redagował Kartę Narodów Zjednoczonych w 1945 r. Zarówno Dulles, jak i jego brat Allen uczestniczyli w historycznej konferencji z baronem Kurtem von Schroderem i Adolfem Hitlerem w Kolonii w 1933 r., podczas której bracia Dulles zapewnili Hitlera, że bankierzy z Wall Street udzielą mu pożyczki na uruchomienie reżimu nazistowskiego w Niemczech.

W zarządzie American Ag & Chem zasiadał również George C. Clark z banku inwestycyjnego Clark and Dodge; John R. Dillon, prezes Unexcelled Chemical Company i Lone Star Cement, a także potentat teatralny, dyrektor National Theatres, Twentieth Century Fox i Skouras Theatres, oraz potentat lotniczy, dyrektor Curtiss-Wright i Wright Aeronautical; w zarządzie zasiadał również bankier Robert Stone, partner Haydena Stone'a, dyrektor firm Mesabi Iron Ore i Island Greek Coal Company należących do Rockefellera, Punta Alegre Sugar Company, U.S. Envelope, John P. Chase Company, Philadelphia and Norfolk Steamship Company, Amoskeag Company oraz William Whitmore Company.

Kolejnym członkiem Ag & Chem był Elliott V. Bell, który był również dyrektorem American Cancer Society. W latach 1929–1939 był publicystą finansowym w *New York Times*, co zapewniło mu dostęp do najwyższych kręgów finansowych. W 1940 r. został doradcą ekonomicznym Thomasa Deweya, w latach 1947–1949 pełnił funkcję nadzorcy banków stanu Nowy Jork, był dyrektorem McGraw Hill, redaktorem magazynu biznesowego *„Business-week”*, dyrektorem należącego do Rockefellera Chase Manhattan Bank, New York Life, New York Telephone Company, Tricontinental Corporation, Revere Copper and Brass oraz innych firm. Został również powołany do Komitetu ds. Finansowania Ubezpieczeń Społecznych przy HEW oraz został członkiem zarządu Fundacji Johna S. Guggenheima i Fundacji Rogera Strausa. Jego córka, pani Thomas Hoving, jest czołową postacią nowojorskiej śmietanki towarzyskiej, należącą do grona „pięknych ludzi”.

Stosowanie nawozów chemicznych spowodowało stały spadek zawartości białka w warzywach w tempie dziesięciu procent rocznie.

Jednak najniebezpieczniejszym skutkiem i prawdopodobną przyczyną wielu chorób wywołanych niedoborem składników odżywczych był fakt, że nawozy chemiczne zmniejszały ilość potasu w glebie, jednocześnie zwiększając ilość sodu. Potas i sód są liderami dwóch grup o przeciwnych właściwościach elektrycznych. Brak aktywności potasu w organizmie sprzyja chorobom, zwłaszcza nowotworom. Zwiększona ilość sodu może wyjaśniać dramatyczny wzrost zachorowań na nadciśnienie tętnicze w całych Stanach Zjednoczonych, ponieważ nasza populacja spożywa coraz większe ilości sodu z żywności uprawianej na glebach nawożonych chemicznie, jednocześnie cierpiąc z powodu skutków stale obniżającego się poziomu potasu w organizmie. Potas jest szczególnie niezbędny do regulacji bicia serca; jego brak w organizmie sprawia, że organizm jest podatny na nagłe zawały serca.

Dietetycy uważają obecnie, że stosowanie nawozów chemicznych w glebie powoduje siedemdziesiąt procent wszystkich przypadków anemii wśród mieszkańców Stanów Zjednoczonych, ponieważ nawozy te nie uzupełniają żelaza w glebie, a wręcz je z niej usuwają.

Stosowanie nawozów chemicznych przyspieszyło również przejęcie kontroli nad światowymi dostawami zbóż przez wielkie korporacje ściśle powiązane z interesami Rockefellera. W 1919 roku największym producentem zbóż na świecie była Montana Farming Corporation. W tamtym czasie pszenica sprzedawana była po gwarantowanej cenie 2,20 dolara za buszel, a korporacja osiągała ogromne zyski. Na czele zarządu Montana Farming stał J. P. Morgan, którego rozległe interesy w bankowości, hutnictwie i kolejnictwie nie dawały żadnych oznak, że pragnął zostać rolnikiem; Morgan zasiadał w Federalnej Radzie Doradczej Rady Rezerwy Federalnej, reprezentując obszar bankowości centralnej w Nowym Jorku. Jego współpracownikami w zarządzie Montana Farming byli: bankier Rockefellera, James Stillman z National City Bank – dwie z jego córek poślubiły dwóch synów Williama Rockefellera; Francis Hinckley Sisson, wiceprezes kontrolowanego przez Morgana banku Guaranty Trust – obecnie Morgan Guaranty Trust; oraz Charles D. Norton, którego Morgan mianował osobistym sekretarzem prezydenta Tafta podczas jego kadencji. Norton pełnił funkcję prezesa należącego do Morgana First National Bank (który później połączył się z National City Bank Rockefellera, tworząc obecnego giganta bankowego, Citibank). Norton był jednym z pierwotnych konspiratorów obecnych na wyspie Jekyl, gdzie potajemnie opracowywano ustawę o Rezerwie Federalnej. Był dyrektorem w firmach Montgomery Ward, Equitable Life, ATT, Tidewater Oil oraz Delaware and Lackawanna Railroad. Był również dyrektorem wielu ulubionych organizacji charytatywnych Morgana, takich jak Amerykański Czerwony Krzyż, Fundacja Russella Sage'a i Metropolitan Museum. W zarządzie Montana Farming zasiadał również Charles H. Sabin, dyrektor Guaranty Trust, Merchants and

Metals National Bank, prezes Asia Banking Corporation, American Foreign Securities Corporation, Mackay Companies, Postal Telegraph i wielu innych firm.

Obecnie światowy handel zbożem znajduje się w rękach pięciu firm: Cargill, Continental Grain, Louis Dreyfus, Bunge i Andre. Firmy te wzbogaciły się i zyskały potęgę, wykorzystując falę popularności superzboża opracowanego przez Rockefeller Trust. Utrzymują one bliski kontakt z tymi interesami oraz z interesami bankowymi Rockefellerów, opierając się głównie na międzynarodowej sieci Chase Manhattan. Firmy te czerpały również zyski z opracowania przez Fundację Rockefellera nasion hybrydowych, zwłaszcza kukurydzy. Z komercyjnego punktu widzenia atrakcyjność hybryd polega na tym, że nie mogą się one rozmnażać. W rezultacie rolnik musi co roku wyłożyć pieniądze na zakup nowej partii nasion hybrydowych. Nasiona hybrydowe mają jeszcze jedną wielką zaletę dla monopolistów: dają firmie macierzystej, która posiada patent, monopol na tę konkretną odmianę nasion. Mamy więc dwa czynniki – opłacalność komercyjną i monopol – które dają bankom i Chemical Trustowi całkowitą kontrolę nad amerykańskim rolnikiem. Nasiona hybrydowe dają średnio o dwadzieścia do trzydziestu procent większy plon z akra, co jest mocnym argumentem dla rolnika. Podobnie „cudowna pszenica", która powstała w Międzynarodowym Centrum Doskonalenia Kukurydzy i Pszenicy w El Butan w Meksyku, doprowadziła do opracowania odmiany pszenicy, która mogła wytrzymać uderzenie ulewnych deszczy i burz tropikalnych. Została ona wyhodowana poprzez skrzyżowanie pszenicy meksykańskiej z odmianami japońskich pszenic karłowatych, które miały krótkie, wytrzymałe łodygi. Odmiana Norin-10, pochodząca z wyspy Honsiu, ledwo wytrzymywała japońskie tajfuny. Stała się ona odmianą, która urzeczywistniła „zieloną rewolucję". Po 1960 roku meksykańska stacja wypuściła długą serię odmian pszenicy: Nanair 60 z 1960 roku, Pitic 62, Penjamo 62, Sonora 64, Lerma Rojo 64, India 66, Siete Cerros 66, Super X 67, Yecoar 70 i Cajeme 71. Chociaż wymagały one intensywnego nawożenia i nawadniania, wszystkie mogły dobrze rosnąć w krajach tropikalnych. Wielka Piątka dysponuje ogromną władzą polityczną i finansową ze względu na swoje ogromne przepływy pieniężne oraz fakt, że tak wiele rządów polega na ich dostawach żywności w celu utrzymania stabilności politycznej. Zostało to wykazane podczas wydarzenia, które historycy nazywają obecnie Wielką Radziecką Kradzieżą Zboża z 1972 roku.

Transakcja ta, zorganizowana przez Henry'ego Kissingera, wieloletniego poplecznika Rockefellera z Chase Manhattan Bank, uratowała chwiejący się rząd radziecki, kosztując jednocześnie amerykańskich podatników wiele miliardów dolarów. W lipcu 1972 roku Związek Radziecki kupił pszenicę ze Stanów Zjednoczonych, próbując zrekompensować katastrofalną niekompetencję radzieckiego systemu rolnictwa spółdzielczego. W 1963 roku Rosja rozpoczęła politykę zakupu pszenicy z zagranicy, kupując 6,8 miliona ton z Kanady za 500 milionów dolarów. Aby opłacić zakupy ze Stanów Zjednoczonych w 1972 roku, Związkowi Radzieckiemu pozwolono pokryć płatność w następujący sposób: bank centralny Węgier, działając w imieniu Związku Radzieckiego, złożył zlecenie krótkiej sprzedaży dolara na kwotę 20 miliardów dolarów. Sekretarz skarbu John Connally zdewaluował następnie dolara o dziesięć procent. Związek Radziecki zarobił 4 miliardy dolarów na krótkiej sprzedaży dolara i opłacił zboże.

Michel Sidona, który był głęboko zaangażowany wraz z Rotszyldami i rodziną Hambro w międzynarodowe manipulacje finansowe, opisał ten proces ze swojej celi więziennej, gdzie później znaleziono go martwego. „W swojej niezgłębionej naiwności Stany Zjednoczone przekazały Związkowi Radzieckiemu 4 miliardy dolarów, pieniądze, które od tego czasu bez wątpienia zostały zainwestowane w zniszczenie ich dobroczyńców; wtedy zacząłem dostrzegać, że Ameryka jest współsprawcą własnej ruiny. Mówię wam, w całej historii żadna potęga nie uzbroiła i nie wsparła swoich wrogów tak ślepo jak ona".

Sowiecka transakcja zbożowa spowodowała wzrost cen wszystkich artykułów spożywczych w Stanach Zjednoczonych o dwadzieścia procent. Z powodu ograniczeń nałożonych przez Kongres na transport zboża statkami zagranicznymi, środka, który został przyjęty w celu wsparcia naszej kurczącej się floty morskiej, sowieckie zakupy zboża w 1972 roku kosztowały amerykańskiego podatnika dodatkowe pięćdziesiąt pięć milionów dolarów w postaci dotacji dla masowców. Amerykańskie statki przewoziły zboże za szesnaście dolarów za tonę, podczas gdy statki zagraniczne przewoziłyby je za dziewięć dolarów za tonę.

Do dziś tylko nieliczni międzynarodowi handlarze zbożem i radzieccy urzędnicy znają rzeczywistą cenę za czterdzieści milionów ton zboża, które Sowieci kupili od Stanów Zjednoczonych w latach 1971–1977. Urzędnicy z Departamentu Rolnictwa USA twierdzą, że nie mają żadnych danych dotyczących zapłaconej ceny ani tego, czy w ogóle została ona zapłacona. Wie o tym tylko Henry Kissinger, ale nie chce tego ujawnić.

Pięciu największych handlarzy zbożem jest również mocno zaangażowanych w manipulacje walutowe, codziennie obracając ogromnymi sumami na rynku kontraktów terminowych na waluty, ponieważ ich transakcje zbożowe powodują duże wahania wartości światowych walut. Dzięki swojej przewadze informacyjnej osiągają ogromne zyski niezależnie od tego, czy wartość walut rośnie, czy spada. Cargill ma obecnie 25% udziału w światowym handlu zbożem; Bunge z Argentyny ma 20%; Continental Grain rozpoczęło działalność podczas wojen napoleońskich, dostarczając zboże obu stronom; ma 25% udziału w światowym handlu zbożem — obecny szef firmy, Michel Fribourg, wraz ze swoim synem Rene posiada 90% akcji; Michel Fribourg był obywatelem francuskim, który podczas II wojny światowej wstąpił do wywiadu armii amerykańskiej; następnie uzyskał obywatelstwo amerykańskie; Andre, szwajcarska rodzina należąca do surowej sekty szwajcarskich kalwinistów, którzy są członkami światowej i bardzo wojowniczej wspólnoty Plymouth Brethren; oraz Dreyfus, który posiada dwadzieścia procent światowego handlu zbożem. Na czele firmy Dreyfus stoi obecnie Nathaniel Samuels, który służył w zespole prezydenta Nixona jako podsekretarz ds. gospodarczych. Prezes firmy Bunge, Walter Klein, którego biuro znajduje się w One Chase Manhattan Plaza w Nowym Jorku, jest urzędnikiem odpowiedzialnym za kształtowanie polityki w Radzie Handlowo-Gospodarczej USA-ZSRR.

ROZDZIAŁ 8

ZANIECZYSZCZENIE ŁAŃCUCHA POKARMOWEGO

Narodowa Akademia Nauk oszacowała niedawno, że 15% Amerykanów cierpi obecnie na alergie na jeden lub więcej produktów chemicznych. Badanie wykazało, że w naszych domach jesteśmy narażeni na działanie większej ilości toksycznych substancji chemicznych niż poza nimi. Substancje chemiczne, które można znaleźć w każdym domu, to między innymi benzen, który powoduje białaczkę; popularne spraye przeciwko molom i kulki na mole zawierające para-dichlorobenzen, którego stosowanie powoduje powstawanie niewidocznego, ale szkodliwego gazu w około trzydziestu milionach amerykańskich domów; lindan, powszechnie stosowany pestycyd; chlordan, stosowany do zwalczania termitów (chlordan był ostatnio szeroko komentowany w mediach z powodu kilku rodzin, które poważnie zachorowały po tym, jak ich domy zostały poddane zabiegom przez profesjonalnych specjalistów od zwalczania termitów; jedna para musiała się wyprowadzić i całkowicie porzucić swój dom po tym, jak inspektorzy poinformowali ich, że nie ma możliwości wystarczającego oczyszczenia go z pozostałości chlordan, aby nadawał się do zamieszkania). Związki chloroformu są w domach znacznie bardziej powszechne, niż się powszechnie uważa. Agencja EPA stwierdziła, że poziom chloroformu w domach był pięciokrotnie wyższy niż na zewnątrz. Osoby biorące gorący prysznic za zamkniętą zasłoną nie zdają sobie sprawy, że wdychają znaczne ilości chloroformu z pary. Podgrzewanie wody uwalnia chlor z mocno chlorowanej wody, który następnie wydobywa się w postaci gazu, gdy gorąca woda wypływa z dyszy. Codzienny prysznic gwarantuje odurzenie chloroformem. Formaldehyd jest również obecny w wielu domach w szeregu powszechnie stosowanych związków.

Codzienne spożywanie niewielkich ilości dowolnej lub wszystkich tych domowych substancji chemicznych przyczynia się do rozwoju nowotworów, ponieważ są one wystarczająco toksyczne, by stać się rakotwórcze przy codziennym kontakcie. Jednak dr A. Samuel Epstein, znany autorytet w dziedzinie onkologii z Uniwersytetu Illinois, stwierdza, że „żywność jest najważniejszą drogą narażenia ludzi na syntetyczne substancje chemiczne z grupy ". Jim Sibbinson oszacował, że przeciętny Amerykanin spożywa rocznie około dziewięciu funtów substancji chemicznych zawartych w produktach spożywczych, a są to substancje tak toksyczne, że nawet ułamek uncji może spowodować poważną chorobę lub śmierć. Substancje te trafiają do naszego łańcucha pokarmowego jako dodatki, konserwanty, barwniki, wybielacze, emulgatory, przeciwutleniacze, aromaty, bufory, szkodliwe spraye, zakwaszacze, alkalizatory, dezodoranty, środki nawilżające, środki przeciwzbrylające i przeciwpieniące, środki kondycjonujące, środki utwardzające, hydrolizatory, uwodorniacze, środki suszące, gazy, wypełniacze, zagęszczacze, substancje słodzące, środki dojrzewające, wzmacniacze i inne środki.

Większość Amerykanów nie zdaje sobie sprawy, że spośród ponad pięciu tysięcy dodatków chemicznych w żywności, którą spożywają na co dzień, około jedna trzecia jest uznawana za nieszkodliwą, kolejna trzecia jest opisywana przez Agencję ds. Żywności i Leków (FDA) jako „GRAS", co jest skrótem od „ogólnie uznane za bezpieczne", a pozostała trzecia, obejmująca prawie 2000 substancji chemicznych, jest stosowana w dużych ilościach, mimo że nigdy nie została odpowiednio przetestowana pod kątem potencjalnych szkodliwych skutków. W 1958 roku przedstawiciel James J. Delaney z Nowego Jorku podjął próbę kontroli stosowania tych substancji chemicznych. Wprowadził on klauzulę Delaney'ego, która została uchwalona jako prawo. Stwierdzała ona, że jeśli okaże się, iż jakikolwiek dodatek do żywności wywołuje raka po spożyciu przez człowieka lub zwierzę, należy go uznać za niebezpieczny i nie można go stosować.

Komisja Delaney'ego, która prowadziła przesłuchania w latach 1950–1952, sporządziła listę 704 dodatków chemicznych, z których tylko 428 uznano za bezpieczne. Pozostałe 276, które nadal były stosowane bez żadnego dowodu na ich bezpieczeństwo, oznaczało, że producenci żywności grali w rosyjską ruletkę z amerykańskimi konsumentami. Mimo to minęło kolejne sześć lat, zanim poprawka Delaney'ego stała się prawem, wymagającym testowania tych dodatków. W kolejnych latach niektóre z tych substancji chemicznych zostały wycofane na rzecz innych, podczas gdy inne są nadal stosowane bez żadnych pozytywnych wyników testów wskazujących, czy są bezpieczne, czy nie. Przez ponad pięćdziesiąt lat barwniki spożywcze wytwarzano z takich trujących substancji, jak ołów, chrom i arsen. W każdym razie sedno poprawki Delaney'ego polegało na wezwaniu do testowania dodatków do żywności w celu ustalenia, czy powodują one raka u ludzi lub zwierząt w warunkach laboratoryjnych. Problem polega na tym, że większość dodatków jest testowana jedynie pod kątem toksyczności, a nie skłonności do wywoływania raka.

Kumaryna, która była kluczowym składnikiem imitacji aromatu waniliowego, była stosowana nieprzerwanie przez siedemdziesiąt pięć lat, zanim stwierdzono, że powoduje poważne uszkodzenia wątroby u zwierząt laboratoryjnych. Sztuczny środek słodzący, dulcina, był stosowany jako substytut cukru przez pięćdziesiąt lat, zanim stwierdzono, że powoduje nowotwory u zwierząt laboratoryjnych. Stwierdzono, że żółcień maślana, czyli żółcień AB i OB, powoduje raka wątroby. Stwierdzono, że olej mineralny, słynny środek przeciwnowotworowy Rockefellera z połowy XIX wieku, który był obecnie stosowany w wielu sosach sałatkowych, uniemożliwia wchłanianie przez organizm witamin i innych składników odżywczych.

Ustawa o żywności, lekach i kosmetykach z 1938 r. certyfikowała dziewiętnaście barwników do stosowania w żywności. Od tego czasu trzy z nich zostały wycofane z certyfikacji, pozostawiając szesnaście do stosowania w żywności. Oznaczenie „certyfikowany" oznacza po prostu, że jest to substancja czysta – nie daje ono żadnej wskazówki co do jej możliwego wpływu na organizm człowieka. Dr Arthur A. Nelson poinformował, że badania FDA z 1957 r. wykazały, iż dziesięć z trzynastu certyfikowanych barwników stosowanych wówczas wywołało nowotwory po wstrzyknięciu pod skórę szczurom. Pisarz naukowy Earl Ubell oszacował, że ludzie spożywaliby doustnie dwukrotnie więcej tych barwników niż szczury, którym wstrzyknięto je pod skórę. Barwniki rozpuszczalne w oleju były tak trujące, że szczury zginęły, zanim naukowcy zdążyli sprawdzić, czy rozwinął się u nich nowotwór. Dziewięć barwników powszechnie stosowanych w żywności w Stanach Zjednoczonych to:

Pomarańczowy nr 1 — *stosowany w pastach rybnych, napojach gazowanych, galaretkach, puddingach i wielu innych produktach spożywczych* (obecnie wycofany z certyfikacji).

Pomarańczowy nr 2 — *ser, margaryna, cukierki, skórka pomarańczy* (obecnie wycofany z certyfikacji).

Żółty nr 1 — *wyroby cukiernicze, spaghetti i inne makarony, wypieki, napoje.*

Żółty nr 3 (żółty AB) — *tłuszcze jadalne, margaryna, masło, cukierki.*

Żółty nr 4 (żółty OB) — *margaryna, masło, cukierki.*

Zielony nr 1 — *likiery, cukierki, wyroby piekarnicze, napoje bezalkoholowe, galaretki, mrożone desery.*

Zielony nr 2 — *mrożone desery, cukierki, ciasta, galaretki, herbatniki, likiery.*

Zielony nr 3 — *wyroby piekarnicze, cukierki, galaretki, desery.*

Niebieski nr 1 — *mrożone desery, galaretki, budynie, lody, cukierki, ciasta, polewy.*

Żółty AB i żółty OB, które są znane jako czynniki rakotwórcze, były szeroko stosowane do barwienia margaryny i masła. Są one wytwarzane z niebezpiecznej substancji chemicznej zwanej beta-naftyloaminą. Jest ona godna uwagi, ponieważ ma niską toksyczność, to znaczy nie jest trująca w swoim działaniu, ale jest jedną z najbardziej rakotwórczych znanych substancji. Pomarańczowy nr 2, O-tylazo-2-naftol, który był intensywnie stosowany w Stanach Zjednoczonych, gdzie przemysł spożywczy zużywał tysiące funtów tego barwnika rocznie, został ostatecznie wycofany w 1956 roku, gdy stwierdzono, że wywołuje polipy jelitowe i raka u zwierząt laboratoryjnych.

Biały chleb, o którym od dawna wiadomo, że powoduje drgawki mózgowe u psów z powodu utraty kluczowych składników odżywczych podczas przetwarzania pięknej białej mąki, w ostatnich latach został wzbogacony o szeroką gamę witamin i składników odżywczych. Jednak dodatek syntetycznych witamin, emulgatorów utrzymujących miękkość oraz innych składników sugeruje, że mógłby on równie dobrze być produkowany w probówce, a nie w piekarni.

Emanuel Kaplan i Ferdinand A. Dorff, badacze z Departamentu Zdrowia w Baltimore, przedstawili raport „Egzotyczne substancje chemiczne w żywności", który został zaprezentowany na spotkaniu urzędników FDA. Cytujemy:

„Przyjrzyjmy się pokrótce obróbce chemicznej różnych składników stosowanych w piekarnictwie. Mąka pochodzi z nasion, które prawdopodobnie zostały poddane działaniu organicznych związków rtęciowych lub podobnych środków w celu ochrony przed chorobami roślin, a nasiona te są sadzone na glebie nawożonej. Z gleby może być wydobywany selen (niezwykle trująca substancja mineralna). Podczas mielenia mąka jest poddawana działaniu polepszaczy, środków utleniających, takich jak nadsiarczan, brominian, jodan i trichlorek azotu, które wpływają na aktywność proteaz i właściwości glutenu.

„Środki wybielające, takie jak tlenki azotu, chlor i nadtlenek benzoilu, przekształcają żółty barwnik karotenoidowy w bezbarwne związki, rzekomo w odpowiedzi na oczekiwania konsumentów dotyczące białego chleba.

Witaminy i minerały są dodawane w ramach obowiązkowego „wzbogacania".

Sole mineralne mogą być dodawane w celu stabilizacji właściwości glutenu mącznego związanych z zatrzymywaniem gazu. Cyjanek lub chlorowane związki organiczne mogą być stosowane do fumigacji otrzymanej mąki podczas przechowywania.

„Woda używana do produkcji może być chemicznie oczyszczana za pomocą ałunu, sody kalcynowanej, siarczanu miedzi i chloru. Sole amonowe i inne substancje chemiczne są stosowane jako składniki odżywcze dla drożdży. Chemiczne środki spulchniające mogą zawierać wodorowęglan sodu, ałun, winiany, fosforany, skrobię i kamień winny. Fluor jest potencjalnym naturalnym zanieczyszczeniem fosforanu. Oleomargaryna, jeśli jest stosowana, może zawierać dodatki barwiące, witaminę A, środki neutralizujące, modyfikatory powierzchniowe i konserwanty; lub margaryna może być pakowana w opakowanie poddane działaniu konserwantów. Olej mineralny jest często stosowany jako środek smarujący do misek lub form do ciasta. Mleko lub produkty mleczne mogą zawierać środki neutralizujące i przeciwutleniacze. Można stosować sztuczne barwniki z smoły węglowej. Jako wypełniacze można stosować stabilizatory i zagęszczacze, takie jak gumy i modyfikowane skrobie. Stosowane syntetyczne aromaty zawierają glicerynę, alkohol lub zastępcze substancje chemiczne jako rozpuszczalniki dla różnych alkoholi, estrów, kwasów i ketonów, a także mogą zawierać sacharynę. *(Uwaga redaktora: Dzisiaj prawdopodobnie zastąpiłby to aspartam, szeroko stosowany sztuczny słodzik, o którym mówi się, że powoduje napady padaczkowe).* Przyprawy mogą być przyprawami naturalnymi poddanymi działaniu środków fumigacyjnych lub esencjami przyprawowymi ekstrahowanymi rozpuszczalnikami. Mogą być stosowane środki przeciwpleśniowe, takie jak propionian wapnia, a produkt końcowy może zostać zanieczyszczony na półce sklepowej proszkami owadobójczymi, takimi jak fluorek sodu.

Od czasu opublikowania tego raportu w latach 50. na rynek trafiło wiele nowych substancji chemicznych, których właściwości mogą być mniej lub bardziej niebezpieczne niż te wymienione przez Kaplana i Dorffa. Dodatkowym powodem do niepokoju jest rosnące stosowanie olejów uwodornionych i ich związek z chorobami serca. Obecnie zużywa się ponad miliard funtów olejów uwodornionych rocznie.

Szacuje się, że prawie połowa populacji amerykańskiej, czyli ponad 100 milionów obywateli, cierpi obecnie na jakąś formę choroby przewlekłej, z czego 25 milionów to zaburzenia alergiczne. Coraz częściej stwierdza się, że alergie te są spowodowane narażeniem na działanie lub spożyciem niektórych substancji chemicznych. 20 milionów Amerykanów cierpi na zaburzenia nerwowe; 10 milionów ma wrzody żołądka; 700 000 cierpi na raka, a mniejsza liczba cierpi na takie choroby, jak toczeń i dystrofia mięśniowa.

W latach 1917–1918 spośród poborowych do I wojny światowej 21,3% zostało odrzuconych, a 9,9% skierowano do „służby ograniczonej" z powodu różnych niepełnosprawności. W okresie wojny koreańskiej, po II wojnie światowej, w latach 1947–1955, 52% poborowych zostało odrzuconych z powodu wad fizycznych i psychicznych, co stanowiło wzrost o 21% w porównaniu z I wojną światową, pomimo wielkich „postępów", jakie Stany Zjednoczone rzekomo osiągnęły w zakresie żywienia, opieki medycznej, posiłków dla dzieci w wieku szkolnym i innych przejawów postępu. Liczby te nie uwzględniają również faktu, że standardy dla poborowych z czasów I wojny światowej były znacznie wyższe niż podczas II wojny światowej. W 1955 r. 25% wszystkich poborowych z Nowego Jorku w wieku od 21 do 26 lat zostało odrzuconych z powodu chorób serca. Spośród około 200 Amerykanów poległych w Korei, u których przeprowadzono sekcję zwłok, u 80% stwierdzono zaawansowane stadium choroby serca. Dr Jolliffe poinformował Kongres w 1955 r., że „podczas gdy przed 1920 r. choroba wieńcowa serca była rzadkością, obecnie stała się główną przyczyną zgonów w grupie wiekowej od 45 do 64 lat, a także po 65. roku życia". Dr Jolliffe nie precyzuje, w jakim stopniu wynikało to ze wzrostu wykorzystania chlorowanej wody po I wojnie światowej. Chociaż specjaliści wiedzą, że spożycie chloru jest głównym czynnikiem powstawania blaszek miażdżycowych na ściankach tętnic, nie zlecono żadnych badań mających na celu określenie wpływu chloru jako czynnika zwiększającego liczbę zgonów z powodu niewydolności serca. Dr Mendelsohn zauważył, że fluoryzacja wody jest jedną z Czterech Świętych Wód Kościoła Współczesnej Medycyny. Naukowcy nie mają odwagi podważać tego, co jest w istocie przekonaniem religijnym i emocjonalnym.

Dr Mendelsohn zwraca również uwagę na możliwe sprzeczności w częstych zaleceniach Amerykańskiego Stowarzyszenia Medycznego, aby zapewnić sobie dzienną dawkę „Wielkiej Czwórki" dla odpowiedniego odżywiania, czyli warzyw i owoców, zbóż, mięsa i produktów mlecznych. Dr Mendelsohn zwraca uwagę, że wiele grup nie toleruje mleka krowiego z powodu niedoborów enzymatycznych. Niektóre badania pokazują, że 75% ludności świata cierpi na nietolerancję laktozy i nie jest w stanie trawić mleka krowiego.

Jedną z epidemii po II wojnie światowej była ogólnoświatowa reakcja na szerokie stosowanie DDT, mimo że DDT powstało jako rzekomy strażnik przed epidemiami podczas wojny. Jego stosowanie reklamowano jako cudowny pestycyd, który zapobiegałby wybuchom różnych chorób w zniszczonych wojną krajach świata. Jednak ostatecznie stwierdzono, że DDT jest trucizną kumulującą się w organizmie człowieka, podobnie jak fluorek sodu. Nie tylko znaczne stężenia DDT gromadziły się w tkankach tłuszczowych człowieka, ale także spożywał on dodatkowe ilości tej substancji z każdym kęsem jedzenia. Laureat Nagrody Nobla, dr Otto Warburg, ostrzegł przed niebezpieczeństwami związanymi z DDT, twierdząc, że każda trucizna, która zakłóca oddychanie komórek, powoduje nieodwracalne szkody i wywołuje choroby zwyrodnieniowe, takie jak rak. Pomimo takich ostrzeżeń, w latach 1947–1956 roczna produkcja DDT wzrosła czterokrotnie, osiągając łączną wielkość ponad 500 milionów funtów. Służba Zdrowia Publicznego przeanalizowała żywność w więzieniu federalnym pod kątem zawartości DDT, stwierdzając, że kompot owocowy zawierał 69 ppm, chleb 100 ppm DDT, a smalec używany do przygotowywania posiłków zawierał szacunkowo 2500 ppm DDT. Badania wykazały również, że obniżenie ilości DDT zgromadzonego w tkance tłuszczowej zajmowało wiele lat. DDT jest jeszcze bardziej trwały w glebie; siedem lat po zastosowaniu DDT na poletkach testowych pozostało 80% tej substancji. Sady i gospodarstwa, które stosowały DDT w corocznych opryskach, zgromadziły ogromne ilości tej substancji w glebie. Od tego czasu DDT został zakazany, ale pozostałości nadal występują. Nawet po wprowadzeniu zakazu firma Monsanto nadal czerpała ogromne zyski ze sprzedaży DDT, eksportując go do innych krajów. Stwierdzono, że inny powszechnie stosowany pestycyd, chlordane, jest czterokrotnie bardziej toksyczny niż DDT. Kolejną substancją, która została później zakazana, był aramite, uznany czynnik rakotwórczy stosowany jako pestycyd.

Wyprodukowany przez koncern chemiczny U.S. Rubber w 1951 roku, aramit spotkał się z lawiną krytyki. Pomimo szeroko rozpowszechnionych wyników badań FDA potwierdzających jego niebezpieczeństwo, pozostawał w użyciu aż do wiosny 1958 roku, kiedy to został ostatecznie wycofany.

Niektóre substancje zawierające arsen nadal występują w produktach spożywczych jako pozostałości pestycydów oraz jako dodatek do paszy dla drobiu i zwierząt hodowlanych. Stwierdzono, że silicyd, pestycyd na bazie selenu, powoduje marskość wątroby u osób spożywających żywność, która została poddana działaniu tej substancji chemicznej. Po tym, jak dwieście dzieci zachorowało po zjedzeniu barwionego popcornu na przyjęciu bożonarodzeniowym, FDA ogłosiła cofnięcie certyfikacji trzech barwników, których to dotyczyło: czerwonego nr 32, pomarańczowego 1 i pomarańczowego 2. W raporcie rządowym stwierdzono, że

„Gdy szczurom podawano FD&C Red No. 32 w ilości 2,0% diety, wszystkie szczury zmarły w ciągu tygodnia. Przy stężeniu 1,0% śmierć nastąpiła w ciągu 12 dni. Przy stężeniu 0,5% większość szczurów zmarła w ciągu 26 dni. Przy stężeniu 0,25% około połowa szczurów zmarła w ciągu 3 miesięcy. Wszystkie szczury wykazywały znaczne opóźnienie wzrostu i anemię. Sekcja zwłok wykazała umiarkowane do znacznego uszkodzenia wątroby. Podobne, ale mniej poważne wyniki uzyskano u szczurów na diecie zawierającej 0,1% FD&C Red No. 32... Psy przyjmujące 100 miligramów na kilogram masy ciała dziennie wykazały umiarkowaną utratę wagi... Pojedyncza dawka wywołała biegunkę u większości badanych psów".

Testy barwnika Orange No. 1 dały wyniki podobne do barwnika FD&C Red No. 32. Ponad połowa zbiorów pomarańczy z Florydy była barwiona tymi barwnikami, aby nadać im piękny pomarańczowy kolor zamiast bladego zielonego, który był ich naturalnym kolorem w momencie zbiorów. Sok pomarańczowy w puszkach i mrożony często zawierał większe ilości tych barwników, ponieważ producenci kupowali owoce odrzucone w zakładach pakowania, które uznano za nieodpowiednie do sprzedaży w sklepach spożywczych.

Chociaż impreza bożonarodzeniowa, która zwróciła uwagę na zagrożenia związane z tymi barwnikami, odbyła się w grudniu 1955 r., producentom powiedziano, że mogą legalnie zużyć zapasy tych barwników. Zakaz wszedł w życie 15 lutego 1956 r., ale prace nad nim trwały od 19 grudnia 1953 r., czyli dwa lata przed tą niemal śmiertelną imprezą.

Jednym z powszechnie stosowanych obecnie procesów przetwórstwa żywności jest proces uwodornienia, który niszczy wszystkie wartości odżywcze. Proces ten polega na nasycaniu kwasów tłuszczowych wodorem pod ciśnieniem, w temperaturze do 410 F, przy użyciu katalizatora metalowego – niklu, platyny lub miedzi – przez okres do ośmiu godzin; po tej obróbce substancja staje się obojętna lub martwa. Oleje uwodornione zawarte w margarynie używanej do gotowania rozkładają się pod wpływem ciepła, tworząc niebezpieczne toksyny, podczas gdy masło można podgrzewać przez długi czas bez powstawania toksyn.

Pomimo szeroko nagłośnionych zagrożeń związanych z chemicznymi dodatkami do żywności i innymi problemami żywieniowymi, główne charytatywne fundacje zdrowotne od lat zdecydowanie sprzeciwiają się jakiemukolwiek powiązaniu diety, odżywiania i zdrowia. Program ten został pierwotnie opracowany dla nich wiele lat temu przez słynnego szarlatana, Morrisa Fishbeina, oraz Amerykańskie Stowarzyszenie Medyczne (AMA). W kolejnych dziesięcioleciach ściśle przestrzegali tych zasad, traktując je jak pochodzące od pierwotnego proroka. Przedstawiciele AMA zeznawali przed komisją senacką, że nie ma dowodów na to, że dieta ma związek z chorobami, dodając ostrzeżenie, że zmiana amerykańskich nawyków żywieniowych może doprowadzić do „zaburzeń gospodarczych". Fundacja Arthritis Foundation zapewnia sobie pozycję poprzez regularne powtarzanie twierdzeń, że artretyzm jest nieuleczalny, chociaż nigdy nie przeszkodziło to fundacji w corocznych zbiórkach pieniędzy na „lekarstwo". Fundacja ta potępia wszelkie suplementy diety lub programy detoksykacyjne mające na celu oczyszczenie organizmu, pozostawiając to w gestii indywidualnych praktyków opieki zdrowotnej w Kalifornii. Fundacja sprzeciwia się również stosowaniu diet rotacyjnych, które mogłyby ujawnić alergie pokarmowe u pacjentów z artretyzmem. W 1985 roku Fundacja Arthritis zebrała 36,2 mln dolarów jako jedna z niewielkiej grupy organizacji zajmujących się „chorobami monopolowymi", które zastrzegły sobie prawo do konkretnej choroby, co jest bardzo atrakcyjne dla medycznego monopolu, który popiera ich stanowisko. Jej siostrzane fundacje, National Multiple Sclerosis, United Cerebral Palsy i Lupus Foundation, równie mocno bronią swoich udziałów w „chorobach monopolowych", które superbogaci uznali za jasno zdefiniowane i niepodważalne roszczenia. Doniesienia o wyleczeniu zapalenia stawów poprzez rezygnację z pokarmów wytwarzających kwasy, takich jak wołowina, czekolada i mleko, choć powszechne, są całkowicie odrzucane przez Fundację Arthritis. Pewien lekarz z San Francisco opublikował swoje odkrycia po wyleczeniu najbardziej zaawansowanych przypadków reumatoidalnego zapalenia stawów poprzez wyeliminowanie wszystkich owoców, mięs, pszenicy i produktów mlecznych – rygorystyczna dieta, która przyniosła całkowitą ulgę pacjentom gotowym się do niej stosować.

Amerykańskie Towarzystwo Onkologiczne (American Cancer Society) również rutynowo określało wszelkie metaboliczno-odżywcze podejścia do leczenia raka jako „anegdotyczne powiązania z profilaktyką raka", które stanowią „szarlatanerię" – słynne określenie dla niezatwierdzonych metod leczenia, które przez lata propagowali dwaj najsłynniejsi amerykańscy szarlatani, Simmons i Fishbein. Jednak w 1887 roku, tuż po założeniu nowojorskiego szpitala onkologicznego, lekarz z Albany w stanie Nowy Jork opublikował książkę „Diet in

Cancer" autorstwa dr. Ephraima Cuttera, wydawnictwo Kellogg Books, str. 19-26, w której napisał: „Rak jest chorobą żywieniową". W 1984 roku, w obliczu rosnącej fali informacji o skuteczności diety i odżywiania w wielu przypadkach raka, Amerykańskie Towarzystwo Onkologiczne (ACS) niechętnie zmieniło stanowisko, ostrożnie stwierdzając, że dieta i witaminy mogą przynosić pewne niewielkie korzyści. ACS nadal ignorowało fakty wskazujące, że wzrost stosowania dodatków do żywności szedł w parze z corocznym wzrostem liczby zachorowań na raka. W latach 1940–1977 spożycie barwników i dodatków do żywności w Stanach Zjednoczonych wzrosło dziesięciokrotnie, podczas gdy spożycie owoców i warzyw na mieszkańca spadło. Późniejsze badania wykazały odwrotną zależność między dziennym spożyciem zielonych lub żółtych warzyw a śmiertelnością z powodu nowotworów. Badania ofiar raka prostaty, który obecnie jest epidemią wśród amerykańskich mężczyzn, wykazały wysokie spożycie tłuszczów, mleka, mięsa i kawy. Zalecono unikanie wypieków, nie podając jednak, czy wynikało to z obecności dodatków, czy z zagrożenia związanego ze związkami glinu.

W Stanach Zjednoczonych nastąpił również pięciokrotny wzrost spożycia smażonych potraw, z których większość pochodzi z lokali typu „fast food". Stosowanie tłuszczów w tych lokalach, przy niewielkim nadzorze i niewystarczająco przeszkolonym personelu, oznacza, że tłuszcze do smażenia w głębokim tłuszczu są ponownie wykorzystywane przez długi czas. W testach laboratoryjnych udowodniono, że te ponownie wykorzystywane tłuszcze mają działanie mutagenne, a naukowcy klasyfikują je jako potencjalnie rakotwórcze.

W wydaniu *„Washington Post"* z 23 stycznia 1988 r. odnotowano, że spośród 60 000 substancji chemicznych obecnie w powszechnym użyciu tylko 2% zostało przebadanych pod kątem toksyczności. Wielu Amerykanów może zaświadczyć o drastycznych skutkach działania wielu substancji chemicznych, zwłaszcza pestycydów. Colman McCarthy skarżył się niedawno w swojej kolumnie *w „Washington Post"*, że „wojna środowiskowa przeciwko owadom eskaluje jako wojna przeciwko ludziom". Powszechne stosowanie takich substancji chemicznych jak sevin, malation i surban na prywatnych trawnikach, polach golfowych i w parkach publicznych spowodowało wiele zgonów, a liczba tych, których przyczyna nigdy nie została odnotowana, pozostaje nieznana. Pewien mężczyzna z przedmieść Waszyngtonu przeszedł przez niedawno spryskane pole golfowe; wrócił do domu i zmarł. Wchłonął śmiertelną dawkę pestycydu przez swoje krótkie skarpetki. Kardiochirurg, który w ciągu ostatnich dwunastu lat leczył 17 000 pacjentów w swoim Centrum Zdrowia

Środowiskowego w Dallas, szacuje, że od dziesięciu do dwudziestu procent populacji amerykańskiej ponosi poważne szkody spowodowane przez chemikalia. Tysiące uczniów spędza sześć godzin dziennie w salach lekcyjnych, wdychając pozostałości azbestu, formaldehydu i innych chemikaliów, o których obecności władze szkolne nie mają pojęcia.

Pewna lekarka szczegółowo opisała swoją chorobę w magazynie „*New Yorker*" z 4 stycznia 1988 r.; cierpiała na ucisk w klatce piersiowej, świszczący oddech, dolegliwości żołądkowo-jelitowe, brak apetytu, nudności, wymioty i skurcze, a także utratę wagi, zmęczenie i ogólne drgawki. Zwróciła się o pomoc do innego lekarza, który był zaskoczony tymi objawami; w końcu zajrzała do podręcznika medycznego i znalazła wszystkie swoje objawy wymienione razem jako skutek narażenia na pestycydy fosforoorganiczne. Posiadała domek letniskowy, w którym dezynsekator użył fosforoorganicznych środków do zwalczania inwazji małych mrówek. W kolejne weekendy, ilekroć przyjeżdżała do domku, przesiadywała w komorze fumigacyjnej; dezynsekcjoner używał Durshanu, fosforoorganicznego środka, oraz Ficamu, węglanu metylu. Po ustaleniu, na czym polega jej problem, była w stanie przeciwdziałać im za pomocą zalecanego leczenia, doustnej atropiny, ale odkryła, że jej organizm stał się teraz wrażliwy na te pestycydy. Jeśli wchodziła do jakiegokolwiek miejsca, w którym były one stosowane, wszystkie jej objawy powracały.

Ta lekarka z ironią zauważyła, że lekarze rutynowo diagnozują jej objawy jako psychosomatyczne, a nawet jako chorobę psychiczną; ponieważ sama była lekarką, lekarz, z którym się konsultowała, nie odesłał jej z tą standardową odpowiedzią typu, której towarzyszy przepisanie dużych dawek Valium lub Librium. Lista trucizn spotykanych w codziennym życiu jest długa. Przez lata ludzie umierali nagle w wyniku wdychania oparów popularnego środka czyszczącego, czterochlorku węgla, ale minęły lata, zanim został on ostatecznie wycofany ze sprzedaży. Najnowsze doniesienia wskazują, że 35% wszystkich kurczaków w opakowaniach mięsnych w sklepach spożywczych zawiera znaczne ilości salmonelli, znanej przyczyny chorób żołądkowych i zgonów.

Obecnie w produktach spożywczych zużywa się 12 milionów funtów cyklaminianów rocznie; większość z nich jest produkowana przez Abbott Laboratories. Badanie przeprowadzone przez Uniwersytet Wisconsin w 1966 roku zaleciło wyeliminowanie cyklaminianów ze wszystkich produktów spożywczych. Stwierdzono, że spożycie cyklaminianów wpływa na reakcję oczu na światło.

Stwierdzono również, że cyklaminiany powodują nadmierną utratę potasu u osób stosujących jeden z bardzo popularnych leków tiazydowych na nadciśnienie, tak jak robi to miliony Amerykanów. Stwierdzono również, że cyklaminiany zakłócają działanie leków przeciwcukrzycowych, chociaż w reklamach ich powszechnego stosowania przedstawiano je jako rozwiązanie problemów diabetyków, którzy dzięki temu mieliby spożywać mniej cukru. Istnieją również przesłanki wskazujące na to, że powodują one raka pęcherza moczowego.

W Midland w stanie Michigan firma DOW Chemical musiała zamknąć swoją fabrykę 2,4,5T, ponieważ pracownicy cierpieli na chloraknę, chorobę skóry, na którą nie ma znanego sposobu leczenia. Przez lata pomarańcze były upiększane do sprzedaży publicznej poprzez pokrywanie ich bifenylem, substancją chemiczną stosowaną w procesie balsamowania w kostnicach. Jednym z najczęściej spożywanych produktów spożywczych na świecie jest makaron, czyli po włosku „pasta". W rzeczywistości makaron, czyli spaghetti, to zmielona pszenica zmieszana z wodą w celu uzyskania pasty. W bibliotekach znana jest jako klej biblioteczny. Miliony ludzi spożywają tę zestaloną pastę każdego dnia. Makaron, kolejny popularny produkt spożywczy, to suszona, skoncentrowana skrobia. Mleko jest składnikiem przeciętnej amerykańskiej diety, który w największym stopniu przyczynia się do powstawania śluzu; picie mleka powoduje zatykanie układu, co skutkuje przeziębieniami, które często przeradzają się w grypę, astmę lub zapalenie płuc. Około 75% światowej populacji nie jest w stanie trawić mleka krowiego, co jednak nie zniechęciło ani jednej firmy mleczarskiej do reklamowania w telewizji hasła „Mleko jest dobre dla zdrowia".

Napoje bezalkoholowe zawierają duże ilości kwasu cytrynowego, który podnosi poziom kwasowości w całym organizmie. Skutki tego często objawiają się aftami w jamie ustnej i wrzodami dwunastnicy. Karmel, również szeroko stosowany, jest przygotowywany z amoniaku; jego spożycie powoduje zaburzenia psychiczne u dzieci. Napoje typu cola, pochodzące z pochodnej kokainy, przyspieszają pracę serca, powodują drażliwość nerwów i wynikającą z tego bezsenność, a także mogą powodować paraliż serca. Piwo zawiera gips, znany lepiej jako gips paryski.

Chmiel w piwie wywołuje działanie hipnotyczne i może powodować delirium tremens. (Jedyny przypadek delirium tremens, jaki kiedykolwiek zaobserwował autor niniejszego tekstu, wystąpił u żołnierza, który nie pił nic mocniejszego niż piwo. Zaskoczyło mnie to wówczas, ponieważ zawsze słyszałem, że delirium tremens występuje wyłącznie u osób spożywających duże ilości mocnych alkoholi).

Do powszechnie stosowanych dodatków do żywności, barwników i przypraw należy koszenila, używana do uzyskania jasnoczerwonego koloru; jest ona wytwarzana z ciał suszonych wszy. Barwniki spożywcze od wielu lat są przedmiotem ostrzeżeń; Arthur Kallet opublikował w 1933 roku wyniki badań, z których wynikało, że powszechnie stosowane barwniki Violet 1 i Citrus Red 2 (używane do barwienia pomarańczy) są zdecydowanie rakotwórcze. Kilka lat temu z rynku szybko wycofano szereg produktów medycznych zawierających heksachlorofen, bardzo polecaną substancję antyseptyczną. Okazało się, że phisohex, produkt stosowany wówczas codziennie w każdym szpitalu w Stanach Zjednoczonych, powodował śmierć po wcieraniu w skórę niemowląt. Phisohex był również składnikiem sprayów do higieny intymnej, mydła Dial, szamponów, past do zębów i wielu kosmetyków dla kobiet; wszystkie te produkty zawierały niebezpieczne stężenia heksachlorofenu. Nie tylko był on wytwarzany z tej samej substancji chemicznej, co śmiercionośne środki chwastobójcze firmy DOW, 2,4,5T i 2,4D; jest on również ściśle powiązany ze śmiercionośną dioksyną, o której wiele mówi się w mediach. Dopiero po wielu latach stosowania w służbie zdrowia stwierdzono, że produkty zawierające heksachlorofen wywołują niebezpieczne reakcje u niemowląt mytych lub smarowanych dowolnym produktem zawierającym tę substancję, chociaż związek z zabójczą dioksyną ujawniono dopiero znacznie później. Nawet po tym ujawnieniu przez organizację potrzeba było dziesięciu lat walki, aby wycofać z rynku wysoce dochodowe produkty zawierające heksachlorofen.

Powszechnie stosowane barwniki spożywcze: amarant (czerwony), bordowy (brązowy), pomarańczowy (żółty) i procean (szkarłatny) – wszystkie pochodzą ze związków azotu i benzenu (destylatu węgla), który jest również powszechnie stosowanym paliwem silnikowym. Producenci barwią swoje napoje naftolą (żółtym), zielenią gwinejską, która powstaje w wyniku reakcji chloroformu lub benzenu z chlorkiem glinu, dając ciemnozielony kolor; tartrazen (żółty) jest wytwarzany poprzez reakcję acetofenolu z diazometanem, w wyniku której powstaje trująca substancja chemiczna, która jest następnie wykorzystywana do barwienia żywności.

Dr Samuel West wyjaśnia, że śmierć z powodu wstrząsu, która często następuje tuż po wypadku lub operacji, wynika z uwięzionych białek krwi, które przyciągają nadmiar sodu i powodują śmierć organizmu, zaczynając od poziomu komórkowego.

Zalecenia dotyczące lepszego odżywiania obejmują spożywanie skrobi z tłuszczami lub zielonymi warzywami; spożywanie samych owoców; oraz przyprawianie potraw ziołami. Działanie ziół polega na tym, że oddziałują one elektrycznie na organizm, co oznacza, że działają szybko i powodują „cudowne" zmiany. W zaleceniach dotyczących picia mleka krowiego pomija się fakt, że mleko krowie jest substancją znacznie odbiegającą od naturalnego mleka matki. Zawiera ono o 300% więcej kazeiny, ponieważ zostało stworzone przez naturę dla cielęcia, które w ciągu sześciu do ośmiu tygodni może zwiększyć swoją masę ciała z jednego do dwóch tysięcy funtów; żaden człowiek nie rośnie w tak szybkim tempie.

Lucerna jest substancją bardzo polecaną przez wielu dietetyków ze względu na swoją strukturę; jej cząsteczka chlorofilu to sieć atomów węgla, wodoru, azotu i tlenu zgrupowanych wokół pojedynczego atomu magnezu; jest to podobne do struktury hemoglobiny, czerwonego krwinki, z tą różnicą, że atomy są zgrupowane wokół pojedynczego atomu żelaza zamiast magnezu.

Zalecanym sposobem leczenia kamieni nerkowych jest sok z cytryny w szklance wody lub połączenie soku z marchwi i buraków. Autor niniejszego tekstu uzyskał szybką ulgę i zmniejszenie kamienia nerkowego w moczowodzie poprzez picie dużych ilości soku żurawinowego. Soki te najwyraźniej zaczynają rozpuszczać kamień, który następnie przechodzi bez wysiłku. Kamień jest zazwyczaj tlenkiem, nagromadzeniem minerałów lub tlenków, które tworzą twardy kamień.

Chociaż konserwowanie żywności stało się bardzo popularne w XIX wieku jako idealna metoda przechowywania dużych ilości żywności, która w przeciwnym razie zostałaby wyrzucona, proces konserwowania polega na podgrzewaniu żywności do temperatury niszczącej enzymy. Podgrzewanie żywności powyżej 130 stopni eliminuje enzymy, które są podstawą wzrostu w organizmie. Enzymy pobierają minerały i wykorzystują je do wzrostu.

Nadwyżka pierwiastków pozostałych po produkcji bomb atomowych stanowi obecnie dla nas zagrożenie w postaci kolejnego „magicznego" procesu – konserwacji żywności poprzez napromieniowanie. Kobalt 60, jeden z tych pozostałości po bombach atomowych, jest obecnie oferowany producentom urządzeń do napromieniowania żywności za 100 000 dolarów za kilogram. Jeśli program napromieniowania żywności nie powiedzie się, ten produkt uboczny bomb atomowych będzie musiał zostać zutylizowany przez producenta, co wiąże się z ogromnymi kosztami. Jest to powtórka dylematów, które przyniosły nam takie „dobrobyty" społeczne, jak chlorowanie wody po I wojnie światowej i nawozy azotowe po II wojnie światowej.

Pierwsze komercyjne zastosowanie napromieniowania żywności miało miejsce w okupowanych Niemczech Zachodnich w 1957 roku, gdzie wykorzystano je eksperymentalnie do sterylizacji przypraw używanych do produkcji kiełbas. Wyniki były tak niepokojące, że rząd Niemiec Zachodnich został zmuszony do wprowadzenia zakazu w 1958 roku. W tym samym czasie Związek Radziecki zaczął stosować napromieniowanie w celu zahamowania kiełkowania ziemniaków podczas przechowywania; w 1959 r. Sowieci wykorzystali tę metodę do dezynsekcji ziarna. Kanada, na której rząd duży wpływ mieli przedstawiciele prosowieccy, zaczęła stosować napromieniowanie ziemniaków w 1960 r. Amerykańska ustawa o żywności, lekach i kosmetykach z 1958 r. uwzględniła stosowanie napromieniowania, definiując je jako „dodatek", co poddało je kontroli agencji. W 1963 r. FDA wydała zezwolenie na stosowanie napromieniowania do sterylizacji bekonu w puszkach; zezwolenie to zostało cofnięte w 1968 r.

W 1968 r. monopol Rockefellerów podjął działania mające na celu wsparcie procesu napromieniowania żywności na poziomie krajowym. Koalicja na rzecz Napromieniowania Żywności została utworzona przez niektóre z największych firm spożywczych w kraju: ALPO, Beatrice, Campbell Soup, Del Monte, Gaines Foods, General Foods, Hormel, Heinz, Hershey, Gerber, MARS, Stouffer i Welch. Do koalicji dołączyły również firmy chemiczne: W. R. Grace, DuPont i Rockwell International. Koalicja rozpoczęła sprawdzoną technikę organizowania dobrze zaplanowanych i kosztownych „konferencji" na renomowanych uniwersytetach, podczas których głos zabierali wyłącznie zwolennicy ich planu. Jedna z tych konferencji przyniosła odwrotny skutek. Planowana konferencja poświęcona napromieniowaniu w Centrum Edukacji i Badań nad Promieniowaniem Uniwersytetu Johna Hopkinsa miała się odbyć w sierpniu 1987 roku. Potencjalni uczestnicy byli zaniepokojeni, gdy odkryli, że lista zaplanowanych prelegentów była mocno nastawiona na promowanie napromieniowania żywności. Spośród dwudziestu wymienionych prelegentów dziewiętnastu było znanymi zwolennikami napromieniowania. Jedyny krytyk napromieniowania żywności, kongresman Douglas Bosco z Kalifornii, wycofał się, gdy zdał sobie sprawę, że został wrobiony. Miało zostać ogłoszone, że chociaż krytykom napromieniowania żywności przyznano miejsce na konferencji, wnioski będą całkowicie sprzyjały napromieniowaniu. Wśród zaplanowanych zwolenników napromieniowania żywności znaleźli się dr Ari Brynjolfsson z MIT; dr Ronald E. Engel, zastępca administratora Departamentu Rolnictwa Stanów Zjednoczonych, który zatwierdził napromieniowanie wieprzowiny; George Giddings, dyrektor Isomedix, największej w kraju firmy zajmującej się napromieniowaniem; Dennis Heldman, wiceprezes wykonawczy National Food Processors, która planowała napromieniowacz cezowy we współpracy z Departamentem Rolnictwa w Kalifornii; dr James H. Moy, profesor Uniwersytetu Hawajskiego, który zaproponował naświetlacz cezowy wspólnie z Departamentem Rolnictwa na Hawajach. Uniwersytet Johna Hopkinsa chętnie uczestniczył w tej zainscenizowanej konferencji, ponieważ w 1986 roku otrzymał trzysta siedemnaście milionów dolarów z funduszy obronnych; Uniwersytet Johna Hopkinsa jest drugim co do wielkości wykonawcą kontraktów dla sektora obronnego po MIT. Dr Brynjolfsson z MIT był jednym z pierwszych zwolenników napromieniowania żywności.

Armia Stanów Zjednoczonych wydała około 50 milionów dolarów na napromieniowanie żywności od lat 50. XX wieku; większość wyników była wadliwa. Stan Maine zakazał sprzedaży żywności napromieniowanej. Milwaukee zakazało budowy zakładu napromieniowania, a sprzeciw opinii publicznej zmusił również firmę Radiation Technology do rezygnacji z budowy zakładu w Elizabeth w stanie New Jersey. W 1987 roku Parlament Europejski zagłosował przeciwko napromieniowaniu w Wspólnocie Europejskiej „z nych względów ostrożnościowych". Kanadyjski parlament podjął wówczas decyzję o zakazie stosowania napromieniowania w przypadku pszenicy. Tymczasem wiodący producenci farmaceutyczni, Abbott Laboratories i Baxter Travenol, udzielili licencji na zakłady napromieniowania gamma firmom DOW Corning, General Electric, General Foods, IBM, IRT Corporation, Merck, RCA i Rockwell International.

Po tym, jak kanadyjski parlament wydał zalecenie przeciwko stosowaniu napromieniowania pszenicy, Jake Epp, kanadyjski minister zdrowia i opieki społecznej, ogłosił, że napromieniowanie żywności będzie dozwolone. Ogłoszenie to, które Epp wygłosił 10 września 1987 r., zaskoczyło wielu Kanadyjczyków. Nastąpiło ono po wydaniu przez kanadyjski parlament zalecenia przeciwko temu, a także po potępieniu napromieniowania żywności przez londyńską Komisję ds. Żywności w Anglii. Również w tym przypadku desperacja koncernu chemicznego prowadzi do narażenia zdrowia narodu. Istnieje wiele dostępnych wyników badań wskazujących na zagrożenia związane z żywnością napromieniowaną. Spożywanie napromieniowanego ryżu wiąże się z rozwojem zaburzeń przysadki mózgowej, tarczycy, serca i płuc, a także z rozwojem nowotworów. U dzieci i zwierząt laboratoryjnych karmionych napromieniowaną pszenicą zaobserwowano zwiększoną polimorfię (nieprawidłowość chromosomów). W magazynie „East/West" z lutego 1988 r. zamieszczono cytat z nieklasyfikowanego dokumentu Departamentu Stanu dotyczącego napromieniowania żywności, opublikowanego podczas przesłuchania w Kongresie w sprawie pestycydu dibromku etylenu, stosowanego na owocach i zbożach, który brzmi następująco:

„Administracja i Kongres są zainteresowane promowaniem wykorzystania wyłącznej technologii amerykańskiej opartej na izotopie cezu 137 z korzyścią dla człowieka. W ramach przetwarzania odpadów jądrowych w USA wytwarzany jest obecnie izotop cezu, który Departament Energii chciałby wykorzystać w celach pożytecznych. Upowszechnienie technologii cezowej przyniosłoby korzyści dla działalności sektora prywatnego w USA i zminimalizowałoby problemy związane z utylizacją odpadów jądrowych w USA".

ROZDZIAŁ 9

KARTEL FARMACEUTYCZNY

W 1987 r. osiemnaście największych firm farmaceutycznych uplasowało się w następującym rankingu:

1. Merck (USA) – 4,2 mld dolarów sprzedaży.
2. Glaxo Holdings (Wielka Brytania) – 3,4 mld dolarów.
3. Hoffman LaRoche (Szwajcaria) – 3,1 mld dolarów.
4. Smith Kline Beckman (USA) – 2,8 mld dolarów.
5. Ciba-Geigy (Szwajcaria) – 2,7 mld dolarów.
6. Pfizer (USA) 2,5 mld dolarów (Standard & Poor's podaje, że jego sprzedaż wynosi 4 mld dolarów).
7. Hoechst A. G. (Niemcy) 2,5 mld dolarów (Standard & Poor's podaje jej sprzedaż na poziomie 38 mld marek niemieckich).
8. American Home Products (USA) 2,4 mld dolarów (4,93 mld dolarów według Standard & Poor's).
9. Lilly (USA) 2,3 mld dolarów (3,72 mld dolarów według Standard & Poor's).
10. Upjohn (USA) 2 mld dolarów.
11. Squibb (USA) 2 mld dolarów.
12. Johnson & Johnson (USA) 1,9 mld dolarów.
13. Sandoz (Szwajcaria) 1,8 mld dolarów.
14. Bristol Myers (USA) 1,6 mld dolarów.
15. Grupa Beecham (Wielka Brytania) – 1,4 mld dolarów (agencja Standard & Poor's podaje 1,4 mld dolarów jako wartość sprzedaży amerykańskiej spółki zależnej – 2,6 mld funtów szterlingów jako całkowity dochód).

16. Bayer A. G. (Niemcy) 1,4 mld dolarów (Standard & Poor's podaje kwotę 45,9 mld marek niemieckich).

17. Syntex (USA) 1,1 mld dolarów.

18. Warner Lambert (USA) 1,1 mld dolarów (Standard & Poor's podaje kwotę 3,1 mld dolarów).

W ten sposób widzimy, że Stany Zjednoczone wciąż mają ogromną przewagę w produkcji i sprzedaży leków. W Stanach Zjednoczonych sprzedaż leków na receptę wzrosła w 1987 roku o 12,5% do 27 miliardów dolarów. Jedenaście z osiemnastu wiodących firm ma siedzibę w Stanach Zjednoczonych; trzy w Szwajcarii; dwie w Niemczech; i dwie w Wielkiej Brytanii. Dietetyk T. J. Frye zauważa, że kartel farmaceutyczny w Stanach Zjednoczonych jest kontrolowany przez grupę Rockefellera w ramach porozumienia kartelowego z niemiecką firmą I. G. Farben. W rzeczywistości I. G. Farben była największym koncernem chemicznym w Niemczech w latach 30. XX wieku, kiedy to zawarła aktywne porozumienie kartelowe z firmą Standard Oil of New Jersey. Po II wojnie światowej aliancki rząd wojskowy podzielił go na trzy firmy w ramach ówczesnych celów „antykartelowych", co przypominało słynny podział samej Standard Oil na mocy nakazu sądowego, podczas gdy Rockefellerowie zachowali pakiet kontrolny w każdej z nowych firm. W Niemczech generał William Draper z banku inwestycyjnego Dillon Read ogłosił nowy dekret ze swojego biura w budynku I. G. Farben. Od tej pory I. G. Farben przestało istnieć; w jego miejsce powstały trzy firmy — Bayer z Leverkusen, BASF z Ludwigshafen oraz Hoescht z okolic Frankfurtu. Każda z tych trzech spółek jest obecnie większa niż dawna I. G. Farben; większa jest jedynie angielska firma ICI. Firmy te eksportują ponad połowę swoich produktów. BASF jest reprezentowany w Stanach Zjednoczonych przez Shearman and Sterling, kancelarię prawną Rockefellerów, której partnerem jest William Rockefeller.

Największa na świecie firma farmaceutyczna, Merck, rozpoczęła działalność jako apteka w Darmstadt w Niemczech w 1668 roku. Jej prezes, John J. Horan, jest partnerem w J. P. Morgan Company oraz Morgan Guaranty Trust. Uczestniczył w spotkaniu Bilderbergów w Rye w stanie Nowy Jork w dniach 10–12 maja 1985 roku. W 1953 roku Merck przejął inną dużą firmę farmaceutyczną, Sharp & Dohme. W tym czasie Oscar Ewing, kluczowa postać w rządowej kampanii promującej fluorkowanie na rzecz Aluminum Trust, był sekretarzem firmy Merck, a jego biuro mieściło się wówczas przy One Wall Street w Nowym Jorku.

Wśród dyrektorów firmy Merck znajduje się John T. Connor, który rozpoczął swoją karierę biznesową w Cravath, Swaine and Moore, kancelarii prawnej obsługującej Kuhn, Loeb Company; Connor następnie dołączył do Biura Badań Marynarki Wojennej, w latach 1945–1947 pełnił funkcję specjalnego asystenta sekretarza marynarki wojennej, został prezesem firmy Merck, a następnie prezesem Allied Stores w latach 1967–1980, a potem prezesem londyńskiej firmy bankowej Schroders. Connor jest również dyrektorem konkurencyjnej firmy farmaceutycznej Warner Lambert, dyrektorem konglomeratu medialnego Capital Cities ABC oraz dyrektorem należącego do Rockefellera Chase Manhattan Bank. Każda z głównych firm farmaceutycznych w Stanach Zjednoczonych ma co najmniej jednego dyrektora ściśle powiązanego z Rockefellerami lub z bankiem Rothschildów. Innym dyrektorem firmy Merck jest John K. McKinley, dyrektor operacyjny Texaco; jest on również dyrektorem Manufacturers Hanover Bank, który w dokumentach Kongresu jest określony jako jeden z głównych banków Rotszyldów.

McKinley jest również dyrektorem firmy lotniczej Martin Marietta, Burlington Industries oraz dyrektorem kontrolowanego przez Rockefellera Instytutu Onkologii Sloan Kettering. Kolejnym dyrektorem Merck jest Ruben F. Mettler, prezes firmy zbrojeniowej TRW, Inc.; był on wcześniej szefem działu pocisków kierowanych w Ramo-Wooldridge i otrzymał nagrodę za działania na rzecz stosunków międzyludzkich od National Conference of Christians and Jews — jest on również dyrektorem Bank of America.

Inni dyrektorzy firmy Merck to m.in. Frank T. Cary, który przez wiele lat był prezesem IBM; jest on również dyrektorem Capital Cities ABC oraz partnerem w J. P. Morgan Company; Lloyd C. Elam, rektor Meharry Medical College w Nashville w stanie Tennessee, jedynej w kraju uczelni medycznej dla czarnych. Elam jest również dyrektorem Amerykańskiego Towarzystwa Psychiatrycznego, Nashville City Bank oraz Fundacji Alfreda P. Sloana, co zapewnia mu bliskie powiązania z Centrum Onkologicznym Sloana Ketteringa należącym do Rockefellera; Marian Sulzberger Heiskell, spadkobierczyni fortuny New York Timesa. Była żoną Orville'a Dryfoosa, redaktora gazety, który zmarł na zawał serca typu podczas strajku gazetowego; następnie wyszła za mąż za Andrew Heiskella w ramach fuzji mediów – był on prezesem magazynu „*Time*" i przez pięćdziesiąt lat pracował w organizacji Luce. Jest również dyrektorką Ford Motor. Heiskell jest dyrektorem People for the American Way, grupy aktywistów politycznych, prezesem Biblioteki Publicznej w Nowym Jorku oraz klubu Book-of-the-Month. W zarządzie Merck zasiada również członek rodziny, Albert W. Merck; Reginald H. Jones, urodzony w Anglii, były prezes General Electric, obecnie przewodniczący Rady Nadzorczej Wharton School of Commerce, dyrektor Allied Stores i General Signal Corporation; Paul G. Rogers, który zasiadał w Kongresie od^{84}·do^{95}·kadencji; był przewodniczącym ważnej podkomisji ds. zdrowia; w 1979 r. dołączył do wpływowej waszyngtońskiej kancelarii prawnej i lobbingowej Hogan and Hartson. Jest również dyrektorem American Cancer Society, Rand Corporation oraz Mutual Life Insurance.

W ten sposób okazuje się, że największa na świecie firma farmaceutyczna ma dwóch dyrektorów, którzy są partnerami w J. P. Morgan Company, jednego, który jest dyrektorem Chase Manhattan Banku Rockefellera, oraz jednego, który jest dyrektorem Rothschild Banku, Manufacturers Hanover; większość dyrektorów jest powiązana z kluczowymi gałęziami przemysłu obronnego i ma powiązania z innymi firmami z tej branży. W zarządzie TRW, którego przewodniczącym jest Ruben Mettler, zasiadają William H. Krome George, były prezes ALCOA, oraz Martin Feldstein, były doradca ekonomiczny prezydenta Reagana. Największe banki, firmy z sektora obronnego i wybitne osobistości polityczne są powiązane z CIA i firmami farmaceutycznymi.

Drugą co do wielkości firmą farmaceutyczną jest Glaxo Holdings, której sprzedaż wynosi 3,4 mld dolarów. Jej prezesem jest Austin Bide, a wiceprezesem – P. Girolami, który pełni funkcję dyrektora w National Westminster Bank, jednym z pięciu największych banków w Anglii. W skład zarządu wchodzą: Sir Alistair Frame, prezes Rio Tinto Zinc, jednej z trzech firm stanowiących podstawę fortuny Rotszyldów; Frame zasiada również w zarządzie innej spółki należącej do Rotszyldów, znanej firmy zbrojeniowej Vickers, a także Plessey, kolejnej firmy zbrojeniowej, która niedawno ubiegała się o duży kontrakt z armią amerykańską; Frame jest prezesem Britoil, a dyrektorami Glaxo są Lord Fraser of Kilmarnock, który był wiceprzewodniczącym Partii Konserwatywnej (obecnie partii rządzącej w Anglii) w latach 1946–1975, kiedy to dołączył do Glaxo; Lord Fraser był również członkiem wpływowego gabinetu cieni; B. D. Taylor, doradca Victoria College of Pharmacy i prezes Wexham Hospital; J. M. Raisman, prezes Shell Oil UK Ltd., kolejnej firmy kontrolowanej przez Rotszyldów. Lloyd's Bank, jeden z Wielkiej Piątki, British Telecommunications oraz Królewskiej Komisji ds. Zanieczyszczenia Środowiska; Sir Ronald Arculus, który przeszedł na emeryturę ze służby dyplomatycznej Jej Królewskiej Mości po wybitnej karierze; służył w San Francisco, Nowym Jorku,

Waszyngtonie i Paryżu; następnie został mianowany ambasadorem we Włoszech i był delegatem Wielkiej Brytanii na Konwencję Narodów Zjednoczonych o prawie morza, której celem było rozdzielenie bogactw morskich między kraje ubogie: Arculus jest obecnie dyrektorem Trusthouse Forte Hotels oraz London and Continental Bankers; oraz profesor R. G. Dahrendorf, jeden z najbardziej aktywnych socjologów na świecie i wieloletni propagandysta marksistowski. Dahrendorf, dyrektor Fundacji Forda od 1976 r., jest absolwentem London School of Economics, profesorem socjologii w Hamburgu i Tybindze, sekretarzem stanu w Ministerstwie Spraw Zagranicznych RFN od 1969 r. i otrzymał odznaczenia od Senegalu, Luksemburga oraz Leopolda II.

Rothschildowie najwyraźniej mianowali Dahrendorfa dyrektorem Glaxo ze względu na jego zdecydowane marksistowskie wypowiedzi. Jako europejski dyrektor Fundacji Forda twierdzi on w swojej książce „Marx in Perspective", że Marks jest najważniejszym czynnikiem w powstaniu współczesnego społeczeństwa. Głównym wkładem Dahrendorfa w socjologię jest jego szeroko nagłośniona koncepcja „nowego człowieka", którego nazwał „homo sociologicus" – istotą przekształconą przez socjalizm w osobę, u której zniknęły wszelkie cechy wyróżniające, w tym cechy rasowe. Jest to współczesny robot, jednolita istota, którą można łatwo kontrolować siłą światowego socjalizmu. Dahrendorf jest apostołem współczesnej wiary, że nie ma różnic rasowych między poszczególnymi rasami ludzkości; potępia wszelkie wzmianki o „wyższości" lub różnicach w umiejętnościach jako „ideologiczne zniekształcenie". Dahrendorf jest wybitnym członkiem grupy Bilderberg; uczestniczył w ich spotkaniu w Rye w stanie Nowy Jork w dniach 10–12 maja 1985 r. Jest profesorem socjologii na Uniwersytecie w Konstancji, a także pełni inne, wspomniane wcześniej funkcje.

W ten sposób dowiadujemy się, że drugą co do wielkości firmą farmaceutyczną na świecie kierują dwaj najbardziej zaufani poplecznicy rodziny Rothschildów oraz najbardziej wyrazisty na świecie propagator marksizmu.

Trzecia co do wielkości firma farmaceutyczna na świecie, szwajcarska Hoffman LaRoche, jest nadal kontrolowana przez członków rodziny Hoffmanów, chociaż w ostatnich latach krążyły plotki o próbach przejęcia. Firma została założona przez Fritza Hoffmana, który zmarł w 1920 roku. Pierwszym hitem sprzedażowym firmy był Siropin w 1896 roku; sprzedaż Valium i Librium wynosi obecnie miliard dolarów rocznie; jej spółka zależna rozprzestrzeniła niebezpieczną substancję chemiczną, dioksynę, nad włoskim miastem

Seveso, a jej usunięcie kosztowało 150 milionów dolarów w ramach 10-letniej kampanii. Wdowa po jego synu, Maya Sacher, jest obecnie żoną Paula Sachera, muzyka i dyrygenta Orkiestry Kameralnej w Bazylei. Hoffman dodał nazwisko swojej żony, LaRoche, do nazwy rodzinnej firmy, zgodnie z europejskim zwyczajem; rodzina Hoffmanów nadal kontroluje 75% akcji z prawem głosu. Państwo Sacherowie posiadają jedną z najdroższych kolekcji sztuki na świecie, obejmującą dzieła dawnych mistrzów i malarstwo współczesne.

W 1987 roku firma Hoffman LaRoche próbowała przejąć Sterling Drug, w czym pomógł im Lewis Preston, prezes J. P. Morgan Company; był on również bankierem Sterlinga. W wyniku tego zamieszania Preston postanowił przejść na emeryturę. Następnie firma Eastman Kodak kupiła Sterlinga, przy wsparciu rodziny Rockefellerów. Prezesem firmy Hoffman LaRoche jest Fritz Gerber, 58-letni pułkownik armii szwajcarskiej. Jako syn stolarza został prawnikiem, a następnie prezesem firmy Hoffman LaRoche. Gerber jest również dyrektorem Zurich Insurance; w ten sposób jest związany z dwiema największymi firmami w Szwajcarii; pobiera wynagrodzenie w wysokości 2,3 mln franków szwajcarskich rocznie, a także ma umowę o pracę z Glaxo Holdings wartą 1,7 mln dolarów.

W kwietniu 1988 roku firma Hoffman LaRoche znalazła się w centrum uwagi mediów z powodu niekorzystnych doniesień dotyczących jej leku na trądzik „Accutane", po tym jak Agencja ds. Żywności i Leków (FDA) opublikowała dane wskazujące, że lek ten spowodował 1000 samoistnych poronień, 7000 innych poronień oraz inne skutki uboczne, takie jak bóle stawów, wysuszenie skóry i błon śluzowych oraz wypadanie włosów. FDA zarzuciła firmie Hoffman LaRoche celowe pominięcie kobiet, a w szczególności kobiet w ciąży, w badaniach, na których oparła wnioski o zatwierdzenie leku Accutane. Firma była świadoma, że Accutane powoduje poważne skutki uboczne w przypadku przyjmowania w czasie ciąży.

Tuż po ujawnieniu informacji dotyczących Accutane firma Hoffman LaRoche ponownie trafiła na pierwsze strony Wall Street Journal w związku z żądaniem kongresmana Teda Weissa, zgłoszonym 6 maja 1988 r., aby wszcząć dochodzenie karne w sprawie czterdziestu zgonów odnotowanych od 1986 r., spowodowanych przyjmowaniem Versed, środka uspokajającego firmy Hoffman La-Roche, który jest chemicznym odpowiednikiem jej najlepiej sprzedającego się leku, Valium.

Czwarta co do wielkości firma farmaceutyczna, Smith Kline Beckman, korzysta z usług banku Mellon Bank. Jej prezes, Robert F.

Dee, pełni funkcję członka zarządu w spółkach General Foods, Air Products and Chemical oraz w przedsiębiorstwie z branży obronnej United Technologies, które jest powiązane z Citibankiem. Dyrektorami są: Samuel H. Ballam Jr., prezes szpitala Uniwersytetu Pensylwanii, dyrektor American Water-Works, Westmoreland Coal Company, General Coal Company, INA Investment Securities, prezes funduszu CIGNA High Yield Fund oraz Geothermal Resources International; Francis P. Lucier, prezes Black & Decker; Donald P. McHenry, były ambasador USA przy ONZ w latach 1979–1981, obecnie międzynarodowy doradca Rady Stosunków Zagranicznych, członek zarządu Brookings Institution i Fundacji Carnegie na rzecz Pokoju Międzynarodowego, Fundacji Forda oraz supertajnej Fundacji Ditchley założonej przez W. Averella Harrimana podczas II wojny światowej; McHenry jest również dyrektorem Coca Coli i International Paper; Carolyn K. Davis, która była dziekanem szkoły pielęgniarskiej na Uniwersytecie Michigan w latach 1973–1975, a od 1981 r. pracuje w Departamencie Zdrowia i Opieki Społecznej; jest również dyrektorem Johns Hopkins.

Inni dyrektorzy Smith Kline to Andrew L. Lewis Jr., prezes Union Pacific, firmy stanowiącej podstawę fortuny Harrimanów; jest on dyrektorem Ford Motor, członkiem zarządu upadłej Reading Company, byłym przewodniczącym zespołu ds. transformacji Reagana oraz zastępcą dyrektora Republikańskiego Komitetu Narodowego; R. Gordon McGovern, prezes Campbell Soup; Ralph A. Pfeiffer Jr., prezes IBM World Trade Corporation, American International Far East Corporation, Riggs National Bank oraz przewodniczący Komisji Handlu Amerykańsko-Chińskiego; pełni on również funkcję wiceprzewodniczącego w kluczowej instytucji zajmującej się polityką zagraniczną, Centrum Studiów Strategicznych i Międzynarodowych, założonej przez męża Jeane Kirkpatrick, Evrona Kirkpatricka z CIA.

Piąta na świecie firma farmaceutyczna, szwajcarska Ciba-Geigy, osiąga w Stanach Zjednoczonych roczny obrót w wysokości miliarda dolarów i prowadzi tu dziesięć fabryk leków.

Pfizer, szósta co do wielkości firma farmaceutyczna na świecie, osiąga rocznie 4 miliardy dolarów obrotu, według Standard & Poor's; firma korzysta z usług banku Chase Manhattan Bank, należącego do Rockefellera. Prezes Pfizera, Edmund T. Pratt Jr., był kontrolerem w IBM w latach 1949–1962; obecnie jest dyrektorem Chase Manhattan Bank, General Motors, International Paper, Business Council i Business Roundtable, dwóch organizacji establishmentu; jest również przewodniczącym Emergency Committee for American Trade. Prezesem firmy Pfizer jest Gerald Laubach, który dołączył do firmy w

1950 roku; jest on członkiem rady Uniwersytetu Rockefellera oraz dyrektorem firm CIGNA, Loctite i General Insurance Corporation; Barber Conable jest dyrektorem firmy Pfizer; w latach 1965–1985 był kongresmanem reprezentującym Nowy Jork, co wskazuje na bliskie powiązania z Rockefellerem; Conable jest obecnie prezesem Banku Światowego. Inni dyrektorzy firmy Pfizer to Joseph B. Flavin, dyrektor operacyjny firmy Singer Company, której roczne obroty wynoszą 2,5 miliarda dolarów. Flavin pracował w IBM World Trade Corporation w latach 1953–1967, a następnie był prezesem firmy Xerox; obecnie jest członkiem Komitetu ds. Rozwoju Gospodarczego, szpitala Stamford Hospital, Fundacji Badań nad Rakiem oraz Krajowej Rady Chrześcijan i Żydów; Howard C. Kauffman, od 1975 r. jest prezesem EXXON; wcześniej był regionalnym koordynatorem EXXON w Ameryce Łacińskiej, a następnie prezesem Esso Europe w Londynie; jest również dyrektorem Celanese i Chase Manhattan Bank; jego biuro znajduje się w One Rockefeller Plaza; James T. Lynn, który w latach 1969–1971 pełnił funkcję głównego radcy prawnego Departamentu Handlu Stanów Zjednoczonych, następnie w latach 1971–1973 był podsekretarzem stanu, a w latach 1973–1975 sekretarzem HUD, zastępując na tym stanowisku George'a Romneya; Lynn był redaktorem *Harvard Law Review*, a następnie w 1960 r. dołączył do Jones, Day, Reavis and Pogue (dużej waszyngtońskiej firmy lobbingowej); Lynn towarzyszył Peterowi Petersonowi, ówczesnemu sekretarzowi handlu, a wcześniej prezesowi Kuhn, Loeb Company, w podróży do Moskwy w 1972 r. w celu zawarcia umowy o handlu i współpracy ze Związkiem Radzieckim; umowa ta została zawarta w październiku 1972 r.; John R. Opel, prezes IBM, dyrektor Federal Reserve Bank of New York, Time oraz Institute for Advanced Study; Walter B. Wriston, prezes Citicorp, dyrektor General Electric, Chubb, New York Hospital, Rand Corporation oraz J. C. Penney.

Inni dyrektorzy firmy Pfizer to: Grace J. Fippinger, sekretarz-skarbnik korporacji NYNEX o rocznych obrotach 10 miliardów dolarów; jest ona doradcą Manufacturers Hanover, Banku Rothschildów, dyrektorem banku inwestycyjnego Bear Stearns, Gulf & Western Corporation, Connecticut Mutual Life Insurance oraz honorowym członkiem zarządu Amerykańskiego Towarzystwa Walki z Rakiem; Stanley O. Ikenberry, rektor Uniwersytetu Illinois, dyrektor Harris Bankcorp oraz Fundacji Carnegie na rzecz Rozwoju Nauczania; William J. Kennedy, dyrektor operacyjny North Carolina Mutual Life, dyrektor Quaker Oats (wraz z Frankiem Carluccim, który jest obecnie sekretarzem obrony), Mobil (wraz z Alanem Greenspanem, który jest obecnie przewodniczącym Rady Gubernatorów Systemu Rezerwy Federalnej — Greenspan był delegatem na spotkaniu Bilderbergerów w Rye w stanie Nowy Jork w dniach 10–12 maja 1985 r.); Paul A. Marks, dyrektor Centrum Onkologii Sloan Kettering od 1980 r.; jest biologiem, profesorem genetyki człowieka na Uniwersytecie Cornell oraz adiunktem na Uniwersytecie Rockefellera, a także profesorem wizytującym w Szpitalu Uniwersyteckim Rockefellera; jest również związany z Narodowym Instytutem Zdrowia, funduszem inwestycyjnym Dreyfus Mutual Fund, dyrektorem ds. leczenia nowotworów w Narodowym Instytucie Raka, dyrektorem Amerykańskiego Stowarzyszenia Badań nad Rakiem, w latach 1976–1979 zasiadał w Prezydenckim Panelu ds. Raka oraz w Prezydenckiej Komisji ds. Wypadku w Three Mile Island; jest dyrektorem wartej 100 milionów dolarów Fundacji Revson (fortuna z branży kosmetycznej) wraz z Simonem Rifkindem i Benjaminem Buttenweiserem, którego żona była adwokatem Algera Hissa, podczas gdy Buttenweiser pełnił funkcję zastępcy wysokiego komisarza w okupowanych Niemczech Zachodnich.

Spośród głównych firm farmaceutycznych żadna nie wykazuje bardziej bezpośrednich powiązań z interesami Rockefellera niż Pfizer, który korzysta z usług banku Rockefellera, Chase Manhattan, a wśród jego dyrektorów znajdują się Howard Kaufmann, prezes Exxon, oraz Paul Marks z kontrolowanego przez Rockefellera Centrum Onkologii Sloan Kettering i Szpitala Rockefellera przy. W większości przypadków wystarczy jedno powiązanie z Rockefellerem, aby zapewnić kontrolę nad korporacją.

Siódmą firmą farmaceutyczną na świecie jest niemiecka Hoechst A. G., spółka wydzielona z I. G. Farben, czyli kontrolowana przez Rockefellerów, Warburgów i Rothschildów. Prowadzi ona wiele zakładów w Stanach Zjednoczonych, w tym American Hoechst w Somerville w stanie New Jersey oraz Hoechst Fibers Company. Hoechst produkuje szeroko stosowane włókno poliestrowe Trevira, antybiotykowe dodatki paszowe dla świń i brojlerów (Flavomycin) oraz inne środki farmaceutyczne stosowane w hodowli zwierząt.

Zajmująca 8. miejsce w światowym rankingu firma American Home Products korzysta z usług bankowych Rothschild Bank oraz Manufacturers Hanover, a jej roczny obrót wynosi 3,8 mld dolarów (4,93 mld dolarów według agencji Standard & Poor's). Firma stała się jeszcze większa dzięki niedawnemu przejęciu A. H. Robins Drug Company z Richmond w stanie Wirginia. A. H. Robins ogłosiła upadłość po tym, jak musiała wypłacić 2,5 mld dolarów odszkodowań około 200 000 kobietom, które doznały urazów w wyniku stosowania jej wkładki domacicznej Dalkon Shield. Niewłaściwie przetestowana wkładka doprowadziła do poważnych urazów u wielu kobiet.

Francuska firma Sanofi próbowała wówczas przejąć przedsiębiorstwo, ale przegrała, gdy American Home zdecydowała się zapłacić wyższą cenę za znane marki firmy, takie jak Chapstick i Robitussin. Prezesem American Home jest John W. Culligan, który pracuje w firmie od 1937 roku; jest on Kawalerem Orderu Maltańskiego, dyrektorem Mellon Bank, Carnegie Mellon University, American Standard i Valley Hospital; prezesem American Home jest John R. Stafford, dyrektor Rothschild Bank, Manufacturers Hanover; wcześniej był głównym radcą prawnym trzeciej co do wielkości firmy farmaceutycznej, Hoffmann LaRoche, oraz partnerem w wpływowej kancelarii prawnej Steptoe and Johnson. Dyrektorami są K. R. Bergethon z Norwegii, obecnie prezes Lafayette College; A. Richard Diebold; Paul R. Frohring, który w latach 1942–1946 kierował Wydziałem Farmaceutycznym Rady ds. Produkcji Wojennej; obecnie pełni funkcję powiernika John Cabot College w Rzymie, nadzorcy Case Western Reserve University, Mercy Hospital, Navy League oraz Biscayne Yacht Club; William F. LaPorte, który jest dyrektorem Manufacturers Hanover Trust, American Standard, B. F. Goodrich, Dime Savings Bank oraz prezesem Buck Hill Falls Company; John F. McGillicuddy, prezes Manufacturers Hanover Bank, który niedawno zastąpił Lewisa Prestona z J. P. Morgan Company na stanowisku dyrektora Federal Reserve Bank of New York (Preston był krytykowany za swoją rolę w promowaniu transakcji dla firmy Hoffman LaRoche, gdy był zatrudniony jako bankier Sterling Drug); John F. Torell III, prezes Manufacturers Hanover Trust i Manufacturers Hanover Corporation; H. W. Blades, który był wcześniej prezesem Wyeth Labs, a obecnie jest dyrektorem Provident Mutual Life Insurance, Wistar International, Philadelphia National Bank oraz szpitala Bryn Mawr; Robin Chandler Duke, z rodziny tytoniowej; Edwin A. Gee, dyrektor Air Products and Chemical, International Paper, Bell & Howell; obecnie jest prezesem International Paper i Canadian International Paper; Robert W. Sarnoff, syn Davida Sarnoffa, który założył imperium RCA; oraz William Wrigley, prezes Wrigley Corporation, dyrektor Texaco i Boulevard National Bank of Chicago.

Na 9. miejscu światowego rankingu znajduje się Eli Lilly Company, której prezes Richard D. Wood jest również dyrektorem Standard Oil of Indiana, Chemical Bank New York, Elizabeth Arden, IVAC Corporation, Cardiac Pacemakers Inc., Elanco Products, Dow Jones, Lilly Endowment, Physio-Control Corporation oraz American Enterprise Institute for Public Policy Research, rzekomo prawicowego think tanku w Waszyngtonie, gdzie niepodzielną władzę sprawuje Jeane Kirkpatrick. Dyrektorami Lilly są: Steven C. Beering, urodzony w Berlinie, obecnie rektor Uniwersytetu Purdue; zasiada w wielu radach medycznych, Stowarzyszeniu Diabetologicznym, Stowarzyszeniu Endokrynologicznym i jest dyrektorem Arvin Industries; Randall H. Tobias, dyrektor Komitetu Bretton Woods, od 1964 r. związany z Bell Telephone Labs, obecnie dyrektor AT&T i Home Insurance Corporation; Robert C. Seamans Jr., który był sekretarzem Sił Powietrznych w latach 1969–1973, obecnie dyrektor Instytutu Carnegie, Muzeum Smithsonian oraz Towarzystwa National Geographic (wraz z Laurance'em Rockefellerem); Jest on również dyrektorem Combustion Engineering, firmy zajmującej się wieloma transakcjami z Związkiem Radzieckim, oraz Putnams Funds, potężnej firmy inwestycyjnej z Nowej Anglii; innymi dyrektorami Lilly są J. Clayton LaForce, stypendysta Fulbrighta, obecnie dyrektor finansowanego przez Rockefellera Narodowego Biura Badań Ekonomicznych oraz dziekan studiów podyplomowych z zarządzania na Uniwersytecie Kalifornijskim w. LaForce jest wpływowym członkiem tajemniczego Towarzystwa Mont Pelerin, reprezentującego wiedeńską szkołę ekonomiczną, przedsięwzięcia sponsorowanego przez Rotszyldów, którego rzecznikiem jest Milton Friedman – w rzeczywistości jest to pseudoprawicowy think tank kierowany przez Williama Buckleya i CIA. LaForce jest również członkiem zarządu pseudoprawicowego think tanku, Instytutu Hoovera Uniwersytetu Stanforda, którym kieruje dwóch dyrektorów finansowanej przez Rockefellera Ligi na rzecz Demokracji Przemysłowej, wiodącego think tanku trockistowskiego: Sidney Hook i Seymour Martin Lipset. Inni dyrektorzy Lilly to J. Paul Lyet II, prezes gigantycznej firmy zbrojeniowej Sperry Corporation – dwie trzecie jej kontraktów dotyczy agencji rządowych; Lyet jest również dyrektorem Eastman Kodak, która właśnie zakupiła Sterling Drug; jest również dyrektorem Armstrong World Industries, NL Industries i Continental Group; Alva Otis Way III, prezes American Express, dyrektor Schroder Bank and Trust, były prezes — a także dyrektor Shearson Lehman, która obecnie obejmuje Kuhn, Loeb Company i Lehman Brothers, dyrektor Firemans Fund Insurance Company i American International Banking Corporation, Warnex Ampex Communications Corporation; C. William Verity Jr., którego ojciec założył firmę Armco Steel; absolwent Yale, Verity jest obecnie prezesem Armco; niedawno został mianowany sekretarzem handlu, zastępując swojego kolegę z Yale, Malcolma Baldrige'a, dyrektora firmy zbrojeniowej Scovill Manufacturing — Baldrige spadł z konia.

Verity jest również dyrektorem Chase Manhattan Bank, Mead Corporation oraz Taft Broadcasting. Verity został wybrany na sekretarza handlu ze względu na swoje wieloletnie zaangażowanie w działania na rzecz supertajnej grupy, Rady Handlowo-Gospodarczej

USA-ZSRR, znanej również jako USTEC, której akta są klasyfikowane jako ściśle tajne — obecnie toczy się kilka procesów sądowych mających na celu zmuszenie rządu do ujawnienia dokumentów USTEC na mocy ustawy o wolności informacji, ale jak dotąd prawnicy rządowi odparli wszystkie próby ustalenia, czym zajmuje się ta grupa. Rzekomo serdeczna grupa amerykańskich biznesmenów o dobrych intencjach spotykająca się ze swoimi uśmiechniętymi radzieckimi odpowiednikami, USTEC była pomysłem wysokiego rangą funkcjonariusza KGB, który promował ją podczas szczytu w 1973 roku między prezydentem Nixonem a „ em" Breżniewem. Pośrednikiem był Donald Kendall z Pepsicola, który właśnie zawarł dużą umowę handlową z Rosją; częścią ceny było sprzedanie USTEC zespołowi Białego Domu przez Kendalla. Bez Kendalla USTEC mogłoby nigdy nie powstać. Prawdziwy cel USTEC został wyrażony przez H. Rowana Gaithera, szefa Fundacji Forda, podczas wywiadu przeprowadzonego przez badacza fundacji, Normana Dodda. Gaither skarżył się na złą prasę, jaką spotykała się Fundacja Forda, twierdząc, że jest to nieuzasadnione. „Większość z nas tutaj" – wykrzyknął w obronie własnej – „była w tym czy innym momencie aktywna albo w OSS, albo w Departamencie Stanu, albo w Europejskiej Administracji Gospodarczej. W tamtych czasach, bez wyjątku, działaliśmy zgodnie z wytycznymi wydanymi przez Biały Dom, których istota sprowadzała się do tego, że powinniśmy dołożyć wszelkich starań, aby zmienić życie w Stanach Zjednoczonych tak, aby umożliwić komfortowe połączenie z Związkiem Radzieckim".

USTEC stanowi ważny krok w programie połączenia. Alva Way, prezes American Express, zasiada w zarządzie Eli Lilly wraz z C. Williamem Veritym. Współpracownik Way'a, James D. Robinson III, który jest prezesem American Express, jest głównym motorem USTEC, podobnie jak Robert Roosa, partner w firmie inwestycyjnej Brown Brothers Harriman, który pełni funkcję dyrektora wykonawczego Komisji Trójstronnej. Inni ważni członkowie USTEC to Edgar Bronfman, szef Światowego Kongresu Syjonistycznego, prezes Seagrams, firmy należącej do rodziny Bronfmanów, kontrolujący znaczną część akcji DuPont, 21%; Maurice Greenberg, prezes American International Group; dr Armand Hammer, wieloletni przyjaciel Związku Radzieckiego, oraz Dwayne Andreas, potentat zbożowy, który stoi na czele Archer-Daniels-Midland Corporation. Andreas, który finansował CREEP, organizację, która doprowadziła do rezygnacji Richarda Nixona ze stanowiska prezydenta Stanów Zjednoczonych, ma w swoim zarządzie Roberta Straussa, byłego przewodniczącego Krajowego Komitetu Partii Demokratycznej, oraz panią Nelson Rockefeller.

W 1972 roku zwołano spotkanie w Waszyngtonie w ultra-ekskluzywnym F. Street Club, który od dawna był tajnym miejscem spotkań czołowych graczy i dealerów w Waszyngtonie. Donald Kendall zaprosił Davida Rockefellera, który otworzył oddział Chase Manhattan przy Placu Czerwonym w Moskwie, Helmuta Sonnenfeldta z Departamentu Stanu, który podobno był „kontrolerem" Henry'ego Kissingera, gdy ten przybył do Stanów Zjednoczonych jako podwójny agent pod patronatem Sonnenfeldta, oraz Georgiego Arbatowa, znanego radzieckiego propagandystę w Stanach Zjednoczonych. Arbatow poinformował grupę, kogo Związek Radziecki chciał widzieć w zarządzie przyszłej organizacji, która stała się USTEC. Chciał dr. Armanda Hammera, Reginalda Jonesa z General Electric, Franka Cary'ego z IBM oraz Irvinga Shapiro, szefa DuPont. Pozornym celem USTEC było promowanie handlu między Stanami Zjednoczonymi a Rosją; jego prawdziwym celem było ratowanie pogrążonej w kryzysie gospodarki radzieckiej i uratowanie jej przywódców przed katastrofalną rewolucją. Stany Zjednoczone oferowały zaawansowaną technologię, zboże i sprzęt wojskowy; Rosjanie oferowali utrzymanie systemu komunistycznego.

Dziesiątą co do wielkości firmą farmaceutyczną na świecie jest Upjohn, która zajmuje się głównie produkcją środków chemicznych dla rolnictwa, takich jak Asgrow.

Upjohn został przejęty przez wiodącą firmę z branży obronnej, Todd Shipyards, wśród której dyrektorów znajdują się: Harold Eckman, dyrektor W. R. Grace, Bank of New York, Centennial Life Insurance Company, Home Life Insurance Company – jest on prezesem Atlantic Mutual Insurance Company oraz Union de Seguros w Meksyku; Raymond V. O'Brien Jr., prezes Emigrant Savings Bank of New York oraz International Shipholding Corporation; R. T. Parfet Jr., który jest prezesem Upjohn, dyrektorem Michigan Bell Telephone; Lawrence C. Hoff, który jest prezesem National Foundation for Infectious Diseases oraz American Foundation for Pharmaceutical Education; zasiada w zarządzie Sloan Kettering Cancer Institute i był podsekretarzem stanu ds. zdrowia w HEW w latach 1974–1977; jest dyrektorem National Heart & Lung Institute oraz U.S. Public Health Service Pharmacy Board; P. H. Bullen, który pracował w IBM w latach 1946–1971, obecnie prowadzi firmę Bullen Management Company; Donald F. Hornig, profesor i dyrektor programu Interdisciplinary Progress in Health w Szkole Zdrowia Publicznego Uniwersytetu Harvarda; jest dyrektorem w firmie Westinghouse Electric, a wcześniej był kierownikiem grupy w Los Alamos zajmującej się opracowaniem bomby atomowej; w latach 1964–1969 pełnił funkcję specjalnego doradcy ds. nauki w Służbie Zdrowia Publicznego Stanów Zjednoczonych; otrzymał stypendia Guggenheima i Fulbrighta; Preston S. Parish, przewodniczący komitetu wykonawczego w firmie Upjohn, jest członkiem rady nadzorczej Williams College, Bronson Methodist Hospital, przewodniczącym rady nadzorczej W. E. Upjohn Unemployment Corporation, przewodniczącym Kal-Aero, American National Holding Company oraz współprzewodniczącym Food and Drug Law Institute; William D. Mulholland, prezes Bank of Montreal, w którym rodzina Bronfmanów ma pakiet kontrolny — Charles Bronfman jest członkiem zarządu. Mulholland jest również członkiem zarządu Standard Life Assurance Company w Edynburgu w Szkocji, członkiem zarządu Kimberly-Clark, Canadian Pacific Railroad, Harris Bancorp oraz oddziału Bank of Montreal na Bahamach i Karaibach. Mulholland był komplementariuszem Morgan Stanley w latach 1952–1969, po czym w latach 1970–1974 pełnił funkcję prezesa Brinco, kanadyjskiej spółki holdingowej należącej do rodziny Rothschildów.

Mulholland jest również dyrektorem Allgemeine Credit Anstalt we Frankfurcie (miejscu urodzenia rodziny Rothschildów). Dyrektorem firmy Upjohn jest również William N. Hubbard Jr., dyrektor Johnson Controls, Consumers Power Company – przedsiębiorstwa o rocznych obrotach wynoszących 3,5 miliarda dolarów, były prezes Upjohn oraz dziekan wydziału medycznego Uniwersytetu Nowojorskiego.

Jedenastą co do wielkości firmą farmaceutyczną, E. E. Squibb, kieruje Richard E. Furlaud; jest on dyrektorem wiodącej firmy zbrojeniowej Olin Corporation i pełnił funkcję głównego radcy prawnego w Olin w latach 1957–1966. Furlaud był prawnikiem w znanej kancelarii prawnej z Wall Street, Root, Ballantine, Harlan, Busby and Palmer, założonej przez Elihu Roota, sekretarza stanu Wilsona, który w 1917 r. przekazał 100 milionów dolarów z osobistego funduszu wojennego Wilsona do Rosji Sowieckiej, aby uratować chwiejący się reżim bolszewicki. Furlaud jest członkiem rady nadzorczej Uniwersytetu Rockefellera oraz Instytutu Onkologii Sloan Kettering, co wskazuje na powiązania firmy Squibb z rodziną Rockefellerów. Wśród dyrektorów firmy Squibb znajduje się J. Richardson Dilworth, wieloletni powiernik finansowy wszystkich członków rodziny Rockefellerów. Dilworth ożenił się z członkinią zamożnej rodziny Cushingów i był partnerem w firmie Kuhn, Loeb Company w latach 1946–1958, kiedy to jego partner, Lewis Strauss z Kuhn, Loeb, przeszedł na emeryturę jako doradca finansowy rodziny Rockefellerów. W 1958 roku Dilworth objął to stanowisko w pełnym wymiarze godzin, zajmując całe 56. piętro Rockefeller Center, gdzie do 1981 roku zajmował się wszystkimi rachunkami ponoszonymi przez członków rodziny. Obecnie pełni funkcję prezesa zarządu Rockefeller Center, dyrektora International Basic Economy Corporation Nelsona Rockefellera, Chryslera, R. H. Macy, Colonial Williamsburg (kolejnego przedsiębiorstwa rodziny Rockefellerów) oraz Uniwersytetu Rockefellera. Jest członkiem rady nadzorczej Yale Corporation i Metropolitan Museum oraz dyrektorem Selected Investments of Luxemburg. Inni dyrektorzy Squibb to Louis V. Gerstner, prezes American Express, dyrektor Caterpillar Tractor i wieloletni członek zarządu Sloan Kettering Cancer Institute; Charles G. Koch, szef rodzinnej firmy Koch Enterprises, której roczny obrót wynosi 3 miliardy dolarów w Kansas City. Koch posiada majątek wart 500 milionów dolarów i osobiście finansował rzekomo prawicowe organizacje, takie jak Cato Institute, Mr. Pelerin Society oraz Partię Libertariańską. Koch Industries korzysta wyłącznie z usług banku Morgan Guaranty Trust, co wiąże go z J. P. Morgan Company.

Inni dyrektorzy Squibb to: Helen M. Ranney, przewodnicząca wydziału medycyny Uniwersytetu Kalifornijskiego w San Diego od 1973 r.; w latach 1960–1964 pracowała w Presbyterian Hospital w Nowym Jorku i jest członkinią Amerykańskiego Towarzystwa Hematologicznego; Robert W. van Fossan, przewodniczący Mutual Benefit Life Insurance, dyrektor Long Island Public Service Gas & Electric, Amerada Hess i Nova Pharmaceutical Corporation; Sanford H. McDonnell, przewodniczący firmy zbrojeniowej McDonnell Douglas Aircraft Corporation; jest on dyrektorem Centerre Bancorp i Navy League; Robert H. Ebert, dziekan wydziału medycznego Uniwersytetu Harvarda od 1964 r.; jest członkiem zarządu Fundacji Rockefellera, Rady ds. Ludności oraz prezesem wpływowego Milbank Memorial Fund, a także dyrektorem Fundacji Roberta W. Johnsona, finansowanej z majątku farmaceutycznego koncernu Johnson & Johnson; Ebert był stypendystą Rhodes Scholarship i Markle Scholarship; Burton E. Sobel, dyrektor oddziału kardiologii na Uniwersytecie Waszyngtońskim od 1973 r., Narodowego Instytutu Zdrowia, redaktor czasopism *„Clinical Cardiology”, „American Journal of Cardiology”, „American Journal of Physiology”* oraz pełniący wiele innych funkcji medycznych; Rawleigh Warner Jr., prezes gigantycznej korporacji Mobil oraz dyrektor wielu firm, w tym AT&T, Allied Signal (firma z branży obronnej o rocznych obrotach 9 miliardów dolarów), American Express, Chemical Bank (w zarządzie Signal zasiadali również John F. Connally, były sekretarz skarbu, oraz Carla Hills, była sekretarz HUD, której mąż był przewodniczącym Komisji Papierów Wartościowych i Giełd); Eugene F. Williams, dyrektor firmy zbrojeniowej Olin Corporation oraz Emerson Electric. Firma Squibb niedawno utworzyła instytut badawczy na Uniwersytecie

Oksfordzkim dzięki darowiźnie w wysokości 20 milionów dolarów; prowadzi również Instytut Badań Medycznych Squibb w Stanach Zjednoczonych. Potomkiem tej rodziny jest senator Lowell Weicker, liberał, który konsekwentnie głosuje przeciwko Partii Republikańskiej, której jest członkiem. Jest on chroniony przed dyscypliną partyjną dzięki rodzinnej fortunie.

Dwunaste miejsce w rankingu światowych firm farmaceutycznych zajmuje Johnson & Johnson; jej prezes, James E. Burke, jest również dyrektorem IBM i Prudential Insurance. Prezesem Johnson & Johnson jest David R. Clare; zasiada on w zarządzie MIT i jest dyrektorem Motoroli oraz szpitala Overlook. Dyrektorami są William O. Baker, chemik badawczy w Bell Tel Labs w latach 1939–1980. Baker, specjalista w dziedzinie badań nad polimerami, zasiada w zarządach wielu organizacji oraz w Prezydenckiej Radzie Doradczej ds. Wywiadu. Jest konsultantem Agencji Bezpieczeństwa Narodowego, od 1959 r. konsultantem Departamentu Obrony, członkiem rady nadzorczej Uniwersytetu Rockefellera, General Motors, Fundacji Badań nad Rakiem oraz Fundacji Roberta A. Welcha; Thomas S. Murphy, prezes konglomeratu medialnego Capital Cities ABC, dyrektor Texaco; Clifton E. Garvin, prezes Exxon od 1947 r., zwieńczenie fortuny Rockefellerów; jest on również dyrektorem Citicorp i Citibanku, firmy zbrojeniowej TRW, J. C. Penney, Pepsi Cola, Sperry, wiceprezesem Centrum Onkologii Sloana Ketteringa, prezesem Business Roundtable oraz członkiem rady nadzorczej Stowarzyszenia Emerytur Nauczycielskich Ameryki.

Dyrektorem Johnson & Johnson jest również Irving M. London, od 1970 r. przewodniczący Albert Einstein College of Medicine, profesor medycyny na Harvardzie i MIT, stypendysta Rockefellera w dziedzinie medycyny na Uniwersytecie Columbia, konsultant Głównego Chirurga Stanów Zjednoczonych; Paul J. Rizzo, wiceprzewodniczący IBM i Morgan Stanley Group; Joan Ganz Cooney, żona Petera Petersona, byłego przewodniczącego Kuhn, Loeb Company. Jest prezesem Children's TV Workshop, dyrektorem Chase Manhattan Bank, Chase Manhattan Group, sieci domów towarowych May oraz firmy Xerox. Od 1954 roku, kiedy to stworzyła swój dochodowy program telewizyjny dla dzieci, była rzeczniczką NBC.

Otrzymała nagrodę im. Stephena S. Wise'a.

Trzynaste miejsce w światowym rankingu zajmuje szwajcarska firma Sandoz.

Kwas lizergowy, słynny LSD, został opracowany w laboratoriach Sandoz w 1943 roku przez chemika dr Alberta Hofmanna. Sandoz osiąga roczne przychody w wysokości 5 miliardów dolarów, w tym 500 milionów dolarów z chemikaliów rolniczych i barwników produkowanych przez swoje amerykańskie fabryki. Sandoz jest właścicielem Northrup King, ogromnej firmy produkującej nasiona hybrydowe, Viking Brass i innych firm.

Czternaste miejsce w światowym rankingu zajmuje firma Bristol Myers. Jej dyrektorem operacyjnym jest Richard Gelb, który wcześniej pracował w Clairol – firmie założonej przez jego rodzinę. Gelb pełni funkcję prezesa kontrolowanego przez rodzinę Rockefellerów Centrum Onkologicznego Sloan Kettering; jest również członkiem zarządu Banku Rezerwy Federalnej w Nowym Jorku, Cluett Peabody, New York Times, New York Life Insurance, Bankers Trust, Rady Stosunków Zagranicznych, Rady Biznesowej oraz Okrągłego Stołu Biznesowego. Wśród dyrektorów Bristol-Myers znajdują się Ray C. Adam, partner w J. P. Morgan Company i dyrektor Morgan Guaranty Trust, Metropolitan Life, Cities Service oraz prezes NL Industries, firmy świadczącej usługi dla przemysłu naftowego o rocznych obrotach 2 mld dolarów; William M. Ellinghaus, który pracuje w Bell Systems od 1940 r., prezes New York Telephone, dyrektor J. C. Penney, Bankers Trust, wiceprezes Giełdy Papierów Wartościowych w Nowym Jorku, International Paper, Armstrong World Industries, New York Blood Center oraz United Way; jest on Kawalerem Maltańskim Zakonu Grobu Świętego w Jerozolimie, prezesem AT&T, dyrektorem Textron, Revlon oraz Pacific Tel & Tel; John D. Macomber, prezes Celanese, dyrektor Chase Manhattan Bank, RJR Industries, Nabisco; Martha R. Wallace, członkini Komisji Trójstronnej, konsultantka ds. zarządzania w Departamencie Stanu w latach 1951–1953, obecnie dyrektorka RCA, *Fortune*, *Time*, Fundacji Henry'ego Luce'a oraz od 1983 r. współpracująca z firmą konsultingową Redfield Associates. Jest ona przewodniczącą nowojorskiej komisji selekcyjnej stypendystów Rhodesa, dyrektorką American Can, American Express, Chemical Bank, New York Stock Exchange, New York Telephone, przewodniczącą komisji finansowej Rady Stosunków Zagranicznych oraz członkinią supertajnej Amerykańskiej Rady ds. Niemiec, o której mówi się, że jest ona rządem działającym za kulisami w Niemczech Zachodnich; Robert E. Allen, który jest dyrektorem AT&T, Pacific Northwest Bell, Manufacturers Hanover oraz Manufacturers Hanover Trust; Henry H. Henley Jr., przewodniczący Cluett Peabody, Clupak Corporation, General Electric, Home Life Insurance, Manufacturers Hanover Bank oraz Manufacturers Hanover Trust, a także członek zarządu Presbyterian Hospital w Nowym Jorku; James D. Robinson III, prezes American Express, dyrektor Shearson Lehman Hutton, Coca Cola, Union Pacific, Trust Company of Georgia, prezes Rockefeller's

Memorial Hospital for Cancer and Allied Diseases, członek zarządu Sloan Kettering Cancer Center, członek rady Rockefeller University, prezes United Way, Rady Stosunków Zagranicznych, Rady Biznesowej oraz Business Roundtable; Robinson, uosobienie nowojorskiej elity, pracował w Morgan Guaranty Trust w latach 1961–1968 jako asystent prezesa banku; Andrew C. Sigler, prezes kluczowej korporacji Champion Paper, dyrektor Chemical New York, Cabot Corporation, General Electric i RCA.

Bristol-Myers jest 44. co do wielkości reklamodawcą w Stanach Zjednoczonych, z rocznymi wydatkami w wysokości 344 mln dolarów, głównie na telewizję i reklamę; daje im to ogromny wpływ na kształtowanie treści programów. Bristol-Myers promuje obecnie swój nowy środek uspokajający, Buspar, oraz nowy lek przeciwcholesterolowy, Questran, po których spodziewa się uzyskać co najmniej 100 milionów dolarów rocznego przychodu z każdego z nich. Dotychczasowe doświadczenia z lekami przeciwcholesterolowymi ujawniły pewne niepokojące skutki uboczne, takie jak uszkodzenie wątroby i inne „nieprzewidziane" konsekwencje.

Na 15. miejscu światowego rankingu firm farmaceutycznych znajduje się angielska grupa Beecham, specjalizująca się w lekach dla ludzi i zwierząt. Prezesem Beecham jest Robert P. Bauman, który jest również wiceprezesem Textron, dyrektorem McKesson, innej firmy farmaceutycznej, oraz konglomeratu medialnego Capital Cities ABC. Prezesem Beecham jest Sir Graham Wilkins, dyrektor Thorn EMI TV, Hill Samuel, banku inwestycyjnego należącego do grupy „Magic Seventeen" licencjonowanych przez Bank Anglii, oraz firmy cukierniczej Rowntree Mackintosh, a także Courtauld's, gigantycznej angielskiej firmy tekstylnej, która ma bliskie powiązania z brytyjską tajną służbą wywiadowczą. Dyrektorami Beecham są lord Keith of Castleacre, który jest prezesem banku inwestycyjnego Hill Samuel, dyrektorem Rolls Royce, British Airways, *Times* Newspapers Ltd. oraz przewodniczącym Rady Planowania Gospodarczego, która ma całkowitą władzę nad przedsiębiorstwami w Anglii. Lord Keith był dyrektorem wywiadu w Ministerstwie Spraw Zagranicznych, zanim zajął się biznesem. Innym dyrektorem firmy Beecham jest lord McFadzean z Kelvinside, który jest prezesem Shell Transport and Trading, firmy kontrolowanej przez Rotszyldów, dyrektorem British Airways, Shell Petroleum i Rolls Royce. Jest on komandorem Orderu Oranż-Nassau, supertajnej organizacji utworzonej dla uczczenia ustanowienia Wilhelma Orańskiego królem Anglii, a następnie utworzenia Banku Anglii. Amerykańska spółka zależna Beecham osiąga roczne obroty w wysokości 500 milionów dolarów.

Na szesnastym miejscu światowego rankingu znajduje się niemiecka firma Bayer A. G., jedna z trzech spółek powstałych w wyniku podziału kartelu I. G. Farben po II wojnie światowej. Założona na polecenie alianckiego rządu wojskowego, który był wówczas zdominowany przez generała Williama Drapera z banku inwestycyjnego Dillon Read, firma Bayer jest obecnie większa niż pierwotna I. G. Farben. W 1977 roku Bayer kupił laboratoria Miles i firmę perfumeryjną Germaine Monteil, w 1981 roku nabył Agfa Gevaert, kolejną spółkę wydzieloną z amerykańskiego I. G. Farben, a w 1983 roku kupił Cutter Laboratories, kalifornijską firmę, która zasłynęła jako utworzona w celu ochrony firm farmaceutycznych kontrolowanych przez Rockefellera podczas wielkich wojen o szczepienia przeciwko polio. Mówi się, że wszystkie wadliwe szczepionki przeciwko polio zostały wyprodukowane przez Cutter, co uwolniło firmy Rockefellera od groźby pozwów sądowych. W latach 30. XX wieku firma Bayer prowadziła w Stanach Zjednoczonych firmy Sterling Drug i Winthrop Chemical jako spółki zależne gigantycznego kartelu I. G. Farben. Prezesem Winthrop Chemical był George G. Klumpp, który ożenił się z członkinią rodziny J. P. Morgana. Klumpp był szefem działu leków w Agencji ds. Żywności i Leków (FDA) w Waszyngtonie w latach 1935–1941, kiedy to został prezesem Winthrop Chemical. Był również profesorem medycyny w Yale Medical School. Dyrektor Winthrop, E. S. Rogers, był lekarzem w Instytucie Rockefellera w latach 1932–1934, a od 1946 r. dziekanem szkoły zdrowia publicznego na Uniwersytecie Kalifornijskim w Berkeley; w latach 1941–1945 Rogers był konsultantem sekretarza wojny. Laurance Rockefeller był również dyrektorem Winthrop Chemical, co wskazuje na bliskie powiązania między rodziną Rockefellerów a I. G. Farben. Rockefeller był również dyrektorem McDonnell Aircraft, Eastern Air Lines, Chase Manhattan Bank, International Nickel, International Basic Economy Corporation, Memorial Hospital oraz Rockefeller Brothers Fund.

Siedemnastą firmą farmaceutyczną w światowym rankingu jest Syntex, firma znana w branży rolniczej. Jej założyciel i prezes, George Rosencrantz z Budapesztu, podaje swój obecny adres jako 1730 Parque Via Reforma, Mexico DF 10; opuścił kraj po dziwacznym porwaniu, w które była zamieszana jego żona. Prezesem i dyrektorem generalnym Syntex jest Albert Bowers, urodzony w Manchesterze w Anglii, stypendysta Fulbrighta i członek rady Uniwersytetu Rockefellera; dyrektorami są Martin Carton, wiceprezes wykonawczy Allen and Company, firmy inwestycyjnej z Wall Street, o której od lat krążyły plotki, że jest ramieniem inwestycyjnym pięciusetmilionowej fortuny Meyera Lansky'ego pochodzącej z działalności mafijnej. Cartin jest przewodniczącym komisji finansowej Fischbach Corporation, dyrektorem Rockcor Inc., Barco of California, Frank B. Hall & Company oraz Williams Electronics.

Inni dyrektorzy Syntex to Dana Leavitt, przewodniczący Leavitt Management Corporation, dyrektor Pritchard Health Care, Chicago Title & Trust, United Artists, Transamerica oraz przewodniczący Occidental Life Insurance; Leonard Marks, wiceprezes wykonawczy Castle & Cooke, hawajskiej firmy inwestycyjnej, dyrektor Times Mirror Corporation, Wells Fargo, Homestake Mining Company oraz California and Hawaii Sugar Company. W latach 1964–1968 Marks pełnił funkcję zastępcy sekretarza sił powietrznych. Dyrektorem Syntex jest również znana postać ze świata bankowości, Anthony Solomon, obecnie prezes Mercury International należącej do S. G. Warburga. Solomon był ekonomistą w OPA, kiedy Richard Nixon rozpoczynał tam swoją karierę w służbie rządowej. Następnie Solomon otworzył w Meksyku firmę produkującą zupy w puszkach, Rosa Blanca, którą sprzedał za wiele milionów dolarów. Potem powrócił do służby rządowej jako urzędnik AID, prezes Międzynarodowej Korporacji Inwestycyjnej dla Jugosławii w latach 1969–1972, został mianowany podsekretarzem ds. monetarnych w Departamencie Skarbu w latach 1977–1980, a także zastąpił Paula Volckera na stanowisku prezesa kluczowego banku rynku pieniężnego, Federal Reserve Bank of New York, kiedy David Rockefeller awansował Volckera na stanowisko przewodniczącego Rady Gubernatorów Rezerwy Federalnej w 1980 roku.

Solomon jest również dyrektorem Banca Commerciale Italiane.

Firma Syntex zapisała się w pamięci dzięki gwałtownemu wzrostowi wartości swoich akcji, kiedy zaczęła wywozić ogromne ilości leków wycofanych z rynku do zacofanych krajów zamorskich. Jej zyski poszybowały w górę, podobnie jak wartość akcji.

Na osiemnastym miejscu światowego rankingu znajduje się dawne imperium Elmera Bobsta, Warner-Lambert. Jest to dziewiętnasty reklamodawca w Stanach Zjednoczonych, wydający 469 milionów dolarów rocznie. Prezesem Warner-Lambert jest Joseph D. Williams, który jest również dyrektorem spółki zależnej Warner-Lambert, Parke-Davis, której przejęcie doszło do skutku tylko dlatego, że Bobst zapewnił prezydenturę swojemu przyjacielowi Richardowi Nixonowi. Williams jest również dyrektorem w firmach AT&T, J. C. Penney, Western Electric, Excello oraz na Uniwersytecie Columbia. Jest prezesem fundacji People to People Foundation. Prezesem Warner-Lambert jest Melvin R. Goodes, urodzony w Kanadzie, który wcześniej pracował w Ford Motor Company. Goodes był stypendystą Fundacji Forda oraz Fundacji Sears Roebuck.

Firma Warner-Lambert, która dzięki licznym przejęciom firmy Bobst stała się potęgą farmaceutyczną, ma obecnie w swojej ofercie płyn do płukania jamy ustnej Listerine (26,9% alkoholu), Bromo Seltzer, gumę do żucia Dentyne, maszynki do golenia Schick, maść Sloan's Linament oraz środek uspokajający Prazepan. W skład zarządu wchodzą: B. Charles Ames, prezes Acme Cleveland, M. A. Hanna Corporation, Diamond Shamrock oraz Harris Graphics; Donald L. Clark, prezes Household International, ogromnej firmy finansowej, Square D. Evanston Hospital oraz Rady Stosunków Zagranicznych; William R. Howell, prezes J. C. Penney, dyrektor Exxon i Nynex; Paul S. Morabito, dyrektor w firmach Burroughs, Consumer Power oraz Detroit Renaissance – niefortunnym eksperymencie w zakresie „resocjalizacji", który pochłonął miliardy dolarów w detroickiej dziurze, z którego z obrzydzeniem zrezygnował Henry Ford II; Kenneth J. Whalen, dyrektor w firmach American Motors, Combustion Engineering, Whirlpool oraz członek rady nadzorczej Union College; John F. Burdett, dyrektor ACF Industries oraz General Public Utilities (której roczna sprzedaż wynosi 2,87 mld dolarów). Prezesem ACF jest znany raider Carl Icahn, który jest również prezesem spółki zależnej IC Holding Company. Dyrektorami Warner-Lambert są również Richard A. Cramer, Irving Kristol, przywódca ruchu neokonserwatywnego skupionego wokół Jeane Kirkpatrick i CIA; oraz Henry G. Parks Jr., symboliczny przedstawiciel mniejszości etnicznej, który założył firmę Parks Sausage w Baltimore. Obecnie pełni funkcję dyrektora w W. R. Grace Company i Signal Company.

Inni dyrektorzy Warner-Lambert to Paul S. Russell z Harvard Medical School, Columbia College of Physicians and Surgeons, Marynarki Wojennej Stanów Zjednoczonych, Służby Zdrowia Publicznego Stanów Zjednoczonych, dyrektor Sloan Kettering Cancer Center od 1974 r.; oraz Edgar J. Sullivan, prezes Borden, dyrektor Bank of New York, dyrektor F. W. Woolworth, profesor i członek rady nadzorczej St. John's University. Sullivan jest Kawalerem Zakonu Maltańskiego, dyrektorem Rady Stosunków Zagranicznych oraz Rady Atlantyckiej. Sterling Drug, producent aspiryny firmy Bayer i spółka wydzielona z kartelu I. G. Farben, jest kolejną ważną firmą farmaceutyczną. Jej prezes, W. Clark Wescoe, jest dyrektorem Fundacji Tinkera, Fundacji Johna Simona Guggenheima, Phillips Petroleum oraz Hallmark Cards. Jest on prezesem China Medical Board of New York, od dawna ulubionej organizacji charytatywnej potentata medialnego Henry'ego Luce'a. Wescoe jest również członkiem rady nadzorczej Fundacji Samuela H. Kressa i Uniwersytetu Columbia oraz zarządza funduszami fundacji o wartości miliardów dolarów. Jest dyrektorem Amerykańskiego Stowarzyszenia Medycznego, Amerykańskiego Kolegium Lekarzy oraz Rady ds. Zdrowia Rodziny. Prezesem Sterling jest John M. Pietruski, który w latach 1954–1967 pracował w firmie Proctor and Gamble, a obecnie jest dyrektorem Irving Bank oraz Associated Dry Goods (imperium tekstylne osiągające roczne obroty w wysokości 2,6 mld dolarów); późniejszy prezes, James G. Andress, pracował w Abbott Laboratories; dyrektorami są Gordon T. Wallis, prezes Irving Bank i Irving Trust, dyrektor Federal Reserve Bank of New York, Rady Stosunków Zagranicznych, F. W. Woolworth, JWT Group, General Telephone and Electronics, Wing Hang Bank Ltd. oraz International Commercial Bank Ltd.; William E. C. Dear-den, który był prezesem Hershey Foods w latach 1964–1985, obecnie związany z Heritage Foundation, pseudoprawicowym think tankiem prowadzonym przez brytyjskie Towarzystwo Fabiańskie; oraz Martha T. Muse, prezes bardzo wpływowej Tinker Foundation (30 mln dolarów). Jest ona również dyrektorką Irving Bank, American Council on Germany, grupy rządzącej w Niemczech Zachodnich, Edmund A. Walsh School of Foreign Service oraz Georgetown Center for Strategic and International Studies, z których wszystkie są rezerwatami CIA dla weteranów Evron i Jeane Kirkpatrick. Jest ona również dyrektorką Woodrow Wilson International Center oraz Orderu św. Jana Jerozolimskiego. W ten sposób dowiadujemy się, że Martha T. Muse jest prawdziwym katalogiem ściśle tajnych operacji CIA na całym świecie.

Fundacja Tinker, podobnie jak Fundusz Jacoba Kaplana, jest jedną z supertajnych organizacji, które przekazują pieniądze do CIA na tajne działania zbyt dziwaczne, by mogły zostać przedłożone jakiemukolwiek rządowemu centrum operacyjnemu. Sekretarzem Fundacji Tinker jest Raymond L. Brittenham, który urodził się w Moskwie i kształcił się w Instytucie Cesarza Wilhelma w Berlinie. Był głównym radcą prawnym ITT, której niemieckimi operacjami kierował baron Kurt von Schroder, osobisty bankier Adolfa Hitlera. Brittenham był starszym wiceprezesem ds. prawnych w ITT, Bell Tel, Belgian International, Standard Electric, wiceprezesem Standard Lorenz w Niemczech, absolwentem Harvard Law School oraz partnerem w banku inwestycyjnym Lazard Freres od 1980 roku. Dyrektorem Fundacji Tinker jest David Abshire, powiernik Białego Domu w sprawach wrażliwych dotyczących wywiadu. Jest on przewodniczącym American Enterprise Institute, tajnej grupy politycznej kierowanej przez Jeane Kirkpatrick, oraz Centrum Studiów Strategicznych i Międzynarodowych. Abshire był ambasadorem USA przy NATO w

Brukseli, która pełni funkcję światowej siedziby i centrum dowodzenia dla porządku światowego Rotszyldów; Abshire kierował zespołem ds. transformacji Reagana po wyborze Reagana do Białego Domu; kierował również grupą ds. bezpieczeństwa narodowego, zasiada w radzie administracyjnej Naval War College, Prezydenckiej Radzie Doradczej ds. Wywiadu Zagranicznego oraz wpływowym Międzynarodowym Instytucie Studiów Strategicznych.

Dyrektorem Fundacji Tinker jest również John N. Irwin II, absolwent Oksfordu, partner w kancelarii prawnej na Wall Street, David Polk Wardwell, zanim przeniósł się do Patterson Belknap. Irwin był zastępcą asystenta sekretarza obrony ds. bezpieczeństwa wewnętrznego w latach 1957–1961, podsekretarzem stanu oraz ambasadorem we Francji w latach 1970–1974. Irwin jest dyrektorem Morgan Guaranty Trust, IBM oraz supertajnego klubu 1925 F. Street Club w Waszyngtonie. Wiceprzewodniczącym Fundacji Tinker jest Grayson Kirk, rektor Uniwersytetu Wisconsin, emerytowany rektor Uniwersytetu Chicagowskiego, doradca IBM, dyrektor Funduszu Bullock, Fundacji Azjatyckiej, Instytutu Francuskiego, Lycee Francais, powiernik Money Shares, High Income Shares oraz frontu Hoovera, Belgijsko-Amerykańskiej Fundacji Edukacyjnej. Kirk jest również odznaczony Orderem Imperium Brytyjskiego, Orderem św. Jana Jerozolimskiego oraz jest Komandorem Orderu Oranje-Nassau.

Kiedy w 1987 roku firma Hoffman LaRoche złożyła zdecydowaną ofertę przejęcia Sterling Drug, sprawę poparł Lewis Preston, szef imperium J. P. Morgan, który był również bankierem Sterling Drug. Rozgłos wokół jego roli spowodował, że odszedł z J. P. Morgan Company.

Sterling został następnie kupiony przez Eastman Kodak dzięki finansowaniu ze strony Rockefellerów. Kodak korzysta z usług Chase Lincoln First Bank, który jest w całości własnością Chase Manhattan Bank. Kodak osiąga 10 miliardów dolarów rocznie; jego prezesem jest C. Kay Whitmore, który jest dyrektorem Chase Manhattan Bank i Chase Manhattan National Corporation.

Dyrektorami Kodaka są Roger E. Anderson, były prezes Continental Illinois Bank, dopóki nie groziło mu upadłość z powodu złego zarządzania; obecnie pracuje w Amsted Industries, korporacji stalowej o wartości 700 milionów dolarów. Anderson jest również prezesem chicagowskiego oddziału Rady Stosunków Zagranicznych. Inni dyrektorzy firmy Kodak to Charles T. Duncan, dziekan wydziału prawa Uniwersytetu Howarda, dyrektor firmy zbrojeniowej TRW, Proctor and Gamble oraz Funduszu Obrony Prawnej NAACP. Duncan, mason 32. stopnia, od dawna angażuje się w sprawy społeczności afroamerykańskiej, a w latach 1953–1955 pełnił funkcję asystenta obecnego sędziego Sądu Najwyższego Thurgooda Marshalla w sprawie zniesienia segregacji rasowej w szkołach rozpatrywanej przez Sąd Najwyższy. Juanita Kreps jest również dyrektorką firmy Kodak, pełniła funkcję sekretarz handlu w administracji prezydenta Jimmy'ego Cartera; obecnie jest dyrektorką RJR Industries oraz Nowojorskiej Giełdy Papierów Wartościowych; otrzymała nagrodę im. Stephena S. Wise'a. W zarządzie firmy Sterling zasiadają również John G. Smale, prezes firmy Proctor and Gamble oraz dyrektor General Motors, a także Richard Mahoney, prezes Monsanto Chemical Company.

Ponieważ zajmują się one podobnymi preparatami chemicznymi, wiodące firmy chemiczne są również ściśle powiązane z głównymi producentami leków. Richard Mahoney, dyrektor Sterling Drug, jest prezesem Monsanto Chemical, firmy o rocznych obrotach wynoszących 7 miliardów dolarów.

Mahoney twierdzi, że w tym roku zamierza osiągnąć dwudziestoprocentowy zwrot z kapitału własnego dla Monsanto. Jest on również dyrektorem Metropolitan Life Insurance Company, Centerre Bancorp oraz G. D. Searle. Prezesem Monsanto jest Earle H. Harbison Jr., który w latach 1949–1967 pracował w CIA. Harbison jest prezesem G. D. Searle, prezesem Stowarzyszenia Zdrowia Psychicznego oraz dyrektorem Bethesda General Hospital i St. Louis Hospital. Dyrektorami Monsanto są: Donald C. Carroll, dziekan Wharton School of Business; Richard I. Fricke, który w latach 1957–1962 był głównym radcą prawnym Ford Motor Company, a obecnie jest prezesem National Life Insurance Company oraz prezesem Sentinel Group Funds; Howard A. Love, prezes National Intergroup, dawniej National Steel, dyrektor Transworld Corporation i Hamilton Oil Corporation; Buck Mickel, potentat budowlany, prezes Daniel International Corporation, której roczne obroty przekraczają 1 mld dolarów, prezes RSI i Duke Power, prezes Fluor Corporation, wiceprezes J. P. Stevens, która obecnie jest przedmiotem oferty przejęcia, dyrektor linii kolejowej Seaboard Coast Line.

W skład zarządu firmy Monsanto wchodzi również William G. Ruckelshaus, który w latach 1969–1970 pełnił funkcję zastępcy prokuratora generalnego Stanów Zjednoczonych oraz zastępcy prokuratora generalnego w Departamencie Spraw Cywilnych Ministerstwa Sprawiedliwości, a w latach 1970–1973 był dyrektorem Agencji Ochrony Środowiska (EPA); pełnił również funkcję dyrektora FBI, starszego wiceprezesa ds. prawnych w gigantycznej korporacji Weyerhaeuser oraz dyrektora w firmach U.S. West i Pacific Gas

Transmission; Stansfield Turner, który był dyrektorem CIA w latach 1977–1981, stypendystą Rhodes Scholarship, prezesem Naval War College, głównodowodzącym NATO i Drugą Flotą; C. Raymond Dahl, prezes Crown Zellerbach, dyrektor Bank of America; John W. Hanley, były prezes Monsanto, obecnie dyrektor Citibanku, Citicorp i RJR Industries; Jean Mayer, syn wieloletniego prezesa Lazard Freres, Andre Mayera. Jean Mayer urodził się w Paryżu i jest dyrektorem wielu organizacji zajmujących się badaniami demograficznymi; w latach 1969–1970 pełnił funkcję specjalnego doradcy prezydenta Stanów Zjednoczonych, a od 1976 roku jest rektorem Uniwersytetu Tufts, dyrektorem UNICEF-u i WHO; John S. Reed, prezes Citibanku, dyrektor Philip Morris, United Technologies, Fundacji Russella Sage'a oraz Centrum Onkologii Sloana Ketteringa; John B. Slaughter, dyrektor General Dynamics, Naval Electronic Lab w San Diego, NSF Missile Spec., a od 1982 r. rektor Uniwersytetu Maryland; działa w wielu organizacjach mniejszościowych, Urban League, jest członkiem rady nadzorczej Rensselaer Polytechnic Institute; Margaret Bush Wilson, prawniczka z St. Louis, skarbnik NAACP i członkini rady nadzorczej Uniwersytetu Waszyngtońskiego.

O bliskich powiązaniach przemysłu chemicznego z rządowymi służbami wywiadowczymi świadczy fakt, że wśród kadry kierowniczej i dyrektorów firmy Monsanto znajduje się agent CIA z dwudziestoletnim stażem, inny były dyrektor CIA, były dyrektor EPA i FBI oraz inżynier z General Dynamics, wiodącej amerykańskiej firmy zbrojeniowej.

Chociaż DDT zostało zakazane w tym kraju, Monsanto nadal osiąga pokaźne zyski, wysyłając go za granicę, szczególnie do krajów Ameryki Łacińskiej i Azji.

W skład zarządu Dow Chemical Corporation, której roczne obroty wynoszą 11 miliardów dolarów, wchodzi m.in. Carl Gerstacker, dyrektor Eaton Corporation. (Cyrus Eaton był protegowanym Johna D. Rockefellera, od dawna zaangażowanym w działania prosowieckie jako organizator konferencji Pugwash, kierowanej przez KGB); Paul F. McCracken, ekonomista w Federal Reserve Bank of Minnesota w latach 1943–1948, od 1948 r. profesor ekonomii na Uniwersytecie Michigan; McCracken był przewodniczącym Rady Doradców Ekonomicznych w latach 1956–1971, a od 1981 r. zasiada w Prezydenckiej Radzie Doradczej ds. Polityki Gospodarczej; Harold T. Shapiro, dyrektor Fundacji Alfreda P. Sloana, która finansuje zdominowane przez Rockefellerów Centrum Sloana Ketteringa, rektor Uniwersytetu Michigan, dyrektor Ford Motor, Burroughs i Kellogg; Shapiro zasiada w panelu CIA od 1984 r. Chociaż firma Dow przez wiele lat była firmą rodzinną, z Willardem Dowem jako prezesem i trzema członkami rodziny Dow w zarządzie, obecnie wszyscy oni odeszli.

Mallinkrodt była kolejną firmą chemiczną, która przez długi czas należała do jednej rodziny; obecnie jest spółką zależną International Minerals and Chemical; w jej zarządzie nie ma już żadnego członka rodziny Mallinkrodt. Dyrektorami są Jeremiah Milbank, przedstawiciel bardzo wpływowej nowojorskiej rodziny. Jest on prezesem Milbank Fund, który dominuje w badaniach medycznych; pełni również funkcję skarbnika Robert A. Taft School of Government oraz wiceprezesa Boys Club of America, w którym przez wiele lat zasiadał J. Edgar Hoover; Warren L. Batts, prezes Dart Industries, dyrektor Mead Corporation, First National Bank of Atlanta, Dart & Kraft oraz członek zarządu American Enterprise Institute wraz z Jeane Kirkpatrick; Frank W. Considine, prezes National Can Corporation; Louis Fernandez, dyrektor Tribune Company w Chicago, Encyclopedia Britannica, First Chicago National Bank, Allis Chalmers oraz Loyola University; Paul R. Judy, współprzewodniczący Warburg Paribas Becker i dyrektor Robert Bosch of North America; Rowland C. Frazee, prezes Royal Bank of Canada, dyrektor Power Corporation of Canada, McGill University oraz Portage Program for Drug Dependencies; James W. Glanville, pracował w Lazard Freres, obecnie Lehman Brothers, dyrektor Halliburton Corporation; Thomas H. Roberts Jr., prezes DeKalb Agsearch, wiodącego producenta kukurydzy hybrydowej, banku Continental Illinois, Rady Gości Uniwersytetu Harvarda, prezes szpitala St. Lukes, funduszu powierniczego Rush Medical College; Morton Moskin, prawnik w firmie White and Case na Wall Street, dyrektor Crum & Forster.

Przez lata firma Mallinkrodt miała korzystną umowę z Memorial Hospital Sloan Kettering. Jedną z tajemniczych postaci, która już nie żyje, a która wywierała znaczny wpływ za kulisami, był człowiek, który zawarł tę umowę, M. Frederik Smith, wieloletni współpracownik Rockefellera, który był dyrektorem Mallinkrodt. Smith, niestrudzony specjalista od public relations, pracował w Young & Rubicam, kierował kampanią kongresową Bruce'a Burtona i był mózgiem kampanii prezydenckiej Wilkiego. Smith pełnił funkcję asystenta prezydenta podczas konferencji w Bretton Woods oraz asystenta sekretarza skarbu w latach 1924–1944, reprezentując tam interesy Rockefellera. Zajmował się również public relations dla Centrum Onkologicznego Sloan Kettering, był dyrektorem ABC oraz Simon and Schuster, kierował działem public relations dla Book-of-the-Month Club i założył Stowarzyszenie Wolnego Świata ONZ.

DuPont to kolejna firma, która przez lata była kontrolowana przez rodzinę DuPont; obecnie mają oni niewielką reprezentację w jej zarządzie.

Edgar Bronfman posiada obecnie 21% udziałów w tej spółce. Byłym dyrektorem DuPont był Donaldson Brown, który poślubił Gretę DuPont; pełnił on funkcję dyrektora Federal Reserve Bank of New York, General Motors Acceptance Corporation oraz Gulf Oil. Ta firma, której roczne obroty wynoszą 14 miliardów dolarów, ma obecnie w zarządzie Andrew Brimmera, byłego prezesa Rady Rezerwy Federalnej; pełnił on tę funkcję w latach 1966–1974.

Długoletnim rywalem firmy DuPont jest Imperial Chemical Industries z Anglii. Założył ją Alfred Mond, który został lordem Melchettem. W latach 20. XX wieku zawarł umowy z I. G. Farben, co pozwoliło mu przejąć British Dyestuffs i Nobel Industries w 1926 roku. Obecnym prezesem jest sir John Henry Harvey-Jones, dyrektor Barclay's Bank. Prezesem ICI jest czwarty baron Lord Melchett, Peter Mond, który finansuje fundację Greenpeace Environment Trust. W skład zarządu wchodzi Sir Robin Ibbs, dyrektor Lloyd's Bank, pełniący funkcję doradcy premiera. Zasiada on w Radzie Królewskiego Instytutu Spraw Międzynarodowych, organizacji macierzystej naszej Rady Stosunków Zagranicznych; Sir Alex A. Jarratt, który w latach 1949–1970 pełnił wiele funkcji rządowych, w tym ministra ds. energii i ministra stanu; obecnie jest przewodniczącym departamentu w w Midland Bank oraz dyrektorem grupy Thyssen-Bornemitza; Sir Patrick Meaney, który jest prezesem Rank Organization, firmy filmowej założonej przez brytyjskie tajne służby wywiadowcze; sprowadzili oni Węgra, Ranka, aby kierował nią i kręcił filmy antyniemieckie w ramach przygotowań do wybuchu II wojny światowej; Meaney jest również dyrektorem Midland Bank. Dyrektorem ICI jest również Sir Jeremy Morse, prezes Lloyd's; w latach 1965–1972 był dyrektorem Banku Anglii, a obecnie jest prezesem Brytyjskiego Stowarzyszenia Bankierów; dyrektorem ICI jest również potentat medialny, lord Kenneth Thomson, prezes Thomson Organization, która jest właścicielem 93 gazet w Stanach Zjednoczonych; większość Amerykanów nigdy o nim nie słyszała; jest on również dyrektorem IBM Canada oraz Abitibi-Price, giganta w branży papieru gazetowego. Donald C. Platten jest również dyrektorem Thomson Newspapers; wcześniej pracował w Federalnej Radzie Doradczej Systemu Rezerwy Federalnej; jego córka poślubiła Alfreda Gwynne'a Vanderbilta.

Inna firma chemiczna, Stauffer Chemical, jest obecnie spółką zależną Cheseborough-Pond, firmy należącej do Rockefellera. Jej prezesem jest Ralph E. Ward; pełni on funkcję dyrektora Chase

Manhattan Bank oraz Chase Manhattan Corporation. Firma farmaceutyczna Rohm & Haas znajduje się w orbicie Mellon Bank, a jej dyrektorami są wybitni finansiści z Filadelfii. Należą do nich G. Morris Dorrance Jr., który jest prezesem Corestates Financial Corporation, R. R. Donnelly Corporation, Federal Reserve Bank of Philadelphia, Provident Mutual Life Insurance, Banque Worms et cie z Paryża oraz Verwaltungsrat John Berenberg, Gossler & Company. Dorrance jest również członkiem rady nadzorczej Uniwersytetu Pensylwanii; Paul L. Miller Jr., partner w Miller, Anderson & Sherrod; jest on dyrektorem Enterra Corporation, Hewlett Packard, Berwind Corporation, Mead Corporation oraz członkiem rady nadzorczej Fundacji Forda. Inni dyrektorzy to Robert E. Naylor Jr., który w latach 1956–1981 był dyrektorem ds. badań w firmie DuPont; obecnie pracuje w Advanced Genetic Societies. Inne firmy farmaceutyczne to Schering-Plough, której prezes, Richard J. Kogan, pracował wcześniej w Ciba-Geigy; obecnie pełni funkcję dyrektora w National Westminister Bank of the United States; dyrektorami są również: Virginia A. Dwyer, starszy wiceprezes ds. finansów w AT&T; pełni ona również funkcję dyrektora w Federal Reserve Bank of New York, Borden oraz Eaton; Milton F. Rosenthal, był skarbnikiem Hugo Stinnes, a obecnie jest prezesem wiodącej firmy zajmującej się handlem złotem, Engelhard Corporation, oraz dyrektorem European American Banking Corporation. Jest dyrektorem Salomon Brothers, Midatlantic Bank i Ferro Corporation; H. Guyford Spiver, główny naukowiec Sił Powietrznych Stanów Zjednoczonych, rektor Uniwersytetu Carnegie-Mellon, dyrektor TRW (kontrahent sektora obronnego o rocznych obrotach 5 mld dolarów), doradca naukowy prezydenta Stanów Zjednoczonych, zajmujący wiele stanowisk i funkcji wymienionych w katalogu *Who's Who*; W. David Dance, dyrektor emerytowany General Electric, dyrektor Acme Cleveland, A&P, Isek Corporation; Harold D. McGraw Jr., prezes gigantycznej firmy wydawniczej McGraw Hill oraz dyrektor Standard & Poor's, CPC International; I. W. van Gorkum, prezes Trans Union Corporation, dyrektor Champion International, IC Industries, Zenith Radio i Inland Steel; jest członkiem Bohemian Club.

Niemiecka firma Schering została przejęta przez Alien Property Custodian w 1942 r.; 6 marca 1952 r. została sprzedana na aukcji przez Alien Property Custodian konsorcjum kierowanemu przez Merrill Lynch, w którym uczestniczyły również firmy Drexel & Company oraz Kidder Peabody.

Kolejna firma farmaceutyczna, Burroughs Wellcome, należy do angielskiej fundacji Wellcome Trust; jej dyrektorem jest lord Franks, wieloletni członek zarządu Fundacji Rockefellera.

Jak wspomniano wcześniej, firma Abbott Laboratories z Chicago zdobyła uznanie AMA dla swoich produktów dzięki zręcznemu posługiwaniu się wybitnym szarlatanem w kraju, „Doc" Simmonsem. Jej prezesem jest Robert Schoellhorn, dyrektor Pillsbury i ITT; wśród dyrektorów znajduje się K. Frank Austen, profesor Harvard Medical School od 1960 r., główny lekarz w Beth Israel Hospital od 1980 r.; zasiada on w wielu grupach zawodowych, w tym w Arthritis Foundation oraz American Board of Allergy and Immunology; Joseph V. Charyk, urodzony w Kanadzie, który pracował w Lockheed Aircraft, był dyrektorem ds. przestrzeni kosmicznej i podsekretarzem Sił Powietrznych w latach 1959–1963; był dyrektorem programu satelitów komunikacyjnych; dyrektorem American Securities Corporation w Waszyngtonie, Draper Laboratories, General Space Corporation, prezesem Communications Satellite Corporation i COMSAT Corporation. David A. Jones, prezes gigantycznej firmy szpitalnej Humana Corporation, kieruje firmą zatrudniającą 17 000 pracowników, której roczny obrót wynosi 1,5 mld dolarów; jest również dyrektorem Abbott Laboratories. Przewodniczącym komitetu wykonawczego firmy Abbott jest Arthur E. Rasmussen, dyrektor Standard Oil of Indiana, członek rady nadzorczej Uniwersytetu Chicagowskiego, który został założony dzięki dotacji Johna D. Rockefellera, członek rady nadzorczej Fundacji Field oraz Międzynarodowego Komitetu Ratunkowego, przewodniczący Household International i Adler Planetarium; jest on również dyrektorem firmy Amoco. Dyrektorem Abbott Laboratories jest również Philip de Zulueta, od wielu lat główny agent Rotszyldów w brytyjskim rządzie. De Zulueta jest bliskim współpracownikiem Sir Marka Turnera, który jest prezesem należącej do Rotszyldów firmy Rio Tino Zinc. De Zulueta był doradcą każdego premiera Anglii od czasów II wojny światowej; pełnił funkcję prywatnego sekretarza parlamentarnego premiera Harolda MacMillana. De Zulueta przez lata pełnił również funkcję prywatnego wysłannika między Rothschildami z Anglii a kanadyjską rodziną Bronfmanów, którzy są ich „pośrednikami" lub figurantami na tej półkuli.

Inną ważną światową firmą chemiczną jest Unilever, założona w 1894 roku; obecnie kieruje nią lord Hunt of Tanworth, który w latach 1946–1973 piastował wiele ważnych stanowisk rządowych; jest on również prezesem Tablet Publishing Company, prezesem ściśle tajnej Fundacji Ditchley (przekazującej instrukcje między rządami Stanów Zjednoczonych i Anglii), prezesem Banque Nationale de Paris oraz dyrektorem Prudential Corporation i IBM; Wiceprezesem Unilever jest Kenneth Durham, który jest prezesem Woolworth Holdings, Morgan Grenfell Holdings, United Technologies, Chase Manhattan Bank, Air

Products and Chemicals, doradcą Giełdy Nowojorskiej, dyrektorem British Aerospace oraz prezesem Center for World Development i Leverhulme Trust. Unilever jest właścicielem Lever Brothers w Stanach Zjednoczonych; w 1986 roku kupił Anderson Clayton Company, Thomas Lipton Company oraz Lawry's Foods.

Firmy farmaceutyczne wywierają potężny wpływ w Waszyngtonie poprzez swoje działania lobbingowe. Głównym lobbystą Stowarzyszenia Producentów Farmaceutycznych jest Lloyd Cutler, najbardziej wpływowy lobbysta w Waszyngtonie. Jego matką była Dorothy Glaser; jego siostra Laurel poślubiła Stana Bernsteina; obecnie jest wiceprezesem firmy public relations i giganta reklamowego McCann Erickson.

Cutler jest partnerem w waszyngtońskiej kancelarii prawnej Wilmer Cutler and Pickering od 1962 roku. W latach 1979–1981 pełnił funkcję doradcy prezydenta, a obecnie jest członkiem zarządu prestiżowej Brookings Institution. Cutler, dyrektor Kaiser Industries i American Cyanamid, pracował w Lend Lease Administration, pełnił funkcję starszego konsultanta Prezydenckiej Komisji ds. Sił Strategicznych w 1983 r., amerykańskiej grupy Stałego Trybunału Arbitrażowego w Hadze w 1984 r., a także jest dyrektorem Rady Rozwoju Uniwersytetu Yale, Stowarzyszenia Polityki Zagranicznej oraz Rady Stosunków Zagranicznych. Jest członkiem ekskluzywnego klubu Buck's w Londynie oraz Lyford Cay w Nassau. Pisze dla magazynu CFR, *Foreign Affairs*. W artykule „To Form A Government" narzeka, że „struktura naszej konstytucji uniemożliwia nam osiągnięcie znacznie lepszych wyników". Wzywa do naprawienia „tej wady strukturalnej". Monopoliści i ich wysoko opłacani lobbyści w Waszyngtonie często postrzegają konstytucję jako przeszkodę w realizacji swoich planów; nie mogą się doczekać, aby się jej pozbyć, ponieważ jest to jedyna ochrona, jaka pozostała obywatelom Stanów Zjednoczonych.

Koncerny szpitalne, podobnie jak firmy farmaceutyczne, stały się wielkim biznesem i wykazują ścisłe powiązania z głównymi firmami farmaceutycznymi. Firma Baxter Travenol, osiągająca 1,5 miliarda dolarów sprzedaży rocznie, jest powiązana z American Hospital Supply Corporation, przedsiębiorstwem szpitalnym o obrotach 2,34 miliarda dolarów rocznie. Obie firmy mają tego samego prezesa, Karla D. Baysa; jest on dyrektorem Standard Oil of Indiana, wszechobecnej firmy powiązanej z Rockefellerami. Bays jest również dyrektorem Northern Trust, Delta Airlines, IC Industries, Amoco oraz członkiem rady nadzorczej Duke, Northwestern University i Lake Forest Hospital. Prezesem American Hospital Supply jest Harold D. Bernthal, który jest również dyrektorem Bucyars Erie Company, Butler Mfg., Bliss &

Laughlin Industries oraz członkiem rady nadzorczej Northwestern University i Northwestern University Hospital. Dyrektorami American Hospital Supply są Blaine J. Yarrington, wiceprezes wykonawczy Standard Oil of Indiana, dyrektor Continental Illinois Bank oraz członek rady nadzorczej Field Museum of Natural History; Yarrington jest również dyrektorem Baxter Travenol. Inni dyrektorzy American Hospital Supply to Harrington Drake, przewodniczący Colgate University, dyrektor Corinthian Broadcasting System, Irving Bank oraz Irving Trust; Fred Turner, przewodniczący MacDonald's; Charles S. Munson Jr., przewodniczący Air Reduction Corporation, Guaranty Trust, Cuban Distilling Company, National Carbide, Canada Dry, Reinsurance Corporation of New York, North British and Mercantile Insurance Company of London, członek rady nadzorczej Taft School i Presbyterian Hospital; służył w Służbie Wojny Chemicznej oraz zasiadał w Komisji ds. Amunicji Armii i Marynarki Wojennej; w zarządzie Baxter Travenol zasiadał również William Wood Prince, potentat z Chicago, prezes F. H. Prince Company, dyrektor Gaylord Freeman, dyrektor Atlantic Richfield oraz powiernik Aspen Institute of Humanistic Studies i powiernik Northwestern University.

Inna gigantyczna holdingowa spółka szpitalna, American Medical International z Beverly Hills, odnotowała wzrost przychodów z zaledwie 500 mln dolarów rocznie do 2,66 mld dolarów w ciągu pięciu lat; obecnie zatrudnia 40 000 pracowników. Prezesem jest Royce Diener; prezesem zarządu jest Walter Weisman; wiceprezesem grupy jest Jerome Weisman. Wśród dyrektorów znajduje się Henry Rosovsky, urodzony w Gdańsku w Niemczech; od 1975 roku pełni funkcję dyrektora American Jewish Congress. Rosovsky kształcił się na Uniwersytecie Hebrajskim, College of Jerusalem oraz Yeshiva University; od 1965 roku jest profesorem na Harvardzie. Rosovsky jest członkiem Harvard Corporation, dyrektorem Corning Glass oraz banku inwestycyjnego Paine Webber.

Dyrektorem AMI jest również Bernard Schriever, urodzony w Bremie w Niemczech. Jako generał Sił Powietrznych Stanów Zjednoczonych Schriever był dowódcą programu ICBM w latach 1954–1959 oraz Dowództwa Strategicznego Sił Powietrznych w latach 1959–1966. Od 1971 roku jest prezesem firmy Schriever-McGee, która realizuje wiele rządowych kontraktów w Waszyngtonie. Schriever jest również dyrektorem firmy Control Data, która działa w ramach rozległych kontraktów Medicare i innych kontraktów rządowych, dyrektorem firmy Emerson Electric, wykonawcy z branży obronnej, a większość swoich interesów załatwia na polu golfowym ekskluzywnego klubu Burning Tree Country Club, historycznego miejsca spotkań wykonawców z branży obronnej od czasu, gdy prezydent Eisenhower uczynił je swoim ulubionym miejscem rekreacji.

Rocco Siciliano pełni również funkcję dyrektora w firmie AMI; w latach 1953–1957 pracował w Krajowej Radzie Stosunków Pracy, w latach 1957–1959 był specjalnym asystentem prezydenta Eisenhowera, podsekretarzem stanu w Departamencie Handlu w latach 1969–1971, a w latach 1971–1984 był prezesem TICOR, wiodącej kalifornijskiej firmy zajmującej się ubezpieczeniami tytułów własności, która obecnie jest spółką zależną Southern Pacific. Następcą Siciliano na stanowisku prezesa tej firmy został Harold Geneen, były prezes ITT. Siciliano pełni funkcję „doradcy" w waszyngtońskiej firmie lobbingowej Jones, Day, Reavis and Pogue; jest również dyrektorem gigantycznego funduszu J. Paul Getty Trust oraz Szkoły Studiów Międzynarodowych Uniwersytetu Johna Hopkinsa, założonej przez Owena Lattimore'a (wskazanego przez senatora Joe McCarthy'ego jako czołową postać wywierającą komunistyczne wpływy w Stanach Zjednoczonych). Dyrektorem AMI jest również S. Jerome Tamkin, wybitny makler giełdowy z Los Angeles, szef Tamkin Securities i Tamkin Consulting Company.

Historia branży farmaceutycznej zawsze była kroniką oszustw, wykorzystywania obaw osób niewykształconych i łatwowiernych oraz czerpania korzyści z powszechnego strachu przed chorobą i śmiercią. Prekursorem wszystkich panaceów są krople Goddarda, destylat z kości, który w 1673 roku sprzedawano w Anglii jako lekarstwo na podagrę. W 1711 roku sprzedawano tam ryż Tuscarora jako lekarstwo na gruźlicę. W ciągu około czterech tysięcy lat stosowania recept farmaceutycznych okazało się, że wiele „lekarstw" jest gorszych od samej choroby. William Shakespeare ostrzegał: „W medycynie kryje się trucizna". Dr R. R. Dracke, znany specjalista od krwi z Atlanty, również ostrzegł, że „następujące znane leki mogą zatruwać szpik kostny, zmniejszać produkcję białych krwinek, mogą powodować śmierć i powinny być przyjmowane jako lekarstwo tylko zgodnie ze szczegółowymi zaleceniami znanego lekarza — amidopiryna, dinitrofenol (lek odchudzający), novaldine, antipiryna, sulfanilamid, sedormid i salvarsen".

Lekarze ostrzegają, że żadna forma acetanilidu nie jest bezpieczna, ponieważ wszystkie pochodne smoły węglowej są silnymi środkami hamującymi pracę serca. Firma Rorer Pharmaceuticals produkuje lek Ascriptin, a reklamy telewizyjne zachęcają mężczyzn do codziennego przyjmowania aspiryny lub preparatów zawierających aspirynę „w celu ochrony serca". Prokuratorzy generalni Teksasu i Nowego Jorku zwrócili się do firm farmaceutycznych o zaprzestanie twierdzeń, że aspiryna może zapobiegać zawałom serca u mężczyzn; zmniejsza ona również gorączkę i utrudnia lekarzowi prawidłowe zdiagnozowanie zapalenia płuc.

Firma William S. Merrell Company, po fuzji z Vick Chemical, wprowadziła na rynek talidomid jako „środek uspokajający przyszłości". Gwarantowała on kontrolę nad nieprzyjemnymi objawami podczas ciąży.

Niestety, dzieci matek, które go zażywały, rodziły się bez rąk lub nóg; niektóre miały płetwy zamiast rąk. Program „60 Minutes" przedstawił niedawno aktualizację sytuacji angielskich ofiar talidomidu po dwudziestu pięciu latach, starannie unikając jakiegokolwiek poruszenia tematu ofiar amerykańskich. Program pokazał zdumiewającą odwagę ofiar, które próbowały prowadzić codzienne życie, podczas gdy reporterom trudno było powstrzymać się od wybuchu śmiechu na widok dziwnych istot, które toczyły się jak ludzkie jaja, gorączkowo manewrując, by utrzymać się w pozycji pionowej. CBS unikało również jakiejkolwiek wzmianki o nazwach producentów lub dystrybutorów talidomidu, chociaż typowym działaniem w ramach ich „dziennikarstwa kontrowersyjnego" byłoby wbicie mikrofonu w twarz prezesa firmy i domaganie się wyjaśnienia, dlaczego nie zdawali sobie sprawy, że jest to niebezpieczny lek. CBS w dużym stopniu polega na przychodach z reklam od producentów farmaceutycznych i nie zamierza obrażać swoich najlepszych klientów.

William S. Merrell wyprodukował również MER/29, który był reklamowany jako przełom w dziedzinie leków przeciwcholesterolowych. Wkrótce okazało się, że MER/29 powodował zapalenie skóry, zmianę koloru włosów, utratę popędu seksualnego oraz stan znany jako „skóra aligatora". W 1949 roku chloromycetyna firmy Parke-Davis została okrzyknięta nowym cudownym lekiem. Kilku lekarzy zostało przekonanych do podania go swoim dzieciom, które następnie zmarły na białaczkę. 75% przypadków niedokrwistości aplastycznej wynikającej z podania chloromycetyny zakończyło się śmiercią. Dr H. A. Hooks z El Paso stracił swojego siedmioletniego syna, po tym jak przedstawiciel firmy Parke-Davis zapewnił go, że lek jest bezpieczny. W grudniu 1963 r. wielka ława przysięgłych w Waszyngtonie postawiła w stan oskarżenia Richarda Merrella i prezesa Williama S. Merrella za fałszowanie danych przekazanych FDA dotyczących MER/29. Złożyli oni oświadczenie o „nieprzyznaniu się do winy", a 4 czerwca 1964 r. zostali ukarani maksymalną grzywną w wysokości 80 000 dolarów. Obrońcą firmy Parke-Davis był Lawrence Walsh, były sędzia federalny w latach 1957–1960, który obecnie często pojawia się w mediach jako „biały rycerz" ścigający polityków na podstawie niejasnych zarzutów o nadużycia.

Po stwierdzeniu, że pigułki antykoncepcyjne powodują poważne reakcje, Amerykańskie Stowarzyszenie Medyczne wywarło ogromną presję na dr. Rogera Hegeberga, zastępcę sekretarza HEW, oraz sekretarza HEW, Fincha, twierdząc, że „przesadzają z podkreślaniem zagrożeń"; ostrzeżenie na opakowaniu pigułki zostało następnie skrócone z 600 słów do zaledwie 96 znacznie łagodniejszych słów; ostrzeżenie to zostało rozszerzone przez samego sekretarza Fincha 7 kwietnia 1970 r. do 120 słów, które zostały opublikowane osobiście przez Fincha. Stwierdzono wówczas, że pigułka powoduje śmiertelne zakrzepy krwi, zawały serca i nowotwory. Zachowanie AMA w tym przypadku kontrastowało dziwnie z jej gwałtownymi atakami przez wiele lat na „szarlatanów", którzy, jak protestowała, stanowili prawdziwe zagrożenie dla społeczeństwa.

Firma Hoffman LaRoche wprowadziła na rynek lek dożylny o nazwie Versed, który według badań FDA był powiązany z czterdziestoma zgonami w ciągu dwóch lat. W przełomowej pracy Richtera pt. „Pills, Pesticides and Profits" odnotowano, że amerykańska firma Velsicol sprzedała trzy miliony funtów pestycydu Phosvel (leptophos), który nigdy nie został zatwierdzony przez EPA. Velsicol wyeksportował go do trzydziestu krajów. Powoduje on rozległe uszkodzenia układu nerwowego. W Egipcie zabił sto bawołów wodnych i otruł dziesiątki rolników. Velsicol jest spółką zależną Northwest Industries, firmy z siedzibą w Chicago, której roczny obrót wynosi trzy miliardy dolarów, a której prezesem jest wieloletni magnat kolejowy Ben Heinemann, członek rady nadzorczej Uniwersytetu Chicagowskiego oraz First Chicago Corporation. Dyrektorami Northwest Industries są James E. Dovitt, dyrektor Hart, Schaffner and Marx, prezes Mutual of New York oraz dyrektor MONY; pełni on również funkcję dyrektora National Can. Inni dyrektorzy Northwest to William B. Graham, prezes Baxter Travenol Drug Company, również członek rady nadzorczej Uniwersytetu Chicagowskiego, dyrektor Deere, Field Enterprises, Bell & Howell oraz Borg- Warner; National Council of U.S. China Trade; Thomas S. Hyland, wiceprezes Standard & Poor's; Gaylord Freeman, dyrektor w firmach Baxter Travenol i Atlantic Richfield; James F. Bere, prezes Borg-Warner, dyrektor w firmach Abbott Laboratories, Time, Inc., Hughes Tool Company oraz Continental Illinois Bank.

Po tym, jak TRIS, środek zmniejszający palność stosowany w odzieży, został zakazany w Stanach Zjednoczonych – po latach entuzjastycznej reklamy, że co roku uratuje on tysiące dzieci przed śmiercią w pożarze – Amerykańska Komisja ds. Bezpieczeństwa Produktów Konsumenckich zakazała go w 1977 roku. 2,4 miliona sztuk odzieży impregnowanej TRIS-em zostało następnie wyeksportowanych do krajów Trzeciego Świata. W 1977 roku FDA wycofała dipiren z rynku. Stwierdzono, że powoduje on poważne zaburzenia krwi, zakłócając funkcjonowanie białych krwinek; następnie był on szeroko sprzedawany w Ameryce Łacińskiej bez żadnych ostrzeżeń.

Stwierdzono, że kloquinol, lek stosowany w leczeniu czerwonki amebowej, wyprodukowany przez firmę Ciba-Geigy w 1934 r. (Batero Vioform i Mexon), powoduje zaburzenia neurologiczne. Siedemset osób w Japonii zmarło po jego zażyciu, po 11 000 przypadków SMON, czyli podostrej mielinowej neuropatii wzrokowej. Firma Ciba-Geigy wypłaciła następnie odszkodowanie około 1500 ofiarom i osobom, które przeżyły. Firma Hoechst wprowadziła na rynek środek przeciwbólowy, który miał być podobny do aspiryny, aminopyreiny i dipyrenu. Stwierdzono, że powoduje on anemię i został zakazany w Stanach Zjednoczonych, ale nadal był sprzedawany w Ameryce Łacińskiej i Azji. Chlorofenikol (chloromycetin) również jest nadal sprzedawany w Ameryce Łacińskiej i Azji. Podróżnym zaleca się ostrożność w stosunku do leków w innych krajach, które od dawna są zakazane w Stanach Zjednoczonych.

Sztuczny słodzik, aspartam (Nutrasweet), zalał obecnie rynek amerykański. W 1987 roku przyniósł on producentom 750 milionów dolarów zysku, choć jest on krytykowany jako przyczyna napadów padaczkowych. Debata na temat aspartamu trwa już od trzynastu lat; zaplanowano kolejne przesłuchania w Kongresie. Tymczasem firma Burroughs Wellcome ma nadzieję zarobić miliony na swoim nowym leku na AIDS, AZT. Mówi się, że przedłuża on życie chorych na AIDS z sześciu miesięcy do dwóch lat. Firma ta należy do Wellcome Trust, którego dyrektorem jest lord Franks, dyrektor Fundacji Rockefellera.

Środki uspokajające nadal stanowią wielki biznes. Roche Labs (Hoffman LaRoche) nadal promuje swój bestseller, Valium, jednocześnie reklamując inne swoje produkty, takie jak Librium, Limbitrol, Marplan, Noludar, Tractan, Clonpin i Dalmane. Roche produkuje również Matulane, który jest stosowany w terapii nowotworowej. Lek ten powoduje leukopenię, anemię i trombopenię, a jego skutki uboczne to nudności, wymioty, zapalenie jamy ustnej, dysfagia, biegunka, ból, dreszcze, gorączka, pocenie się, senność, tachykardia, krwawienia i białaczka. Gdyby lekarz medycyny alternatywnej odważył się kiedykolwiek zaoferować taki lek społeczeństwu, zostałby skazany na dożywocie. Wszyscy wiemy, jak niebezpieczni dla zdrowia są „szarlatani". Dyrektor medyczny firmy Roche, dr Bruce Medd, wychwala te leki jako dobrodziejstwo dla ludzkości. Posłuchajcie jego entuzjastycznej wypowiedzi: „W przeciwieństwie do środków szarlatańskich, które nie są ani testowane, ani naukowo potwierdzone, produkty firmy Roche są synonimem jakości i skuteczności. My w firmie Roche przyłączamy się do walki z szarlataneria medyczną i oszustwami zdrowotnymi". Pomimo zapewnień dr. Medda, Biuro Oceny Technologii rządu Stanów Zjednoczonych stwierdza, że skuteczność 95% leków dostępnych na rynku nie została udowodniona. Rzeczywiście, autor niniejszego tekstu nigdy nie słyszał o żadnym „szarlatańskim" lekarstwie, które wywoływałoby choćby ułamek szkodliwych skutków ubocznych wymienionych powyżej jako spowodowane przez Matulane, dumę i radość dr. Medda.

Inną firmą oferującą „sprawdzone" leki jest Smith, Kline Beckman, która zarobiła pierwsze miliony na sprzedaży leku znanego jako „speed" na recepty od lekarzy, czyli słynnych Dexedrine i Dexamil. Kierownictwo firmy Smith, Kline Beckman przyznało się do 34 zarzutów dotyczących zatuszowania 36 zgonów i przypadków poważnego uszkodzenia nerek u pacjentów stosujących ich lek Selocrin, który ostatecznie został wycofany z rynku. Dr Sidney M. Wolfe w swoim Health Letter z lipca 1986 r. zauważył, że Eli Lilly z Indiany i Smith Kline Corporation z Filadelfii przyznały się do zarzutów karnych dotyczących niepoinformowania FDA o zgonach i poważnych urazach osób stosujących ich leki. Lek na zapalenie stawów Oraflex firmy Lilly był dostępny na rynku przez trzy miesiące i został zażyty przez 600 000 Amerykanów, zanim został wycofany z powodu skutków ubocznych. Lek na nadciśnienie Selacryn firmy Smith Kline został sprzedany na 300 000 recept w ciągu ośmiu miesięcy.

Pfizer zataił przed FDA informacje dotyczące leku Feldene (piroksykam, lek na zapalenie stawów), pomimo zgonów i szkodliwych skutków ubocznych w innych krajach. Stwierdzono, że lek Suprol firmy McNeil, zatwierdzony w 1985 roku jako doustny środek przeciwbólowy, powoduje uszkodzenia nerek. Orudis (jetoprofen), lek na zapalenie stawów firmy Wyeth, zwiększał częstość występowania wrzodów. Merital (nomigensine), lek przeciwdepresyjny produkowany przez firmę Hoechst, został zatwierdzony przez FDA w grudniu 1984 r., ale musiał zostać wycofany z rynku w styczniu 1986 r. z powodu śmiertelnych reakcji, w tym niedokrwistości hemolitycznej. Stwierdzono, że Wellbutrin (buproprion) powoduje drgawki u kobiet i został wycofany z rynku w marcu 1986 r.

Lek uznany za „standardową metodę leczenia" raka jelita grubego opiera się na stosowaniu wysoce toksycznej substancji chemicznej, 5-FU, mimo doniesień w renomowanych czasopismach medycznych, że nie jest on skuteczny. Nadal jest on szeroko stosowany, być może dlatego, że Amerykańskie Towarzystwo Onkologiczne posiada 50% udziałów w 5-F-U. Szwajcarska firma Ciba-Geigy znalazła rosnący rynek zbytu w amerykańskim systemie szkół publicznych dla swojego leku Ritalin, który dzięki pewnej alchemii stał się obecnie głównym środkiem kontroli „nadpobudliwych" (czytaj: zdrowych) dzieci w wieku szkolnym. Pracownicy socjalni ukuli nowy termin ADD (zespół deficytu uwagi), który można „kontrolować" za pomocą 20-miligramowych tabletek Ritalinu w kapsułkach o przedłużonym uwalnianiu. Przy wsparciu establishmentu edukacyjnego, który ma skłonność do wprowadzania wszelkich leków lub substancji chemicznych do procesu edukacyjnego, od 1985 r. odnotowano 97-procentowy wzrost stosowania Ritalinu. Uczniowie są zmuszani do przyjmowania tego leku pod groźbą natychmiastowego wydalenia ze szkoły. W *wydaniu „Wall Street Journal"* z 15 stycznia 1988 r. odnotowano, że zaniepokojeni rodzice złożyli szereg pozwów przeciwko szkołom w związku z przymusowym stosowaniem Ritalinu. Komisja Lekarska stanu Georgia bada obecnie gwałtowny wzrost stosowania Ritalinu w szkołach na zamożnych przedmieściach Atlanty. Uczeń, który obecnie stoi przed sądem za morderstwo, powołał się w swojej obronie na to, że był pod wpływem Ritalinu.

Pestycydy są nadal jeszcze bardziej niebezpieczne niż owady.

Lindan (Gammelin 20), produkowany przez Hooker Chemical, firmę powiązaną z Rockefellerem, powoduje zawroty głowy, choroby mózgu, drgawki, skurcze mięśni i białaczkę. Przez lata FDA toczyła walkę z paskami pestycydowymi firmy Shell Oil, które zawierają lindan. Paski te i inne rozpylacze nieustannie uwalniają lindan i są szeroko stosowane w restauracjach, mimo że ustalono, iż lindan zanieczyszcza nie tylko wszelkie substancje spożywcze, ale także wszelkie pojemniki na żywność, które nie są metalowe. Chociaż badania te zakończono w 1953 r., organ regulacyjny ds. pestycydów nadal zezwalał na ich stosowanie przez kolejne szesnaście lat! Raporty FDA wykazały, że paski „No Pest Strips" firmy Shell Chemical Company nieustannie uwalniają Vapone 3, preparat zawierający lindan. Departament Rolnictwa surowo zakazał ich stosowania w zakładach przetwórstwa mięsnego, ale przedsiębiorczy producent zaczął wówczas sprzedawać je restauracjom. W latach 1965–1970 Służba Zdrowia Publicznej Stanów Zjednoczonych opublikowała ostrzeżenia, że paski Shell No Pest Strips są niebezpieczne w sypialniach osób starszych lub małych dzieci. Dr Roy T. Hansberry, dyrektor wykonawczy Shell Chemical, który finansował Shell Development, zasiadał w specjalnej siedmioosobowej grupie roboczej Departamentu Rolnictwa zajmującej się badaniem procedur rejestracji pestycydów. Shell zarejestrował 250 produktów pestycydowych. Osobiste zezwolenie Hansberry'ego na udział w tej grupie roboczej zawierało niepodpisaną notatkę: „Służba Rejestracji Rolniczej nie prowadzi ani nie wie o żadnych oficjalnych interesach z osobami, firmami lub instytucjami, w których dr Hansberry ma inne interesy finansowe, które mogłyby stanowić konflikt interesów".

Dr Mitchell A. Zaron, zastępca komisarza ds. zdrowia, pełnił również funkcję konsultanta w Shell Chemical i posiadał akcje Shell Oil. Opublikował raporty, które rzekomo wykazywały, że Vapona jest tak bezpieczna, że nie wymaga żadnych ostrzeżeń dla niemowląt, osób starszych ani chorych. Na posiedzeniu Służby Zdrowia Publicznego poparł stosowanie pasków Vapona. John S. Leary Jr., szef sztabu działu badań farmakologicznych, odrzucił sprzeciw departamentu wobec pierwotnej rejestracji preparatu Vapona przez firmę Shell w 1963 r. i nadal popierał stosowanie preparatu Vapona, aż do 1966 r., kiedy to zrezygnował z pracy, aby dołączyć do Shell Oil Company. Szacuje się, że każdego roku tysiące ofiar cierpiało z powodu narażenia na działanie pasków Shell No Pest Strips.

Inny pestycyd, paration, produkowany przez firmy Monsanto i Bayer A. G., również miał zgubne skutki uboczne. Pestycyd malation, stosowany w Pakistanie w 1976 r., zatruł 2500 osób, z których wiele zmarło. A DDT, jak już wspomnieliśmy, dług nie po wprowadzeniu zakazu w Stanach Zjednoczonych, nadal znajduje chłonny rynek za granicą, przynosząc znaczne zyski firmie Monsanto, jego producentowi.

W 1975 r. badacze odkryli, że dwa powszechnie przepisywane leki, Adactone i Flagyl, produkowane przez firmę G. D. Searle Company, powodowały raka u zwierząt laboratoryjnych. Ich roczna sprzedaż wynosiła 17,3 mln dolarów. Firma przekazała FDA fałszywe dane i zniszczyła dokumentację dotyczącą nowotworów u myszy wywołanych przez te leki.

W komunikacie dotyczącym ochrony konsumentów, wydanym w Waszyngtonie 15 marca 1962 r., zaznaczono, że od 1938 r. producenci musieli wykazać rządowi skuteczność leku przed wprowadzeniem go do obrotu. Jednak przepis ten zawierał istotną lukę – nie było wyraźnego wymogu wykazania jego skuteczności ani dostarczenia dowodów, że lek „spełni obietnicę zawartą na etykiecie". W komunikacie stwierdzono: „Nie ma sposobu, aby zmierzyć niepotrzebne cierpienie, niewinnie zmarnowane pieniądze i przedłużanie się chorób wynikające ze stosowania takich nieskutecznych leków”. W 1962 r. Kongres uchwalił poprawki Kefauvera-Harrisa wymagające dowodów skuteczności. Dowody miały być oceniane przez Biuro Medyczne Agencji ds. Żywności i Leków (FDA), ale stanowisko szefa tego biura pozostawało nieobsadzone, ponieważ Bois-feuillet Jones, specjalny asystent ds. medycznych w Departamencie Zdrowia, Edukacji i Opieki Społecznej (HEW), zablokował mianowanie dr. Charlesa D. Maya, wybitnego lekarza, który zeznawał podczas przesłuchań Kefauvera na temat metod stosowanych przez producentów farmaceutycznych w promowaniu leków na receptę. Dr May zeznał, że łapówki i inne formy promocji wyniosły trzy i pół razy więcej niż koszt wszystkich programów edukacyjnych w naszych szkołach medycznych. Jones „zdobył zaufanie przemysłu farmaceutycznego, blokując mianowanie dr. Maya”, jak podano w raporcie opublikowanym w *„Drug Research Reports”* w czerwcu 1964 r. Zamiast dr. Maya Jones wybrał dr. Josepha F. Saduska Jr., który zrobił wszystko, co mógł, aby udaremnić ustawodawstwo dotyczące skuteczności leków, zgodnie z zeznaniami przed Senacką Komisją ds. Operacji Rządowych. Sadusk został później wiceprezesem firmy Parke-Davis. Sadusk zapobiegł wycofaniu z rynku antybiotyku Chloramphenicol firmy Parke-Davis, który powodował toksyczne zmiany we krwi i leukopenię, zanim zaproponowano mu stanowisko wiceprezesa Parke-Davis. Jego następcą na stanowisku dyrektora ds. medycznych w Biurze Medycznym FDA został dr Joseph M. Pisani. Pisani odszedł, aby podjąć pracę w Stowarzyszeniu Producentów Leków Ochronionych (Proprietary Association of Drug Manufacturers). Kolejny szef Biura Medycznego został później członkiem kierownictwa firmy Hoffman LaRoche. Dr Howard Cohn, były szef komisji ds. oceny medycznej FDA, otrzymał ofertę pracy w firmie Ciba-Geigy, którą przyjął. Dr Harold Anderson, szef działu leków w FDA, otrzymał ofertę pracy w firmie Winthrop Drug Company. Morris Yakowitz stwierdził, że jego doświadczenie w FDA kwalifikowało go do pracy w firmie Smith Kline oraz francuskiej firmie farmaceutycznej. Allan E. Rayfield, który był dyrektorem ds. zgodności z przepisami, przyjął stanowisko w firmie Richardson-Merrell, Inc.

Okazuje się zatem, że zjawisko „drzwi obrotowych” od dawna stanowi charakterystyczną cechę rządowej regulacji branży farmaceutycznej. Główny lekarz krajowy Leonard Scheele został prezesem Warner-Lambert Research Labs; komisarz FDA Charles C. Edwards figuruje obecnie jako starszy wiceprezes Becton Dickinson, dużej firmy zajmującej się zaopatrzeniem medycznym. Chociaż nie jest to powszechnie znana firma, osiąga ona roczny obrót w wysokości miliarda dolarów w branży medycznej. Jej prezes, Wesley Howe, jest założycielem i prezesem Stowarzyszenia Producentów Branży Medycznej. Komisarz FDA James L. Goddard został prezesem zarządu firmy Ormont Drug and Chemical Company, której prezesem jest George Goldenberg. Wspomniany wcześniej Joseph Sadusk, główny lekarz w FDA, po przyjęciu stanowiska wiceprezesa w firmie Parke-Davis, został później mianowany jej prezesem.

Można by pomyśleć, że ci panowie opuścili FDA tylko po to, by znaleźć przyjemniejsze warunki pracy, które w FDA były wyjątkowo przygnębiające. Dr Richard Crout, dyrektor ds. badań w Biurze Leków FDA, zwrócił się w 1976 r. do Stowarzyszenia Producentów Farmaceutycznych w następujący sposób: „Przez wiele miesięcy trwało jawne pijaństwo kilku pracowników. Utrudniano nam pracę przez to, co niektórzy nazywali najgorszym personelem w rządzie. Wewnątrz agencji dochodziło do zastraszania, ludzie chichotali w kątach, rzucali kulkami z papieru; opisuję lekarzy, ludzi, którzy garbili się na krzesłach, nie odpowiadali na pytania, jęczeli i stękali, wykonując szerokie gesty" (z New England *Journal of Medicine*, 27 maja 1976 r.).

Można zapytać, dlaczego departament rządowy złożony z profesjonalnie wykształconych naukowców i lekarzy tolerował takie warunki pracy. Odpowiedź jest taka, że Monopol Medyczny chciał tych warunków i dopilnował, by panowały one w FDA, tak aby odstraszyć szczerych, oddanych urzędników państwowych, którzy chcieli tylko wykonywać swoją pracę i pragnęli chronić społeczeństwo przed niebezpiecznymi lekami. Wydaje się, że najbardziej niebezpieczne leki są również najbardziej dochodowe, ponieważ dają spektakularne, łatwo widoczne rezultaty. Niestety, mają one również tendencję do wywoływania tak dramatycznych skutków ubocznych, jak uszkodzenie nerek i mózgu lub nagła śmierć.

Producenci leków są mistrzami w organizowaniu wpływowych grup lobbingowych w Waszyngtonie, o których opinia publiczna nie ma pojęcia. Około dziewięćdziesiąt sześć firm, w tym Dow, Monsanto, Hoffman LaRoche i wiele innych, przeznacza po pięć tysięcy dolarów rocznie na wsparcie Rady Nauk Rolniczych i Technologii oraz Instytutu Technologii Żywności, grup, które systematycznie wprowadzają opinię publiczną w błąd co do zagrożeń związanych z rakotwórczymi dodatkami do żywności. Są one w stanie zminimalizować i osłabić częste próby kongresmenów ujawnienia zagrożeń związanych z wieloma z tych dodatków. To wszystko jest częścią gry public relations.

W latach 50. senator Estes Kefauver był jednym z najbardziej wpływowych polityków w kraju. Wydawało się pewne, że zmierza do Białego Domu. Jednak z powodu lawiny skarg od swoich wyborców na praktyki przemysłu farmaceutycznego polegające na wyzyskiwaniu osób starszych i produkcji niebezpiecznych leków, Kefauver zaplanował kompleksowe przesłuchania przed Senatem w sprawie powszechnych nadużyć popełnianych przez monopol medyczny. Swoją podkomisję nazwał nawet Senacką Podkomisją Antymonopolową. Przesłuchania te, które odbyły się w latach 1959 i 1960, ujawniły, że firma Schering stosowała marżę w wysokości 1118% na swój lek prednizon, a inni producenci leków rutynowo osiągali zyski od 10 000% do 20 000% na swoich lekach. Wynikiem tych przesłuchań były rządowe zalecenia dotyczące promowania leków „generycznych", czyli tańszych leków bez nazwy handlowej, w celu masowej sprzedaży tych samych leków po niższych cenach. Choć pozornie był to krok mający na celu ograniczenie nadmiernych zysków firm farmaceutycznych, w rezultacie firmy te odnotowały ogromny wzrost sprzedaży, a wraz z nim wzrost zysków. Bardziej tragicznym skutkiem było to, że przesłuchania te okazały się polityczną klęską senatora Kefauvera. Dotknięty rozgłosem i krytyką, które wyniknęły z przesłuchań, z Monopolu Medycznego, który, jak pokazaliśmy, to nie tylko widoczni dla opinii publicznej urzędnicy i pracownicy, ale także tajemnicze postacie w tle (wielu z nich to obcokrajowcy, którzy kontrolują miliony akcji w tych firmach poprzez praktykę „street names", ukrywając swoją władzę), rozeszła się wiadomość, że „Kefauver jest skończony". Kiedy rozpoczął swoją kampanię prezydencką, okazało się, że fundusze w tajemniczy sposób się wyczerpały. Bez pieniędzy jego kandydatura była skazana na porażkę. Zrozpaczony porzucił kampanię o Biały Dom, a później zmarł – niektórzy twierdzą, że z powodu złamanego serca. Politycy zrozumieli przesłanie; nie powtórzyły się przesłuchania Kefauvera dotyczące nadużyć przemysłu farmaceutycznego. Poszczególne produkty, takie jak budzący obecnie burzę aspartam, mogą zostać poddane kontroli Kongresu, ale ogólna działalność kartelu farmaceutycznego pozostaje poza zasięgiem śledztwa Kongresu.

Tymczasem firmy farmaceutyczne pędzą naprzód, osiągając ogromną sprzedaż i rekordowe zyski ze swoich nowych leków. Capoten firmy Squibb, lek na nadciśnienie, może osiągnąć w tym roku sprzedaż na poziomie 900 milionów dolarów – prawie miliard dolarów z jednego produktu! Firma Merck spodziewa się, że Vesoten, kolejny lek na nadciśnienie, osiągnie w tym roku sprzedaż na poziomie 720 milionów dolarów. W 1987 roku firma Merck miała trzynaście produktów w ośmiu klasach terapeutycznych, z których każdy osiągnął sprzedaż na poziomie ponad 100 milionów dolarów. Ze względu na tak duże wolumeny koszty produkcji w głównych firmach farmaceutycznych systematycznie spadały, średnio o 15% od 1980 roku. W efekcie oznaczało to wzrost zysków o 15% wynikający wyłącznie z tego jednego czynnika.

W 1987 roku firma Syntex poinformowała, że 53% jej sprzedaży o wartości 1,1 miliarda dolarów pochodziło zaledwie z dwóch produktów: Noprosyn i Ahaprox.

Magazyn „Business Week" z 11 stycznia 1988 r. przewiduje „kolejną kopalnię złota dla amerykańskich producentów leków". Jednak ta kopalnia złota byłaby niczym więcej niż kolejnym suchym szybem, gdyby nie stale rosnąca liczba recept na te leki wystawianych pacjentom przez amerykańskich lekarzy. Słabym ogniwem monopolu medycznego jest to, że jest on prawie całkowicie zależny od lekarzy i personelu szpitalnego w promowaniu swoich dochodowych produktów. Wydatki rzędu 18–20 milionów dolarów, niezbędne do przeprowadzenia nowego leku przez okres testów trwający od trzech do dwunastu lat, nie mają na celu ochrony społeczeństwa przed „niebezpiecznymi" nowymi lekami. Są one potrzebne do jak najdłuższego zabezpieczenia kartelu farmaceutycznego, dając mu niezbędny czas na maksymalne wykorzystanie obecnych leków pod kątem sprzedaży, zanim zostaną one zastąpione przez nowsze, konkurencyjne preparaty. W świecie biznesu nazywa się to „ochroną udziału w rynku". Gdyby firmy farmaceutyczne nie były chronione przed ściganiem na mocy tych przepisów, nazwalibyśmy to naruszeniem prawa antymonopolowego.

W miarę jak rynek akcji powoli odradzał się po dobrze zaplanowanym i przeprowadzonym Czarnym Poniedziałku, czyli krachu giełdowym z 19 października 1987 r., firmy farmaceutyczne nie tylko utrzymały swoją pozycję, ale także przyniosły zyski sprytnym monopolistom, którzy kupili akcje w najniższym momencie.

Typowe dla polityki inwestycyjnej firm ubezpieczeniowych są działania Equitable Life, która w 1987 r. zainwestowała 7,8% swoich aktywów w akcje producentów leków, w tym 13 mln dolarów w Marion Labs, 4 mln dolarów w Merck, 7 mln dolarów w Syntex i 4 mln dolarów w Upjohn. Kolejne 5,8% jej inwestycji stanowiły akcje bardzo dochodowych firm dostarczających sprzęt szpitalny.

Żadna historia najważniejszych światowych koncernów farmaceutycznych nie byłaby kompletna bez omówienia powiązań między nimi a międzynarodową organizacją handlarzy narkotyków znaną jako „Dope, Inc.". Wszystko zaczęło się od niewielkiej grupy międzynarodowych finansistów z siedzibą w Londynie, którzy nadzorowali utworzenie „amerykańskiej" służby wywiadowczej, znanej początkowo jako Biuro Służb Strategicznych (Office of Strategic Services) w czasie II wojny światowej. Organizacja ta została utworzona pod ścisłym nadzorem brytyjskiej tajnej służby wywiadowczej, a później została rozwiązana przez prezydenta Trumana, który był bardzo podejrzliwy wobec jej działalności. OSS przeszło wówczas do podziemia w Departamencie Stanu jako „grupa badawcza" zajmująca się „teorią behawioralną". Na jej czele stał niejaki Evron Kirkpatrick, którego żona, Jeane Kirkpatrick, jest dyrektorką finansowanej przez Rockefellera grupy trockistowskiej, Ligi na rzecz Demokracji Przemysłowej, i która jest często przedstawiana jako „wielka antykomunistka", przy czym haczyk polega na tym, że wszyscy dobrzy trockiści są zagorzałymi przeciwnikami moskiewskiego odłamu partii komunistycznej. Wciąż opłakują śmierć swojego przywódcy, Lwa Trockiego, który został zamordowany przez stalinowskiego agenta w Meksyku w 1940 roku. Grupa Kirkpatricka pojawiła się ponownie jako „Centralna Agencja Wywiadowcza", na czele której stał Allen Dulles, partner w banku Schroder, który obsługiwał osobiste konto bankowe Adolfa Hitlera. Brat Dullesa, John Foster Dulles, był wówczas sekretarzem stanu za prezydentury Eisenhowera.

Niezależnie od tego, jakie zainteresowanie CIA mogła mieć w „wywiadzie", wkrótce stało się jasne, że jej głównym celem było osiągnięcie ogromnych zysków z międzynarodowego handlu narkotykami.

Ponieważ brytyjskie fortuny na początku XIX wieku opierały się na tym handlu, logiczne było, że agenci SIS, którzy założyli naszą OSS, a później CIA, zostali zaprogramowani do zajęcia się tym biznesem. Później stało się to znane pod wewnętrznym pseudonimem „Firma", co oczywiście oznaczało przedsięwzięcie, w które angażowało się dla zysku. Pretekstem podanym w celu uzasadnienia wejścia w ten biznes było to, że „skąpy" Kongres odmówił przyznania CIA wystarczających środków na sfinansowanie jej tajnych operacji; w związku z tym lojalny agent CIA zrobiłby wszystko, co w jego mocy, aby pomóc „Firmie" w zebraniu funduszy potrzebnych do tej pracy. W rzeczywistości niektórzy z jej najbardziej aktywnych agentów, tacy jak Edwin Wilson, nagle stali się właścicielami posiadłości wartych sześć milionów dolarów w rozwijającej się okolicy poza obwodnicą Waszyngtonu, co stanowi pewną wskazówkę, że rzeczywiście spływało stamtąd mnóstwo pieniędzy. Jaka jest obecna skala światowej operacji narkotykowej CIA? Podpułkownik Bo Gritz, który ma za sobą trzydzieści lat zasłużonej służby w Siłach Specjalnych Armii Stanów Zjednoczonych, zeznał przed Międzynarodową Grupą Zadaniową ds. Narkotyków przy Komisji Spraw Zagranicznych Izby Reprezentantów, że w 1987 roku do wolnego świata trafi 900 ton heroiny i opium, a ich źródłem będzie Azja Południowo-Wschodnia i Złoty Trójkąt. Pułkownik Gritz był w Azji wiele razy, żeby spotkać się z jednym z największych azjatyckich producentów narkotyków, Khun Sa. Khun Sa zrzucił wówczas winę za światowy handel narkotykami na kilku znanych agentów CIA, w tym Theodore'a Shackleya, który pełnił funkcję szefa placówki CIA w Laosie w latach 1965–1975. Khun Sa stwierdził, że Shackley ściśle współpracował z Mao Se Hungiem, który był wówczas czołowym przemytnikiem narkotyków w Azji Południowo-Wschodniej. Innym współpracownikiem Shackleya był „cywil" o nazwisku Santos Trafficante. Trafficante od dawna był czołową postacią mafii i został wezwany przed Kongres, aby zeznawać w sprawie możliwego zamachu na życie Castro na Kubie. Kiedy do władzy doszedł reżim komunistyczny, mafia straciła imperium hazardu i prostytucji w Hawanie i innych miastach. Szukali zemsty. Trafficante otrzymał zlecenie od Meyera Lansky'ego, „skarbnika" syndykatu, aby pozbyć się Castro. Nie wiadomo jeszcze, czy próba ta zakończyła się niepowodzeniem, czy też, co jest bardziej prawdopodobne, mafia doszła do porozumienia z Castro w sprawie handlu narkotykami. Trafficante zaangażował się następnie w handel narkotykami w regionie Pacyfiku, stając się pośrednikiem w operacji Nugan Hand, łączącej bank narkotykowy w Australii z Złotym Trójkątem.

Inną znaną osobistością, którą Khun Sa i inni wskazali jako aktywną w handlu narkotykami, był Richard Armitage, którego działalność w tym zakresie rozpoczęła się podczas wojny w Wietnamie. Później przeniósł się do ambasady USA w Bangkoku. Według świadków, w latach 1975–1979 wykorzystywał swoją pozycję w ambasadzie do prowadzenia operacji narkotykowych. Następnie opuścił to stanowisko i założył w Bangkoku firmę Far East Trading Corporation. Armitage został później mianowany przez prezydenta Reagana zastępcą sekretarza obrony ds. bezpieczeństwa międzynarodowego, podlegającym bezpośrednio sekretarzowi obrony Casperowi Weinbergerowi. Potem potentat biznesowy Ross Perot dowiedział się o przeszłości Armitage'a. Udał się do Białego Domu, domagając się zwolnienia Armitage'a. Rozmawiał z George'em Bushem, byłym szefem CIA, który zbył go, odsyłając do dyrektora FBI Williama Webstera (wkrótce potem Webster został po cichu mianowany szefem CIA). Webster odmówił podjęcia działań w sprawie skarg Perota, co otworzyło mu drogę do objęcia stanowiska w CIA. Tymczasem Weinberger, obawiając się, że wkrótce wyjdzie na jaw rola

Departamentu Obrony w skandalu narkotykowym, pospiesznie złożył rezygnację. Jego następcą został Frank Carlucci, który pełnił wówczas funkcję doradcy ds. bezpieczeństwa narodowego i był dobrze zorientowany w całej operacji. Carlucci osobiście nakazał Perotowi zaprzestanie krucjaty przeciwko Armitage'owi. Ponieważ majątek Perota został zbudowany na ogromnych kontraktach rządowych w ramach programu, nie miał on innego wyboru, jak tylko wycofać się. Innymi osobami zaangażowanymi w sprawę był generał Richard Secord, który pojawił się jako postać w aferze Iran-Contras i chwalił się, że przewoził samolotami ładunki złota do Azji Południowo-Wschodniej, aby spłacić przemytników narkotyków.

Ta telenowela znana jako afera Iran-Contras była jakby stworzona dla tajemniczych agentów CIA. Czerpali oni ogromną radość z wprowadzania w błąd tępych członków Kongresu, wysyłając ich na jedną bezsensowną pogoń za drugą, podczas gdy prawdziwa historia pozostawała nieopowiedziana. Była to kulinarna niespodzianka szefa kuchni, rozkosz dla podniebienia złożona z narkotyków, sprzedaży broni stronom konfliktu i pieniędzy, dobrze doprawiona sosem politycznym, wymieszana z różnymi zobowiązaniami wobec państwa Izrael ze strony czołowych polityków z Waszyngtonu i zwieńczona soczystymi szwajcarskimi kontami bankowymi. W rzeczywistości afera Iran-Contras była logiczną kulminacją długotrwałego zaangażowania interesów Rockefellera i Drug Trust w działalność prokomunistyczną. Sam John D. Rockefeller włożył do kieszeni Lwa Trockiego 10 000 dolarów w gotówce, zanim ten wyruszył, by rozpocząć rewolucję bolszewicką w Rosji. Trockistowska Socjalistyczna Partia Robotnicza, która została pozostawiona w celu wywrócenia Stanów Zjednoczonych, działała pod nazwą Socjalistycznej Partii Robotniczej. Następnie nadano jej przykrywkę pod nazwą Liga na rzecz Demokracji Przemysłowej. W ten sposób Drug Trust, utrzymując stalinowski rząd komunistyczny w Rosji, jednocześnie utrzymywał komunistyczny reżim zapasowy w Stanach Zjednoczonych, ruch trockistowski, na wypadek upadku reżimu stalinowskiego.

Wyraźnie zirytowany tą konkurencją Stalin wysłał agenta do Meksyku, aby wyeliminował swojego rywala, którego wcześniej wygnał, zdając sobie sprawę, że Trocki był wciąż zbyt popularny w Rosji, by można go było tam zamordować.

Organizacja trockistowska miała teraz swojego politycznego męczennika. W latach 50. po cichu umieściła swoich członków u władzy w mediach, na uniwersytetach i w rządzie, zastępując w większości przypadków urzędujących stalinowskich twardogłowych.

Stalinowcy w Waszyngtonie, którzy otaczali Roosevelta i Trumana, byli stopniowo zastępowani przez „neokonserwatystów", czyli ideologów twardej linii antymoskiewskiej, którzy później wzbogacili swoją maskaradę o dodatkowe i imponujące *pseudonimy,* takie jak „twarda prawica", „ yczna nowa prawica", „prawica religijna" lub, w niektórych przypadkach, po prostu „konserwatyści". Nikt inny jak hollywoodzki rycerz na białym koniu, Ronald Reagan, doszedł do władzy w 1980 roku na fali „neokonserwatyzmu". Jego głównym wsparciem była CIA, która w tym czasie była jedynie rzecznikiem neokonserwatystów, oraz jej organ, *National Review,* którego redaktor, William Buckley, chwalił się, że jedyną pracą, jaką kiedykolwiek wykonywał, była praca w CIA. Jeane Kirkpatrick z finansowanej przez Rockefellera Ligi na rzecz Demokracji Przemysłowej (LID) została rzeczniczką nowej polityki, podczas gdy cały zespół Reagana był zdominowany przez Instytut Hoovera, którego dwaj starsi pracownicy, Sydney Hook i Seymour Martin Lipset, zasiadali w zarządzie LID. W ten sposób David Rockefeller utrzymywał bliskie kontakty ze stalinowskimi komunistami w Moskwie, podczas gdy inne interesy Rockefellera kierowały „antykomunistycznym" stanowiskiem reżimu Reagana. Była to klasyczna heglowska operacja tezy i antytezy, z wciąż nierozwiązaną syntezą, która miała dopiero nadejść. Siła LID polegała na jej dominacji nad CIA i całkowitym zaangażowaniu na rzecz państwa Izrael jako światowej siedziby trockistowskiego ruchu komunistycznego. W ten sposób Elliott Abrams, zięć izraelskiego propagandysty Normana Podhoretza, który był redaktorem organu Amerykańskiego Komitetu Żydowskiego, *Commentary,* został mianowany przez Reagana kierownikiem operacji Contras w Nikaragui, klasycznego impasu między stalinowskim reżimem w Managui a rebeliantami kierowanymi przez trockistów w górach.

Zaangażowanie narkotyków w tę operację nie powinno nikogo dziwić, ponieważ interesy Rockefellera, po utworzeniu American Drug Trust, od dawna działały nie tylko w zakresie leków etycznych, ale również nieetycznych. Afera z Contrasami nie tylko groziła ujawnieniem powiązań z Iranem; zagrażała również powiązaniom z Izraelem, Szwajcarią, a także z Rockefellerami. Niebezpieczeństwo zostało zażegnane dzięki sprytnym posunięciom uległych kongresmenów oraz zręcznej manipulacji mediami, które skupiły się na pułkowniku Oliverze Northu i admirał Poindexterze, pomijając ich zwierzchników. W ten sposób „krucjata przeciwko komunizmowi", szlachetna próba powstrzymania komunistów w stylu George'a Kennana, finansowana „brudnymi" pieniędzmi ze sprzedaży narkotyków, została w końcu zdemaskowana jako ta sama stara ekipa agentów CIA sprzedająca swoje narkotyki i piorąca pieniądze z w różnych częściach świata. (Autor niniejszego tekstu pracuje obecnie nad książką, która udokumentuje wszystkie te operacje).

Powiązania CIA z narkotykami były głęboko zakorzenione nie tylko w dążeniu do łatwych zysków, ale także w równoległym planie osiągnięcia całkowitej kontroli nad ludźmi na całym świecie przez panów z Drug Trust. Tak więc Bowart stwierdza: „Kryptokracja jest bractwem przypominającym starożytne tajne stowarzyszenia, z rytuałami inicjacyjnymi i programami indoktrynacji mającymi na celu rozwinięcie u lojalnych członków szczególnego zrozumienia jej tajemnic. Posiada tajne kody i przysięgi milczenia, które wzmacniają poczucie elitaryzmu niezbędne do utrzymania ścisłej lojalności". Autor niniejszego tekstu opisał niektóre z tych tajnych rytuałów w książce „The Curse of Canaan".

Nacisk na leki i eksperymenty, który wywodzi się z niemieckiej szkoły medycyny alopatycznej i który został przeniesiony na tę półkulę przez wtajemniczonych w Illuminati, takich jak Daniel Coit Gilman, był pierwszym krokiem w przekształcaniu całej praktyki medycznej w Stanach Zjednoczonych z procesu leczenia zorientowanego na pacjenta w zupełnie inne podejście, w którym pacjent stał się narzędziem manipulowanym na rzecz różnych innych programów, głównie nauki eksperymentalnej. Był to typowy przykład dr. J. Mariona Simsa, „szalonego lekarza" odpowiedzialnego za utworzenie tego, co obecnie jest kontrolowanym przez Rockefellera Memorial Hospital Sloan Kettering Cancer Center w Nowym Jorku. To całkowite oddanie „nauce" kierowało również i inspirowało programy narkotykowe CIA, Projekty Bluebird, Artichoke, MK Ultra i MK Delta, w ramach których na niczego niepodejrzewających ofiarach stosowano około 139 narkotyków, a nadużywane substancje obejmowały konopie indyjskie, LSD, skopolaminę, amytal sodowy, hydrat chloralu (krople usypiające z Dzikiego Zachodu), sporysz, kokainę, morfinę i heroinę.

Historia narkotyków w CIA sięga 1943 roku, kiedy organizacja ta znana była jeszcze pod nazwą OSS. Pewien dr Albert Hoffmann prowadził eksperymenty w laboratoriach Sandoz w Szwajcarii (firma Sandoz była wówczas kontrolowana przez rodzinę Warburgów). Chociaż firma Sandoz produkowała substancję znaną jako LSD, czyli kwas lizergowy, już od 1938 roku, była ona dotychczas wykorzystywana wyłącznie w eksperymentach na małpach. Późniejsza forma tej substancji, LSD-25, wywoływała niesamowite efekty psychotropowe, co dr Hoffmann odkrył przypadkowo, gdy podczas pracy wchłonął niewielką ilość grzyba żyta, stanowiącego podstawę tego narkotyku. Miało to miejsce w sierpniu 1943 roku, w samym środku II wojny światowej. Dr Hoffmann opisał to później następująco:

„Ogarnął mnie nieprzerwany strumień fantastycznych obrazów o niezwykłej plastyczności i wyrazistości, którym towarzyszyła intensywna, kalejdoskopowa gra kolorów... Myślałem, że umieram lub wariuję". Był to pierwszy „trip", prekursor milionów podobnych doświadczeń wyznawców kultu narkotyków. Do 1958 roku dr Hoffmann rozszerzył swoje zainteresowania na meksykańskie grzyby halucynogenne i meskalinę, które stały się wówczas bardzo popularne wśród czołowych bankierów w Nowym Jorku oraz znanych osobistości Hollywoodu.

W momencie odkrycia LSD Allen Dulles stacjonował w Szwajcarii, jakby dzięki przeczuciu. To pod jego kierownictwem CIA przekształciła się w czołową operację Dope, Inc. Był wówczas zaangażowany w różne działania z urzędnikami reżimu nazistowskiego. Do dziś nikt nie był w stanie ustalić, czy próbował on zachować reżim Hitlera, czy też go obalić. Najbardziej prawdopodobnym założeniem jest to, że próbował go w pewnym stopniu utrzymać, aby wojna nie zakończyła się zbyt szybko dla nastawionych na zysk producentów amunicji, ale jednocześnie aby zapobiec jakiemukolwiek zwycięskiemu zakończeniu dla swoich nazistowskich popleczników. Już zabrzmiały nuty „Zmierzchu bogów". Związki Dullesa z reżimem Hitlera sięgały fatalnego spotkania w Kolonii w 1933 roku, kiedy to on i jego brat, John Foster Dulles, zapewnili Hitlera, że pieniądze zostaną przekazane, aby zagwarantować realizację jego celów, jakie wyznaczył w „Mein Kampf". Allen Dulles został później dyrektorem banku Schroder, który obsługiwał osobiste konto bankowe Hitlera. Co ciekawe, nikomu nigdy nie udało się odnaleźć ani centa z pokaźnej osobistej fortuny Hitlera, którą zgromadził ze sprzedaży swoich książek i innych dochodów. W przeciwieństwie do swojego przeciwnika, Franklina D. Roosevelta, Hitler nie posiadał funduszu powierniczego od swojej matki (pochodzącego z handlu opium w Chinach).

Dulles, jako międzynarodowy szef wywiadu, prawdopodobnie wiedział o eksperymentach dr. Hoffmanna. Po powrocie do Stanów Zjednoczonych i objęciu stanowiska dyrektora nowo utworzonej CIA, Dulles zamówił 10 kg LSD od firmy Sandoz, a oficjalnym celem, podanym przez, było „wykorzystanie w eksperymentach z narkotykami na zwierzętach i ludziach". Ponieważ w jednym gramie znajduje się około 10 000 dawek, oznaczało to, że Dulles zamówił sto milionów dawek LSD. W międzyczasie dr Timothy Leary został zatrudniony przez Narodowy Instytut Zdrowia (NIH) do prowadzenia eksperymentów z lekami psychodelicznymi, w tym z LSD. Leary został już wcześniej zmuszony do rezygnacji ze służby w West Point, a później zwolniony z wydziału na Harvardzie – być może jako jedyna osoba, która mogła o tym mówić. Badania Leary'ego w ramach NIH były finansowane z dotacji Fundacji Uris z Nowego Jorku. Trwały one od 1953 do 1956 roku, kiedy to zostały przeniesione do Służby Zdrowia Publicznego Stanów Zjednoczonych, a eksperymenty trwały do 1958 roku, a także w HEW w latach 1956–1963. W notatce CIA z 1 listopada 1963 r. znalazły się entuzjastyczne relacje na temat pracy dr. Leary'ego i jego współpracownika, dr. Richarda Alperta (który również został później zwolniony z Harvardu). To oni wymyślili ruch „turn on, tune in, drop out", który sparaliżował amerykańską młodzież na całe pokolenie. Ruch ten, w którym CIA zawsze miała swój interes, zyskał status akademicki, gdy został zapoczątkowany w pokrytych bluszczem salach Harvardu przez Leary'ego i jego grupę. Po ich przymusowym odejściu z Harvardu zostali oni zakwaterowani w wartej milion dolarów posiadłości w Nowym Jorku przez bogatego spadkobiercę fortuny Mellonów, Tommy'ego Hitchcocka. Ich ruch ogarnął kampusy amerykańskich uniwersytetów i zniweczył szanse edukacyjne tysięcy amerykańskiej młodzieży.

Późniejsze rządowe śledztwo w sprawie CIA, któremu przewodniczył, co naturalne, Nelson Rockefeller, zawierało następujący komentarz w raporcie Rockefellera dla prezydenta na temat działań CIA: „Pod koniec lat 40. CIA zaczęła badać właściwości niektórych leków wpływających na zachowanie... w 1973 r. nakazano zniszczenie wszystkich dokumentów dotyczących programu, w tym łącznie 152 oddzielnych akt. CIA zawarła również umowę z ówczesnym Biurem ds. Narkotyków, aby podawać środki odurzające wpływające na umysł nieświadomym osobom w „normalnych warunkach życia".

Powyższe odnosiło się do kilku niefortunnych incydentów, w których pracownicy CIA, którym podano dawki LSD bez ich wiedzy, popełnili samobójstwo pod jego zgubnym wpływem. Rodziny tych ofiar dowiedziały się wiele lat później o prawdziwych okolicznościach tych „samobójstw" i z powodzeniem pozwały rząd, aby uzyskać odszkodowania finansowe.

Spośród różnych projektów CIA najbardziej znanym był MK Ultra. Programy te nadzorował kolejny prototyp „szalonego doktora", dr Sidney Gottlieb. Pomimo spustoszenia spowodowanego jego działaniami, dr Gottlieb nigdy nie stanął przed sądem. W rzeczywistości ówczesny dyrektor CIA, Richard Helms, zadbał o to, by wszystkie dokumenty dotyczące operacji MK Ultra zostały zniszczone w ostatnich dniach jego kadencji, dzięki czemu dr Gottlieb uniknął ścigania.

Dr Gottlieb, który przez obserwatorów był opisywany jako „farmaceutyczny dr Strangelove”, planował podawać halucynogeny całej populacji. Pod wpływem jego eksperymentów w CIA armia amerykańska rozważała program doprowadzania całych populacji do szaleństwa za pomocą tych leków. W połowie lat 60. około 1500 żołnierzy otrzymało LSD w ramach testów prowadzonych przez Korpus Chemiczny Armii. Wielu z nich doznało poważnych urazów psychicznych, a najbardziej przerażające objawy pojawiły się dopiero po latach. Następnie armia przystąpiła do testowania silniejszego chemicznego środka halucynogennego, który nazwano B.Z. Lek ten był testowany w Edgewood Arsenal w latach 1959–1975. Około 2800 żołnierzy zostało poddanych działaniu B.Z. Niektórzy z nich złożyli od tego czasu skargi, twierdząc, że w wyniku eksperymentu doznali nieodwracalnych szkód.

Jednym z ubocznych skutków programu narkotykowego CIA było zabójstwo prezydenta Johna F. Kennedy’ego, za które winą obarczono następnie różne grupy, w tym CIA, mafię, kubańskich komunistów i inne. Podstawą tych zarzutów było to, że wszystkie te podmioty były głęboko w to zamieszane. Aby zatrzeć ślady, około czterdziestu osób zginęło później w wyniku aktów przemocy. Niektórzy z nich byli dziennikarzami, a najbardziej znaną z nich była nieżyjąca już Dorothy Kilgallen, szeroko znana felietonistka. W 1965 roku wykorzystała swoje kontakty, aby uzyskać pozwolenie na przeprowadzenie wywiadu z Jackiem Ruby'm w jego celi więziennej. Później powiedziała znajomym, że udało jej się zdobyć dowody, które „wysadzą sprawę J. F. Kennedy'ego w powietrze”. Wkrótce potem znaleziono ją w jej mieszkaniu, martwą z powodu tego, co później zdiagnozowano jako „przedawkowanie” barbituranów i alkoholu. Mieszkanie było w kompletnym nieładzie, a wszystkie jej notatki z rozmów z Ruby'm, które opisała w, zniknęły. Do dziś nikt nigdy nie przyznał się, że je widział. Monopol medyczny wykorzystał wówczas śmierć Kilgallen jako pretekst do wydania pobożnego ostrzeżenia o „niebezpieczeństwach związanych z mieszaniem barbituranów i alkoholu”, ale nie wspomniał nic o niebezpieczeństwach związanych z odwiedzaniem Jacka Ruby'ego. Na początku 1967 roku Ruby wielokrotnie skarżył się, że jest truci. Zdiagnozowano u niego wówczas raka, ale zmarł na „udar”, podobnie jak jeden z jego wspólników, David Ferrie.

Postać dr. Sidneya Gottlieba jako „szalonego naukowca” CIA blednie w porównaniu z historią dr. D. Ewen Camerona, który uosabiał hollywoodzką wersję szalonego lekarza eksperymentującego na bezbronnych ludziach. Urodzony w Szkocji dr Cameron przeniósł się do Stanów Zjednoczonych, gdzie uzyskał obywatelstwo. Chociaż większość swojej pracy medycznej wykonywał w Kanadzie, mieszkał w Lake Placid w stanie Nowy Jork. Podstawą działania w dwóch krajach mogła być chęć uniknięcia pozwów sądowych. W 1943 roku dr Cameron otrzymał grant od Fundacji Rockefellera na utworzenie nowego instytutu psychiatrycznego, Allen Memorial Institute, jako oddziału Royal Victorian Hospital, szpitala klinicznego Uniwersytetu McGill w Montrealu. To powiązanie z Rockefellerem zaowocowało później przekazaniem Cameronowi około 10 milionów dolarów z funduszy CIA za pośrednictwem dr. Gottlieba w ramach projektu MK Ultra. Pieniądze te zaczęto przekazywać dr. Cameronowi od 1953 roku, ponieważ wykazał on już swoje zaangażowanie w eksperymenty związane ze zmianą świadomości. Fundusze CIA były zatem przeznaczone na kontrolę umysłu.

Dr Cameron zwrócił na siebie uwagę kręgów Rockefellera po tym, jak wynalazł jedne z najbardziej przerażających technik „psychiatrycznych", jakie kiedykolwiek znano. Wynalazł proces zwany „depatterningiem", a także późniejszą technikę zwaną „psychic driving", z których każda przyniosłaby chlubę każdemu komunistycznemu ekspertowi od prania mózgu. „Depatterning" rozpoczynał się od podania dużych dawek leków w połączeniu z wstrząsami elektrycznymi, czyli popularną wówczas terapią elektrowstrząsową (ECT). Metoda ta była później przez lata dyskredytowana ze względu na szkody wyrządzane pacjentom, ale, co niewiarygodne, obecnie została przywrócona i jest stale stosowana w niektórych kręgach. Ofiary ECT opisują ją jako najbardziej przerażającą mękę, jaką można sobie wyobrazić. Zasadniczo była to po prostu elektrowstrząsowa terapia, która była przerywana tuż przed osiągnięciem śmiertelnego poziomu. Pacjent był przypinany do krzesła i poddawany elektrowstrząsom dwa lub trzy razy dziennie.

Początkowo depatterning ograniczał się do podawania dużych dawek leków przez okres od piętnastu do trzydziestu dni; ta część programu nazywana była „terapią snu". „Koktajl nasenny", który sam w sobie był godny wyobraźni doktora Frankensteina, składał się ze 100 mg Thorazine, 100 mg Nembutalu, 100 mg Seconalu, 150 mg Vernonalu i 100 mg Phenerganu, z których każdy wystarczyłby, by uśpić dowolnego pacjenta. Koktajl nasenny podawano pacjentowi trzy razy dziennie. W dalszej części terapii snu pacjenta budzono dwa lub trzy razy dziennie, aby poddać go zabiegom elektrowstrząsowym. Dr Cameron ignorował zalecane napięcie dla zabiegów elektrowstrząsowych, zwiększając je dwudziesto- lub czterdziestokrotnie w stosunku do tego, na co kiedykolwiek odważył się inny lekarz. Z aprobatą obserwował, jak bezradni pacjenci nieustannie krzyczeli podczas „terapii" elektrowstrząsowej. Był głęboko przekonany, że krzyki były również istotną częścią leczenia, chociaż prawdopodobnie stanowiły one dla niego osobistą satysfakcję.

Kolejnym etapem depatterningu, który był również jednym z dziwniejszych wynalazków Camerona, była „izolacja sensoryczna", w ramach której pacjenta umieszczano w dużym pudełku z opatrunkami na oczach i zatykanymi uszami. Po około trzydziestu dniach terapii depatterningowej Camerona pacjent zamieniał się w bezradnego zombie. Zadowolony, że oczyścił pacjenta ze wszystkich wcześniejszych obrazów i idei, dr Cameron przeszedł do kolejnej fazy, którą nazwał „psychic driving". Polegała ona na zmuszaniu pacjenta do słuchania nagranych na taśmie komunikatów, powtarzanych w kółko, tysiące razy. To „leczenie" było podawane przez głośniki w poduszkach lub słuchawki. Wszystkie agencje wywiadowcze na świecie zazdrościły, gdy usłyszały o nowych technikach Camerona. Na szczęście CIA była pierwsza na miejscu i zapewniła mu wystarczające fundusze na jego szalone obsesje.

Urodzony w 1901 roku w pobliżu Glasgow, Cameron studiował na Uniwersytecie Londyńskim, gdzie prawdopodobnie nabrał niektórych ze swoich dziwnych pomysłów. Prawdopodobne jest również, że związał się w Londynie z jakąś sektą z kręgu, która propagowała tak potworne idee. W końcu to właśnie w tym środowisku Mary Shelley napisała „Frankensteina".

Przez cały okres jego działalności w Kanadzie Służby Techniczne CIA oraz Wydział Chemiczny entuzjastycznie finansowały jego prace.

Gdy rozeszła się wieść o jego „innowacyjnych" technikach, zasypano go wyróżnieniami. Został przewodniczącym Kanadyjskiego Towarzystwa Psychiatrycznego, przewodniczącym Amerykańskiego Towarzystwa Psychiatrycznego oraz założycielem i przewodniczącym Światowego Towarzystwa Psychiatrycznego.

Po śmierci dr. Camerona w 1967 roku CIA znalazła się pod ostrzałem ze strony niektórych osób, które przeżyły eksperymenty na ofiarach. W najbardziej zaawansowanych fazach programu MK Ultra przeprowadził on eksperymenty na około 53 osobach. W tej grupie znalazło się kilku znanych Kanadyjczyków. W końcu pozew złożył Harry Weinstein, którego ojciec Louis był czołowym biznesmenem z Montrealu. Kolejną ofiarą była Velma Orlikon, żona członka Partii Demokratycznej w kanadyjskim parlamencie. Pomimo tych powiązań ofiary napotkały na mur. W styczniu 1988 r. *„Washington Post"* odnotował, że CIA nadal walczyła z pozwem dziewięciu starszych

Kanadyjczyków, którzy zostali odurzeni narkotykami w latach 50. i domagali się po 175 000 dolarów odszkodowania, kwotę tę później podwyższono do 1 000 000 dolarów dla każdego. Po dziewięciu latach taktyki opóźniającej stosowanej przez CIA sprawa została skierowana do sądu, ale nikt nie przewiduje szybkiego rozwiązania.

W czasach Camerona CIA kontynuowała własne eksperymenty w Stanach Zjednoczonych. Zatrudniono specjalistę od narkotyków, George'a Huntera White'a, i umieszczono go w mieszkaniu w Greenwich Village. Otrzymał on przykrywkę artysty i marynarza, który poznawał ludzi na imprezach lub w barach i zwabiał ich do mieszkania. Pieniądze CIA przekształciły to obskurne mieszkanie w centrum szpiegowskie wyposażone w lustra weneckie, sprzęt do inwigilacji i nagrywania oraz inne narzędzia niezbędne do prowadzenia działalności. White podawał swoim gościom LSD, podczas gdy sprzęt CIA skrupulatnie rejestrował ich reakcje. Często były to „złe tripy", podczas których ofiary chwilowo traciły rozum, próbowały popełnić samobójstwo lub morderstwo w stanie odurzeni znego i dawały inne dowody „kontroli umysłu", o której CIA chciała się dowiedzieć.

Aby uniknąć ujawnienia przez skarżących, CIA przeniosła White'a do San Francisco, gdzie powierzono mu kierowanie dwoma kolejnymi mieszkaniami CIA. Następnie zainicjował on operację Midnight Climax. Uzależnione od narkotyków prostytutki były opłacane za podrywanie mężczyzn w lokalnych barach i sprowadzanie ich na orgię, podczas której podawano napoje mocno nasączone LSD. Wynikające z tego działania były nagrywane i fotografowane w najdrobniejszych szczegółach, choć wyniki prawdopodobnie nie zostaną udostępnione Bibliotece Kongresu.

Pomimo ekscesów, do których posunęli się lekarze tacy jak dr Cameron i dr Sims w swoim naukowym entuzjazmie, istnieją równie niepokojące historie z eksperymentów klinicznych prowadzonych przez etyczne firmy farmaceutyczne. Ponieważ od każdego nowego leku zależy setki milionów dolarów potencjalnych zysków, monopol medyczny musi przestrzegać przepisów, które sam opracował i wprowadził. Celem tych przepisów jest ochrona udziału w rynku nowego cudownego leku, dopóki nie zostanie on zastąpiony przez nowszy cudowny lek. Jak zauważył jeden z alternatywnych lekarzy, który trafił do więzienia za sprzedaż herbat ziołowych: „Cudowny lek to taki, który bierzesz, a potem zastanawiasz się, co on z tobą zrobi".

Ograniczenia dotyczące nowych leków są zazwyczaj przestrzegane, jeśli producent uważa, że może to być bardzo dochodowy produkt. Nie zamierza on wprowadzać nowego leku na rynek, osiągać sukcesu, a następnie być zmuszonym do wycofania go, ponieważ nie przestrzegał wszystkich przepisów. W latach 1948–1958 firmy farmaceutyczne wprowadziły na rynek 4829 nowych produktów, 3686 nowych związków chemicznych i 1143 nowe dawki. Wszystkie te produkty musiały przejść przez ten proces.

Szacuje się, że uzyskanie ostatecznej zgody FDA na wprowadzenie nowego leku zajmuje średnio od siedmiu do dziesięciu lat, a proces ten kosztuje od dziesięciu do dwunastu milionów dolarów, często nawet od osiemnastu do dwudziestu milionów. Badania kliniczne przebiegają w trzech jasno określonych fazach. Faza I polega na testowaniu nowego leku na niewielkiej grupie zdrowych osób. Faza II wymaga, aby „ochotnicy" z grupy docelowej przyjmowali lek w ramach dwuletniego okresu próbnego. Faza III wymaga bardziej zróżnicowanych badań klinicznych na grupie od tysiąca do trzech tysięcy pacjentów w ciągu trzech lat. Oznacza to, że lekarze i szpitale podają lek tylko dlatego, że badania fazy II wykazały jego toksyczność i inne możliwe skutki uboczne. Są to zazwyczaj pacjenci, którzy mogą wnieść pozew lub wywołać niekorzystny rozgłos, jeśli lek okaże się niebezpieczny, co oznacza, że osoby przepisujące lek opierają się na badaniach fazy II, aby polecić go jako niezawodny.

Faza II, w której lek jest testowany na ludziach, zazwyczaj wymaga populacji pozbawionej wolności. Leki są czasami testowane potajemnie w szkołach, szpitalach i zakładach psychiatrycznych, ale producenci farmaceutyczni zazwyczaj wolą polegać na znacznie bezpieczniejszej populacji testowej, czyli osobach przebywających w więzieniach, ponieważ jest mało prawdopodobne, że będą one składać skargi. Nawet pacjenci zakładów psychiatrycznych znani są z tego, że po zwolnieniu skarżą się, iż byli poddawani nielegalnym testom leków. Więźniowie skazani za przestępstwa rzadziej składają skargi. Od początku wieku Stany Zjednoczone przodują na świecie pod względem liczby eksperymentów medycznych przeprowadzanych w więzieniach.

Obywatel przestrzegający prawa może pomyśleć, że przeprowadzanie eksperymentów medycznych na więźniach jest w porządku, mimo że wielu niemieckich lekarzy zostało straconych właśnie za takie przestępstwo. Testy leków mogą być jednym ze sposobów, w jaki więzień mógłby spłacić swój dług wobec społeczeństwa. Jednak rzeczywistość wygląda dziś tak, że choć w naszych więzieniach przebywa wielu przestępców, rośnie też liczba Amerykanów skazanych za przestępstwa polityczne. Ci więźniowie polityczni są narażeni na takie samo ryzyko w eksperymentach medycznych, jak najbardziej zatwardziali przestępcy. Każdego roku amerykańskie sądy wydają coraz więcej wyroków za problemy bankowe, hipoteczne lub podatkowe.

Ze względu na kontrolę mediów przez monopol medyczny, wykorzystywanie więźniów w eksperymentach medycznych rzadko dociera do świadomości Amerykanów. Wyczerpujące przeszukanie indeksów czasopism od 1900 roku do dnia dzisiejszego ujawnia tylko kilka takich historii, które były jednolicie przychylne eksperymentom. Sami więźniowie mają niewielki dostęp do mediów, chyba że wywołują zamieszki i przyciągają tłumy kamerzystów, co skutkuje obszernym reportażem na pierwszej stronie.

Amerykańskie Stowarzyszenie Medyczne (AMA) nadal jest głównym orędownikiem wykorzystywania więźniów do testowania leków. Publicysta Pertinax, pisząc w *British Medical Journal* w styczniu 1963 roku, skomentował: „Niepokoi mnie, że Światowe Stowarzyszenie Medyczne obecnie unika jasnego stanowiska w sprawie wykorzystywania przestępców jako materiału eksperymentalnego. Wpływ AMA przyczynił się do zawieszenia tej klauzuli. Podczas dziesiątego spotkania amerykańscy naukowcy żartowali na ten temat. Słyszałem, jak jeden z najmilszych amerykańskich naukowców, jakich znam, powiedział: »Przestępcy w naszych więzieniach są świetnym materiałem eksperymentalnym – i znacznie tańszym niż szympansy«”.

Naukowiec nie żartował – szympansy kosztują nawet 4500 dolarów za sztukę, podczas gdy amerykańskich więźniów można mieć za zaledwie jednego dolara dziennie. Pertinax komentował propozycję przedstawioną przez Światowe Stowarzyszenie Lekarzy w 1961 r. i zgłoszoną do przyjęcia, że „więźniowie, będąc grupą uwięzioną, nie powinni być wykorzystywani jako obiekty eksperymentów”. Propozycja spotkała się z głośnym sprzeciwem delegatów Amerykańskiego Stowarzyszenia Medycznego i ostatecznie została odłożona.

Jeśli przypomina to nieco zbrodnie „nazistowskich lekarzy” i ich eksperymenty na więźniach, to zbieżność ta nie jest przypadkowa. Oskarżeni lekarze zeznawali w swojej obronie, że jedynie stosowali praktyki od dawna stosowane w Stanach Zjednoczonych. Podczas jednego z procesów w 1947 roku w Norymberdze sądzono 515 niemieckich lekarzy, oskarżonych o przeprowadzanie eksperymentów na więźniach. W swojej obronie przedstawili dowody, że w 1906 r. amerykańscy lekarze w Filadelfii wykorzystywali skazanych do eksperymentów medycznych, wstrzykując im zarazki dżumy i beri-beri; w 1915 r. skazanym w Massachusetts wstrzykiwano pellagrę; w

1944 r. setkom więźniów w Stanach Zjednoczonych wstrzykiwano malarię pod pretekstem konieczności wojennej, aby pomóc naszym żołnierzom na Pacyfiku. Pomimo tej linii obrony niemieccy lekarze zostali skazani, a niektórzy z nich straceni.

Temat ten powrócił wraz z niedawną publikacją książki Roberta Jaya Luftona „Nazi Doctors" („Lekarze nazistowscy") – jednej z serii publikacji wydawnictwa poświęconych nazistom, które w coraz większym natężeniu zalewają amerykański rynek, zgodnie z zasadą, że w Stanach Zjednoczonych sprzedaje się wszystko, o ile na okładce widnieje swastyka. Książka wywołała ożywioną dyskusję na łamach działu listów do redakcji *w niedzielnym dodatku książkowym „New York Timesa"*. Bruno Bettelheim napisał pierwotnie recenzję tej książki, twierdząc, że próba zrozumienia nazistowskich lekarzy jest błędna, „z powodu nieustannego zagrożenia, że pełne zrozumienie może zbliżyć się do przebaczenia". Chrześcijanie oczywiście oferują przebaczenie jako podstawową zasadę religijną. Paul Ramsey napisał, zamieszczając fragment ogłoszenia: „Profesor McCance i członkowie Wydziału Badań Medycznych pragną być informowani, jeśli i kiedy w domach położniczych oraz na oddziałach kobiecych w szpitalach rodzą się dzieci dotknięte przepukliną oponowo-rdzeniową lub podobnymi anomaliami, które sprawiają, że jest mało prawdopodobne, aby dzieci przeżyły dłużej niż przez krótki czas. Profesor McCance i jego wydział pragną przeprowadzić na tych dzieciach pewne eksperymenty, które nie spowodują u nich żadnego bólu, ale nie czują się uprawnieni do przeprowadzania tych eksperymentów na normalnych, zdrowych dzieciach.

Gdy dowiemy się o narodzinach takich dzieci, należy natychmiast poinformować o tym profesora McCance'a telefonicznie".

Pan Ramsey zauważył, że ogłoszenie to ukazało się w amerykańskiej publikacji w 1946 roku, podczas gdy niemieccy lekarze byli sądzeni. Telford Taylor, amerykański prokurator podczas procesów norymberskich, napisał do *„Timesa"*, aby skorygować błędy, które już się pojawiły, w tym stwierdzenie, że jednym ze skazanych był „Edwin Katzenellenbogen, który kiedyś był członkiem wydziału Harvard Medical School". Taylor stwierdził, że nikt o nazwisku Kazenellenbogen nigdy nie był sądzony w Norymberdze.

Rzeczywiście, nazwisko to wydaje się być zamieszczone jako wyszukany żart, który pojawiał się już w poprzednich żartach. *„Times"* nie złożył żadnych przeprosin. Telford Taylor zwrócił ponadto uwagę, że w wspomnianej sprawie w Norymberdze sądzono dwudziestu lekarzy, a nie dziewiętnastu, jak podano w recenzji, oraz że czterech zostało powieszonych, pięciu skazano na dożywocie, trzech otrzymało lżejsze wyroki, a siedmiu uniewinniono od wszystkich zarzutów".

Eksperymenty medyczne na dużą skalę, podobne do tych, które zostały potępione jako zbrodnia w Norymberdze w tym samym czasie, gdy były nadal praktykowane w amerykańskich więzieniach, wykorzystują „ochotników" w nieuzasadniony sposób. Niektórzy z nich są analfabetami; większość to osoby młode i zdrowe, które nigdy nie cierpiały na żadną poważną chorobę. Nie mają oni pojęcia, jak może wyglądać zachorowanie na poważną chorobę w wyniku wstrzyknięcia eksperymentalnych leków ani jakie mogą być tego skutki w postaci powikłań na całe życie.

W 1963 r. magazyn „*Time*" opublikował artykuł ujawniający programy na dużą skalę, które urzędnicy rządowi wprowadzili w naszych więzieniach. Te rozległe programy testowe uzasadniano jako część „wojny z rakiem", którą Bobst i Laskerowie rozpoczęli z Białego Domu. Lekarze wstrzykiwali więźniom żywe komórki nowotworowe oraz krew osób cierpiących na białaczkę. Kilku lekarzy w Oklahomie zarabiało na tych transakcjach z producentami leków trzysta tysięcy dolarów rocznie; lekarze ci regularnie pobierali również krew od więźniów, płacąc im 7 dolarów za kwartę; następnie sprzedawali tę krew za 15 dolarów.

W latach 40., kiedy pierwsze historie o wykorzystywaniu więźniów w eksperymentach medycznych zaczęły się rozprzestrzeniać, Amerykańskie Stowarzyszenie Medyczne (AMA) poprosiło gubernatora Dwighta z Illinois o zdementowanie tych doniesień. Zatuszował on eksperymenty, powołując Morrisa Fishbeina i innych liderów AMA do komisji, która uroczyście „zbadała" programy i przedstawiła pochlebne raporty. Sam Fishbein powrócił z więzienia Stateville, aby opisać eksperymenty na więźniach jako „idealne, ze względu na ich zgodność z zasadami etycznymi". Fishbein rozwinął swój entuzjazm, wskazując, że program ten świadczył prawdziwą przysługę całemu społeczeństwu ze względu na „wartość resocjalizacyjną wynikającą z bycia obiektem eksperymentu medycznego". Można by się spodziewać, że Fishbein pojawi się w Norymberdze, aby bronić niemieckich lekarzy tym samym argumentem, że zaoferowali oni tę samą „wartość resocjalizacyjną" więźniom obozów koncentracyjnych. Rzecznik prasowy laboratoriów Wyeth był zaskoczony oburzeniem w niektórych kręgach i wydał oświadczenie w gazecie, że „prawie wszystkie nasze badania fazy II są przeprowadzane na więźniach".

W rzeczywistości między głównymi firmami farmaceutycznymi toczyła się zaciekła i nieustanna rywalizacja o pozyskanie więźniów, których można by wykorzystać jako „obiekty" w eksperymentach medycznych. Firmy Upjohn i Parke-Davis trzymały się ustalonych zasad monopolu, gdy nabyły „wyłączne prawa" do osadzonych w więzieniu stanowym Jackson w stanie Mississippi. Firmy te zdołały następnie włączyć do programu testów 1200 z 4000 tamtejszych skazanych. *Magazyn Business Week* przedstawił nieco krytyczny komentarz na temat programu, wskazując, że „testy w więzieniu mają na celu przede wszystkim zmierzenie toksyczności leku, a nie jego skuteczności. Dawki są stopniowo zwiększane do momentu wystąpienia działań niepożądanych". Mówiąc prościej, dawkę zwiększano do momentu, aż więzień poczuł się bardzo źle lub doznał poważnych uszkodzeń. Skutkiem tego często była kalectwo lub śmierć.

Jednak więźniowie otrzymywali trzydzieści centów dziennie za udział w tych eksperymentach. *Business Week* poruszył fakt, że to właśnie ze względu na zagrażający życiu charakter badań fazy II potrzebni byli więźniowie. Firmy farmaceutyczne musiały wiedzieć, ile osób może ucierpieć z powodu leku lub ile pozwów sądowych mogą spodziewać się od rozgniewanych klientów.

Programy badań na obecność narkotyków spotkały się z pozytywnym przyjęciem ze strony władz więziennych, które utrzymywały zabytkowe budynki z czasów wojny secesyjnej, aby w nich zakwaterować więźniów, podczas gdy dla siebie budowały monumentalne nowe biura administracyjne i inne atrybuty tej branży. W 1971 roku system więzienny stanu Nowy Jork wydawał 5500 dolarów rocznie na każdego więźnia, z czego 72 centy dziennie przeznaczano na wyżywienie, a 15 centów dziennie na odzież i inne artykuły pierwszej potrzeby. Z budżetu wynoszącego 17 dolarów dziennie na więźnia mniej niż dolar dziennie przeznaczano na jego utrzymanie fizyczne. Była to istotna część systemu więziennego, który został ustanowiony przez Bossa Tweeda i który nadal oferował wiele doskonałych możliwości tym, którzy byli czujni.

W tych powojennych latach do opinii publicznej przedostało się tylko kilka historii. Więzienia to systemy zamknięte, a dziennikarze śledczy rzadko są tam mile widziani. Jedna z najbardziej przerażających historii, która zawstydziłaby każdego nazistowskiego lekarza z filmu, pochodziła z więzienia stanowego Vacaville w Kalifornii. Od lat prowadzono tam szeroko zakrojone programy testowe. Kilku więźniów otrzymywało 15 dolarów miesięcznie, ale większość z nich dostawała tylko dolara dziennie. Ofiary zgłaszały niepokojącą listę skutków, takich jak uszkodzenia serca, wypadanie włosów, bóle stawów, obrzęki nóg, duszności i krwotoki skórne. Jedna z placówek badawczych, działająca pod nazwą Solano Institute for Medical and Physical Research, faktycznie zdołała założyć swoją siedzibę w więzieniu. „Instytut", założony jako organizacja non-profit na mocy kalifornijskiego prawa dotyczącego funduszy charytatywnych, poddał 1500 więźniów różnego rodzaju zastrzykom. Jeden z więźniów, który został wysłany do Vacaville na „leczenie", pozwał później lekarza, czołowego dermatologa, który był szefem swojego stowarzyszenia zawodowego. Więzień został zmuszony do przyjęcia domięśniowych zastrzyków z lekiem Caridase firmy Lederle. Lek ten zawierał enzymy fibrynolityczne, które miały być stosowane jako środek przeciwzapalny. Pacjent zeznał, że został obezwładniony przez strażników i przytrzymany, podczas gdy podano mu przymusowo zastrzyki w obie ręce. Następnie rozwinęła się u niego niemal śmiertelna choroba mięśni i przewlekłe wrzody żołądka, a jego waga spadła ze 140 funtów do zaledwie 75 funtów. Otrzymał cztery dolary odszkodowania.

Królem eksperymentów więziennych był dr Austin Stough. Zawierał on umowy z największymi producentami farmaceutycznymi w kraju w celu przeprowadzania testów leków w wielu więzieniach w trzech południowych stanach: Alabamie, Arkansas i Oklahomie. Program, mający na celu badanie osocza krwi, w szczytowym okresie obejmował 137 więzień w latach 1963–1970 i był finansowany przez 37 firm farmaceutycznych, w tym takie wiodące przedsiębiorstwa jak Upjohn, Wyeth, Lederle, Squibb i Merck. Chociaż korzyści finansowe były imponujące, wyniki programu okazały się niejednoznaczne. Program został później skrytykowany za „rażące niegospodarność, niechlujne obchodzenie się z próbkami i ich zanieczyszczenie", co doprowadziło do jego zakończenia. Setki więźniów przez lata cierpiało z powodu jego skutków ubocznych. Stough stworzył więzienny monopol, który przynosił dobre zyski, dopóki jego metody nie zostały zdemaskowane jako bezużyteczne.

Pomimo dramatycznych implikacji związanych z historiami o testach leków, spotkały się one z gromką ciszą ze strony „wrażliwych serc" krajowych mediów, być może dlatego, że nagłośnienie tych programów mogłoby wywołać spekulacje na temat tego, dlaczego niemieccy lekarze zostali straceni za te same praktyki. Przegląd *Readers Guide,* indeksu artykułów z czasopism wydawanych w całych Stanach Zjednoczonych, wykazał, że w latach 1945–1970, w szczytowym okresie programów testów w więzieniach, pojawiły się tylko trzy artykuły na ten temat w całym tym okresie. Pierwsza, wzruszająca historia w *magazynie „Coronet"* z listopada 1950 r. nosiła tytuł „Prison Heroes Conquer Malaria" („Bohaterowie więzienni pokonują malarię") i była entuzjastyczną relacją z eksperymentów przeprowadzonych w więzieniu stanowym Illinois w Joliet, gdzie sam dr Fishbein był pod ogromnym wrażeniem „etycznego" charakteru programu badań klinicznych. Drugi artykuł, opublikowany w *Saturday Evening Post* z 2 marca 1963 r., nosił tytuł „Convict Volunteers" („Skazańcy-ochotnicy"). Była to również bezkrytyczna relacja o eksperymentatorach, opisująca więźniów jako „ludzkie króliki doświadczalne". Dziennikarz zacytował jednego skazańca, któremu celowo poparzono obie ręce: „Ból był dość silny", i wspomniał o innych więźniach, którym wstrzyknięto żywe komórki nowotworowe. Pomimo faktu, że artykuł ten, napisany o osadzonych w więzieniu stanowym Ohio w Columbus, wspominał, iż skazańcy ci nie otrzymali żadnego wynagrodzenia za poddanie się tym eksperymentom (statuty stanu Ohio surowo zabraniają takich płatności, co pozwala firmom farmaceutycznym zaoszczędzić jeszcze więcej pieniędzy), autor kończy swój artykuł pełnym uznania hołdem dla programu, wskazując, że sprawił on, iż „ochotnicy poczuli szacunek do samych siebie".

W trzecim artykule, opublikowanym w *Business Week* z 27 czerwca 1964 r., zauważono, że firmy farmaceutyczne były w stanie zaoszczędzić wiele milionów dolarów, wykorzystując więźniów do eksperymentów z lekami.

ROZDZIAŁ 10

SYNDYKAT ROCKEFELLERÓW

Wielu amerykańskich konserwatystów wierzy z przekonania, że Rockefellerowie i Rada Stosunków Zagranicznych sprawują absolutną kontrolę nad rządem i społeczeństwem Stanów Zjednoczonych. Tezę tę można przyjąć jako formułę roboczą, jeśli ma się na uwadze szerszy kontekst. Dwóch pisarzy, których autor niniejszego tekstu bardzo szanuje, dr Emanuel Josephson i Morris Bealle, nalegało na skupienie się na Rockefellerach i wykluczenie wszystkich innych aspektów porządku światowego. To poważnie ograniczyło wpływ ich skądinąd przełomowej pracy na temat monopolu medycznego.

Autor niniejszego tekstu przedstawił przeciwne stanowisko w *książce „The World* Order" ([3]), skupiając się na potędze monetarnej Rotszyldów, która w 1885 r. osiągnęła poziom kontroli nad światem, oraz na ich londyńskiej grupie politycznej, Królewskim Instytucie Spraw Międzynarodowych (RIIA), jako decydentach tego, co od 1900 r. jest w istocie przywróconym rządem kolonialnym w Stanach Zjednoczonych. Rząd kolonialny, czyli okupacyjny, działa głównie poprzez Radę Stosunków Zagranicznych (Council on Foreign Relations), ale tylko jako filia RIIA oraz poprzez Fundację Rockefellera, która kontroluje funkcje rządowe, instytucje edukacyjne, media, religie i legislatury stanowe.

To prawda, że amerykańscy koloniści mają „wolne wybory", w których przysługuje im absolutne prawo do głosowania na jednego z dwóch rywalizujących ze sobą kandydatów, z których obaj zostali starannie dobrani i sfinansowani przez syndykat Rockefellera. Ten wzruszający dowód „demokracji" służy przekonaniu większości Amerykanów, że jesteśmy rzeczywiście wolnym narodem. Mamy nawet pęknięty Dzwon Wolności w Filadelfii, który to potwierdza.

Od 1900 roku amerykańska młodzież ma swobodę, by być wysyłaną na śmierć w heglowskich wojnach, w których obie strony

[3] Opublikowane przez Omnia Veritas Ltd. www.omnia-veritas.com.

otrzymują instrukcje od Światowego Porządku. Mamy swobodę inwestowania na giełdzie, na której dzienna ilość, cena i wartość jednostki monetarnej są manipulowane i kontrolowane przez System Rezerwy Federalnej, który odpowiada wyłącznie przed Bankiem Anglii. Utrzymał on swoją osławioną „niezależność" od kontroli naszego rządu, ale jest to jedyna niezależność, jaką kiedykolwiek posiadał.

Świadomość, że rzeczywiście żyjemy pod dyktatem „syndykatu Rockefellera", może być punktem wyjścia na długiej drodze powrotu do prawdziwej walki o amerykańską niezależność. Ujawniając „Rockefellerów" jako agentów obcej potęgi, która nie jest jedynie obcą potęgą, ale prawdziwym rządem światowym, musimy zdać sobie sprawę, że nie jest to jedynie grupa poświęcona zarabianiu pieniędzy, ale grupa, która jest zaangażowana w utrzymywanie władzy kolonialnej formy rządów nad narodem amerykańskim. Tak więc starożytna oszczerstwo wobec Johna D. Rockefellera jako człowieka opętanego chciwością (w tej kategorii ma on mnóstwo towarzystwa) przesłania fakt, że od dnia, w którym Rotszyldowie zaczęli finansować jego marsz ku całkowitemu monopolowi naftowemu w Stanach Zjednoczonych ze swoich skarbców w National City Bank of Cleveland, Rockefeller nigdy nie był niezależną siłą, ani też żaden oddział Syndykatu Rockefellera nie działa jako niezależna siła. Wiemy, że Cosa Nostra, czyli mafia, z którą syndykat jest ściśle powiązany, ma pewną autonomiczną władzę w regionach przypisanych tej konkretnej „rodzinie" przez dyrektorów krajowych, ale zawsze oznacza to, że rodzina ta pozostaje pod całkowitą kontrolą i odpowiada za wszystko, co dzieje się na jej terytorium.

Podobnie Syndykat Rockefellera działa w ramach jasno określonych sfer wpływów. Organizacje „charytatywne", przedsiębiorstwa i grupy polityczne zawsze łączą się w jedną działającą całość, a żaden dział Syndykatu nie może działać na własną rękę ani formułować niezależnej polityki, bez względu na to, jakie może być jego uzasadnienie.

Syndykat Rockefellera działa pod kontrolą światowej struktury finansowej, co oznacza, że w dowolnym momencie wszystkie jego aktywa mogą stać się niemal bezwartościowe w wyniku zręcznej manipulacji finansowej. Jest to ostateczna kontrola, która gwarantuje, że nikt nie może opuścić organizacji. Nie tylko zostałby on pozbawiony wszystkich aktywów, ale znalazłby się również na liście osób przeznaczonych do natychmiastowego zabicia. Nasze Ministerstwo Sprawiedliwości doskonale zdaje sobie sprawę, że jedynymi „terrorystami" działającymi w Stanach Zjednoczonych są agenci

Światowego Porządku, ale rozważnie unikają jakiejkolwiek wzmianki o tym fakcie.

Światowa struktura finansowa, daleka od bycia nieznaną lub ukrytą organizacją, jest w rzeczywistości dobrze znana i jasno zdefiniowana. Składa się z głównych banków szwajcarskich; ocalałych z dawnej osi bankowej Wenecja-Genua; Wielkiej Piątki światowego handlu zbożem; brytyjskiego kartelu, skupionego wokół Banku Anglii i jego licencjonowanych banków handlowych, działającego za pośrednictwem Rotszyldów i Oppenheimerów i sprawującego absolutną kontrolę nad swoją kanadyjską kolonią poprzez Royal Bank of Canada i Bank of Montreal, a ich kanadyjskimi zastępcami są Bronfmanowie, Belzbergowie, Reichmannowie i inni operatorzy finansowi; oraz kolonialnej struktury bankowej w Stanach Zjednoczonych, kontrolowanej przez Bank Anglii poprzez System Rezerwy Federalnej; rodziny bostońskich braminów, które zbiły fortuny na handlu opium, w tym Delanowie i inni, oraz syndykat Rockefellera, składający się z sieci Kissingera z siedzibą w Rockefeller Bank, Chase Manhattan Bank, American Express, obecnej formy dawnych przedstawicieli Rotszyldów w Stanach Zjednoczonych, w skład której wchodzą Kuhn, Loeb Company i Lehman Brothers. Warto zauważyć, że syndykat Rockefellera znajduje się daleko w dół listy światowej struktury finansowej. Dlaczego więc ma on tak duże znaczenie? Chociaż nie jest on kluczowym czynnikiem w podejmowaniu decyzji finansowych na półkuli zachodniej, to stanowi on rzeczywisty, działający mechanizm kontroli amerykańskiej kolonii. Sama rodzina Rockefellerów, podobnie jak Morganowie, Schiffowie i Warburgowie, straciła na znaczeniu, ale mechanizm stworzony w ich imieniu działa na pełnych obrotach, nadal pełniąc wszystkie funkcje, dla których został zorganizowany. Od czasu utworzenia Komisji Trójstronnej David Rockefeller pełni rolę swego rodzaju międzynarodowego kuriera dla (Nowego Porządku Świata), zajmując się głównie przekazywaniem instrukcji operacyjnych blokowi komunistycznemu, czy to bezpośrednio w Nowym Jorku, czy też podczas podróży w ten region.

Laurance Rockefeller aktywnie uczestniczy w działalności monopolu medycznego, ale jego głównym zainteresowaniem jest prowadzenie różnych ośrodków wypoczynkowych w tropikalnych regionach. Są oni dwoma ocalałymi członkami „Szczęśliwej Piątki", pięciu synów Johna D. Rockefellera Jr. i Abby Aldrich. John D. Rockefeller Jr. zmarł w placówce w Tucson w Arizonie i został pośpiesznie skremowany. John D. Rockefeller III zginął w tajemniczym wypadku na nowojorskiej autostradzie w pobliżu swojego domu. Nelson Rockefeller, nazwany na cześć swojego dziadka, zmarł w ramionach dziennikarki telewizyjnej; później ujawniono, że w tym samym czasie był również w ramionach innej dziennikarki telewizyjnej; śmierć ta była przez wiele godzin utrzymywana w tajemnicy. Powszechnie uważa się, że popadł w konflikt ze swoimi kolumbijskimi kontaktami narkotykowymi, a spór ten nie był bynajmniej błahy; dotyczył on kilku miliardów dolarów zysków z narkotyków, które nie zostały właściwie rozdzielone. Winthrop Rockefeller zmarł jako alkoholik w ramionach swojego czarnego chłopaka. Udzielił wywiadu telewizyjnego Harry'emu Reasonerowi, aby wyjaśnić swoją pośpieszna przeprowadzkę z Nowego Jorku do Arkansas. Winthrop wspomniał z uśmiechem, że jego czarny partner, sierżant armii, który najwyraźniej nauczył go tajników musztry, odmówił zamieszkania w Nowym Jorku. Aby uczcić ten związek, Winthrop Rockefeller hojnie wspierał sprawy społeczności afroamerykańskiej, w tym budowę siedziby Urban League przy East 48th Street w Nowym Jorku. Tablica na drugim piętrze informuje, że był to jego dar; równie dobrze mogłaby zawierać napis „Od Hadriana dla jego Anti-nous".

Nie chcemy sugerować, że Rockefellerowie nie mają już wpływów, ale że główne wytyczne polityczne syndykatu Rockefellera są przekazywane przez innych bossów, wśród których nadal stanowią widoczną siłę. Dzięki osobie Davida Rockefellera rodzina ta jest czasami nazywana „pierwszą rodziną Związku Radzieckiego". Tylko on i dr Armand Hammer, siła napędowa USTEC, mają stałe pozwolenie na lądowanie swoich prywatnych samolotów na lotnisku w Moskwie. Inni spotkałby los samolotu KAL 007.

Najważniejszą podróżą Davida Rockefellera do Związku Radzieckiego był prawdopodobnie ten pamiętny dzień, kiedy wylądował w Moskwie, mając za zadanie poinformować Chruszczowa, że „ma już dość". Rosjanie bardzo dbają o zdrowie, a pewien naukowiec przekazał Chruszczowowi informację, że stosowanie nawozów chemicznych w Związku Radzieckim stanowi zagrożenie dla ludności. Chruszczow ogłosił wówczas znaczącą zmianę w radzieckiej polityce rolnej, skupiającą się na ograniczeniu stosowania środków chemicznych. Było to niepokojące dla szefa światowego kartelu nawozów chemicznych, Davida Rockefellera, który odpowiedział lakonicznym, jednosłowowym rozkazem: „Wyjdź".

Zarówno majątek rodziny Rockefellerów, jak i znaczna część środków przeznaczonych na fundacje syndykatu Rockefellerów są skutecznie zabezpieczone przed wszelkiego rodzaju kontrolą rządową.

Magazyn *„Fortune"* odnotował 4 sierpnia 1986 r., że John D. Rockefeller Jr. utworzył w 1934 r. fundusze powiernicze, których wartość wynosiła obecnie około 2,3 mld dolarów; kolejne 200 mln dolarów przeznaczono dla gałęzi Abby Rockefeller. Pięciu synów posiadało fundusze powiernicze, których wartość w 1986 r. wynosiła 2,1 mld dolarów. Fundusze te pierwotnie wynosiły zaledwie 50 mln dolarów każdy, co pokazuje wzrost ich aktywów, a także inflację w ciągu następnego półwiecza. *Magazyn „Fortune"* oszacował całkowity majątek Rockefellerów w 1986 r. na 3,5 mld dolarów, z czego 900 mln stanowiły papiery wartościowe i nieruchomości. Byli właścicielami 45% budynku Time Life Building; firma International Basic Economy Corporation należąca do Nelsona Rockefellera została sprzedana brytyjskiej spółce w 1980 roku. Przez lata rodzina Rockefellerów celowo utrzymywała niskie czynsze w swojej głównej nieruchomości, Rockefeller Center, inwestycji wartej 1,6 miliarda dolarów, przynoszącej roczny zwrot w wysokości 1%. Był to wygodny manewr z podatkowego punktu widzenia. Rockefeller Center niedawno weszło na giełdę, emitując akcje, które zostały sprzedane nabywcom publicznym. Krążą pogłoski, że Rockefellerowie likwidują swoje inwestycje w rejonie Nowego Jorku i reinwestują na Zachodzie, szczególnie w okolicach Phoenix w Arizonie. Możliwe, że wiedzą coś, czego my nie wiemy.

Niezależnie od tego, na ile bogactwo Rockefellerów można przypisać chciwości i bezwzględności starego Johna D., jego źródła niewątpliwie sięgają początkowego finansowania z National City Bank of Cleveland, który w raportach Kongresu został zidentyfikowany jako jeden z trzech banków Rotszyldów w Stanach Zjednoczonych, oraz późniejszej akceptacji przez niego wskazówek Jacoba Schiffa z Kuhn, Loeb Company, który urodził się w domu Rotszyldów we Frankfurcie i był obecnie głównym przedstawicielem Rotszyldów (choć nieznanym jako taki opinii publicznej) w Stanach Zjednoczonych.

Dzięki kapitałowi początkowemu z National City Bank of Cleveland stary John D. Rockefeller wkrótce zyskał miano „najbardziej bezwzględnego Amerykanina". Jest więcej niż prawdopodobne, że to właśnie ta cecha przekonała Rotszyldów do wsparcia go. Rockefeller wcześnie zdał sobie sprawę, że biznes rafinerii ropy, który mógł przynieść ogromne zyski w krótkim czasie, był również na łasce niekontrolowanej konkurencji. Jego rozwiązanie było proste – zniszczyć całą konkurencję. Słynne oddanie Rockefellera całkowitemu monopolowi było po prostu decyzją biznesową. Rockefeller rozpoczął kampanię mającą na celu wyeliminowanie wszystkich konkurencyjnych rafinerii ropy z rynku.

Atakował na wielu frontach, co jest również lekcją dla wszystkich przyszłych przedsiębiorców. Najpierw wysyłał swojego podwładnego, o którym nie wiadomo było, że pracuje dla Rockefellera, z ofertą zakupu konkurencyjnej rafinerii za niską cenę, ale za gotówkę. Jeśli oferta była odrzucana, konkurent stawał się celem ataku ze strony konkurencyjnej rafinerii, która znacznie podcinała jego ceny. Mógł również doświadczyć nagłego strajku w swojej rafinerii, co zmusiłoby go do zamknięcia działalności. Kontrola siły roboczej poprzez związki zawodowe zawsze była podstawową techniką Rockefellera. Podobnie jak w Związku Radzieckim, rzadko mieli oni problemy pracownicze. Jeśli te techniki zawodziły, Rockefeller z przykrością podejmował niechętną decyzję o użyciu przemocy; pobijaniu pracowników konkurencji w drodze do i z pracy lub podpalaniu lub wysadzaniu konkurencyjnej rafinerii.

Te techniki przekonały Rothschildów, że znaleźli odpowiedniego człowieka. Wysłali swojego osobistego przedstawiciela, Jacoba Schiffa, do Cleveland, aby pomógł Rockefellerowi w planowaniu dalszej ekspansji. W tym czasie Rothschildowie kontrolowali 95% wszystkich linii kolejowych w Stanach Zjednoczonych poprzez firmy J. P. Morgan Company i Kuhn Loeb Company, zgodnie z oficjalnymi danymi Departamentu Handlu za rok 1895. J. P. Morgan wspomina w swoim wpisie w *Who's Who*, że kontrolował 50 000 mil amerykańskich linii kolejowych. Schiff opracował skomplikowaną umowę rabatową dla Rockefellera, za pośrednictwem fikcyjnej korporacji South Improvement Company. Rabaty te gwarantowały, że żadna inna firma naftowa nie przetrwa w konkurencji z firmą Rockefellera. Plan ten został później ujawniony, ale do tego czasu Rockefeller osiągnął praktycznie monopol na rynku naftowym w Stanach Zjednoczonych. Córka jednej z jego ofiar, Ida Tarbell, której ojciec został zrujnowany przez przestępcze działania Rockefellera, napisała pierwsze poważne demaskatorskie dzieło na temat Standard Oil Trust.

Została natychmiast potępiona jako „szukająca sensacji" przez pozera, Theodore'a Roosevelta, który twierdził, że jest „zwalczającym trusty". W rzeczywistości zapewnił on dominację Standard Oil Trust i innych gigantycznych trustów.

Przez następne pół wieku John D. Rockefeller był rutynowo przedstawiany przez socjalistycznych propagandystów jako uosobienie bezwzględnego kapitalisty. Jednocześnie był on głównym finansistą światowego ruchu komunistycznego poprzez firmę o nazwie American International Company. Pomimo faktu, że Ród Rothschildów osiągnął już kontrolę nad światem, cała ta wrzawa była skierowana wyłącznie przeciwko jego dwóm głównym przedstawicielom, Johnowi D.

Rockefellerowi i J. P. Morganowi. Jedno z nielicznych ujawnionych informacji na temat rzeczywistego stanu rzeczy pojawiło się w magazynie „*Truth*" z 16 grudnia 1912 r., w którym wskazano, że „pan Schiff jest szefem wielkiego prywatnego domu bankowego Kuhn, Loeb Company, który reprezentuje interesy Rotszyldów po tej stronie Atlantyku. Opisuje się go jako stratega finansowego i od lat pełni on funkcję ministra finansów wielkiej, bezosobowej potęgi znanej jako Standard Oil". Należy zauważyć, że redaktor ten nie wspomniał nawet o nazwisku Rockefellera.

Z powodu tych ukrytych czynników amerykańskiej opinii publicznej stosunkowo łatwo było zaakceptować „fakt", że Rockefellerowie byli dominującą siłą w tym kraju. Mit ten został w rzeczywistości ubrany w szaty władzy: Rockefeller Oil Trust stał się „kompleksem militarno-przemysłowym", który przejął polityczną kontrolę nad narodem; Rockefeller Medical Monopoly przejął kontrolę nad opieką zdrowotną narodu, a Fundacja Rockefellera, sieć powiązanych podmiotów zwolnionych z podatku, skutecznie kontrolowała życie religijne i edukacyjne narodu. Mit ten osiągnął swój cel, jakim było zamaskowanie ukrytych władców, Rotszyldów.

Po tym, jak autor niniejszego tekstu przez około dwadzieścia pięć lat demaskował tę farsę, w amerykańskich kręgach konserwatywnych zaczęła krążyć nowa legenda, skutecznie rozpowszechniana przez aktywnych podwójnych agentów. Legenda ta znalazła rzesze chętnych wierzących, ponieważ zapowiadała rosnącą szczelinę w monolitycznej władzy, która uciskała wszystkie narody świata. To nowe „objawienie" głosiło, że między Rockefellerami a Rothschildami rozgorzała walka na śmierć i życie o władzę nad światem. Zgodnie z tym zaskakującym zwrotem akcji jedna z frakcji, w zależności od tego, którego agenta się słuchało, przejęła kontrolę nad Związkiem Radzieckim i zamierzała wykorzystać swoją władzę jako podstawę do obalenia drugiej frakcji. Nagła śmierć kilku członków rodziny Rockefellerów została przytoczona jako „dowód, że taka walka miała miejsce, chociaż nie wiadomo, aby którykolwiek z Rothschildów zginął podczas tej „wojny". Pomijano przy tym powszechne przekonanie, że Nelson Rockefeller został „wyeliminowany" w wyniku utraty dowodów wpłaty na kwotę kilku miliardów dolarów za narkotyki od kolumbijskiego kartelu, lub że inne zgony członków rodziny Rockefellerów nie wykazywały żadnych śladów „powiązania z Rothschildami".

Prowadząc obszerne akta dotyczące tej sytuacji od kilkudziesięciu lat, autor niniejszego tekstu nie mógł uwierzyć, że ktokolwiek mógłby być tak źle poinformowany, by sądzić, że „Rockefellerowie" próbują teraz odebrać władzę Rothschildom, w czasie, gdy wpływ członków rodziny Rockefellerów już znacznie słabł, a ich finansami zajmował się J. Richardson Dilworth, a sprawami prawnymi John J. McCloy oraz inni lojalni słudzy; żaden z tych sług nie byłby skłonny zaangażować się w prawdziwą walkę o władzę, ponieważ byli to anonimowi menedżerowie, którzy żyli wyłącznie dla cotygodniowej wypłaty. Nie mieli żadnych własnych ambicji. Niemniej jednak wielu pełnych nadziei Amerykanów chwytało się mglistej wizji, że Rockefellerowie są teraz „dobrymi Amerykanami", gotowymi zaryzykować wszystko, aby obalić Rothschildów. Co zadziwiające, ta zgubna opowieść utrzymywała się przez prawie dekadę, zanim została zepchnięta do kategorii historycznych ciekawostek.

Podobnie jak J. P. Morgan, który rozpoczął swoją karierę handlową od sprzedaży armii amerykańskiej wadliwej broni – słynnej afery karabinów Hall – John D. Rockefeller również był spekulantem wojennym podczas wojny secesyjnej; sprzedawał żołnierzom federalnym nieoznakowany alkohol Harknessa z dużym zyskiem, zdobywając kapitał początkowy, który pozwolił mu rozpocząć dążenie do monopolu. Jego zainteresowanie branżą naftową było naturalne; jego ojciec, William Rockefeller, od lat zajmował się „ropą". William Rockefeller stał się przedsiębiorcą naftowym po tym, jak w 1842 roku odkryto, że ze studni solnych w Tarentum, niedaleko Pittsburgha, wypływa ropa. Właściciel studni, Samuel L. Kier, zaczął butelkować ropę i sprzedawać ją do celów leczniczych. Jednym z jego pierwszych hurtowników był William Rockefeller. „Lek" ten pierwotnie nosił nazwę „Kier's Magic Oil". Rockefeller drukował własne etykiety, używając nazw „Rock Oil" lub „Seneca Oil", przy czym Seneca to nazwa znanego plemienia indiańskiego. Rockefeller osiągnął największą sławę i największe zyski, reklamując się jako „William Rockefeller, słynny specjalista od raka". Zrozumiałe jest, że jego wnukowie stali się siłą sprawczą działającą za kulisami najsłynniejszego na świecie centrum leczenia raka i kierowali funduszami rządowymi oraz darowiznami charytatywnymi do tych obszarów, które przynoszą korzyści wyłącznie medycznemu monopolowi. William Rockefeller nie szczędził żadnych obietnic w swojej ekstrawaganckiej karierze. Gwarantował, że „wszystkie przypadki raka zostaną wyleczone, o ile nie są zbyt zaawansowane". Tak wielką moc uzdrawiania przypisywał swojemu magicznemu lekarstwu na raka, że mógł je sprzedawać za 25 dolarów za butelkę, co stanowiło wówczas równowartość dwumiesięcznego wynagrodzenia. „Lekarstwo" składało się z kilku dobrze znanych środków moczopędnych, rozcieńczonych wodą. Ten krzykacz z jarmarkowego stoiska z lekarstwami nie mógł sobie nawet wyobrazić, że jego potomkowie będą kontrolować największy i najbardziej dochodowy monopol medyczny w historii.

Jako wędrowny „carnie", czyli podróżujący sprzedawca na jarmarkach, William Rockefeller wybrał karierę, która kolidowała z budowaniem stabilnego życia rodzinnego. Jego syn John rzadko go widywał, co skłoniło niektórych analityków psychologicznych do przypuszczenia, że brak postaci ojca lub rodzicielskiej miłości mógł przyczynić się do późniejszego rozwoju Johna D. Rockefellera jako szaleńca na punkcie pieniędzy, który knuł, by okaleczyć, otruć i zabić miliony swoich rodaków w ciągu prawie stulecia swoich monopolistycznych działań, a którego wpływ, sięgający zza grobu, pozostaje najbardziej przerażającą i złośliwą obecnością w życiu Ameryki. Być może był to czynnik przyczyniający się do tego – jednak możliwe jest również, że był on po prostu całkowicie zły. Trudno zaprzeczyć, że jest on prawdopodobnie najbardziej szatańską postacią w historii Ameryki.

Od dawna powszechnie wiadomo, że w każdej znanej amerykańskiej rodzinie można znaleźć jednego lub dwóch złodziei koni. W przypadku rodziny Rockefellerów było to coś więcej niż tylko truizm. Wydaje się, że William przez całą swoją karierę wiernie przestrzegał zasad zawartych w „Testamencie Kanaanu": „kochaj rabunek, kochaj lubieżność". Uciekł przed wieloma oskarżeniami o kradzież koni, w końcu zniknął całkowicie jako William Rockefeller i pojawił się ponownie jako dr William Levingston z Filadelfii, imię, które zachował do końca życia. Reporter śledczy z gazety „New York World" Josepha Pulitzera otrzymał wskazówkę, którą sprawdził. Następnie „The World" ujawnił, że William Avery Rockefeller zmarł 11 maja 1906 r. w Freeport w stanie Illinois, gdzie został pochowany w nieoznakowanym grobie jako dr William Levingston. Zawód Williama Rockefellera jako szamana znacznie ułatwił mu uprawianie jego ulubionego zajęcia, jakim była kradzież koni. Jako osoba, która planowała być rano w sąsiednim hrabstwie, nie było dla niego żadnym problemem przywiązać przystojnego ogiera z tyłu wozu i ruszyć w drogę. Odegrało to również dużą rolę w jego powołaniu jako uwodziciela kobiet; opisywano go jako „szaleńca na punkcie kobiet". Nie tylko zawarł kilka bigamicznych małżeństw, ale wydaje się, że miał niekontrolowane namiętności. 28 czerwca 1849 roku został oskarżony o zgwałcenie służącej w Cayuga w stanie Nowy Jork; później ustalono, że przebywa w Oswego w stanie Nowy Jork i po raz kolejny został zmuszony do ucieczki w nieznane. Nie miał trudności z finansowaniem swoich kobiecych podbojów ze sprzedaży swojego cudownego lekarstwa na raka oraz innego produktu, „cudownego maści", którą oferował za jedyne dwa dolary za butelkę. Składał się on z ropy naftowej, z której odparowano lżejsze oleje, pozostawiając ciężki roztwór parafiny, oleju smarowego i smoły, który stanowił „maść". Oryginalny cudowny olej Williama Rockefellera przetrwał do niedawna jako mikstura o nazwie Nujol, składająca się głównie z ropy naftowej i sprzedawana jako środek przeczyszczający. Powszechnie wiadomo było, że Nujol to jedynie reklamowy pseudonim oznaczający „nowy olej", w przeciwieństwie, jak się wydaje, do „starego oleju". Sprzedawany jako środek na zaparcia, pozbawiał organizm witamin rozpuszczalnych w tłuszczach, ponieważ powszechnie znanym faktem medycznym było, że olej mineralny pokrywał jelita i uniemożliwiał wchłanianie wielu niezbędnych witamin oraz innych składników odżywczych. Jego producenci dodali karoten jako ukłon w stronę osób dbających o zdrowie, ale nie było to warte zachodu. Nujol był produkowany przez spółkę zależną Standard Oil of New Jersey, zwaną Stanco, której jedynym innym produktem, wytwarzanym w tym samym zakładzie, był słynny środek owadobójczy Flit.

Nujol był sprzedawany z budynku Senatu w Waszyngtonie przez lata, w czasach bardziej liberalnej interpretacji „konfliktu interesów". W tym przypadku trudno było mówić o konflikcie interesów, ponieważ ten dostojny sprzedawca, senator Royal S. Copeland, nigdy nie miał innych interesów niż służba dla Rockefellerów. Był lekarzem, którego Rockefeller mianował szefem Departamentu Zdrowia stanu Nowy Jork, a później sfinansował jego kampanię do Senatu. Szczere okazywanie przez Copelanda komercjalizmu zadziwiło nawet najbardziej zblazowanych waszyngtońskich reporterów. Swoją karierę w Senacie poświęcił codziennemu programowi reklamowania Nujolu. Każdego ranka w jego biurze senackim ustawiano mikrofon, a pierwszym punktem porządku obrad był program Nujolu, za który otrzymywał 75 000 dolarów rocznie – ogromną pensję w latach 30. XX wieku, wyższą nawet od pensji prezydenta Stanów Zjednoczonych. Wyczyny senatora Copelanda przyniosły mu wiele pseudonimów na Kapitolu. Często nazywano go senatorem Amerykańskiego Stowarzyszenia Medycznego (AMA) ze względu na jego entuzjastyczne poparcie dla każdego programu zainicjowanego przez AMA i Morrisa Fishbeina. Bardziej realistycznie, zwykle określano go mianem „senatora Standard Oil". Można było na niego liczyć, że będzie promował każde ustawodawstwo opracowane z myślą o większym zysku monopolu Rockefellera. Podczas debaty w Kongresie nad ustawą o żywności i lekach w 1938 r. spotkał się z krytyką ze strony kongresmenki Leonor Sullivan, która zarzuciła senatorowi Copelandowi, lekarzowi zajmującemu się projektem ustawy na forum Senatu, że podczas debaty otwarcie przyznał, iż mydło zostało wyłączone z zakresu ustawy, ponieważ producenci mydła, będący największymi reklamodawcami w kraju, w przeciwnym razie połączyliby siły z innymi dużymi branżami, aby walczyć z projektem ustawy. Kongresmenka Sullivan skarżyła się na ustawę o kosmetykach: „W ustawie oficjalnie stwierdzono, że mydło nie jest kosmetykiem. Producentom farb do włosów udzielono licencji na wprowadzanie do obrotu znanych niebezpiecznych produktów, pod warunkiem umieszczenia specjalnego ostrzeżenia na etykiecie – ale która kobieta w salonie kosmetycznym kiedykolwiek widzi etykietę na pojemniku, w którym transportowana jest farba do włosów?".

Tak jak starszy Rockefeller spędził życie na realizowaniu swojej osobistej obsesji, jaką były kobiety, tak jego syn John był równie obsesyjny, ale zamiast kobiet szalał za pieniędzmi, całkowicie oddając się dążeniu do coraz większego bogactwa i władzy.

Jednak główne osiągnięcia dążenia Rockefellera do władzy, program rabatowy na rzecz monopolu, zakładanie fundacji w celu uzyskania władzy nad obywatelami amerykańskimi, utworzenie banku centralnego, Systemu Rezerwy Federalnej, wsparcie światowej rewolucji komunistycznej oraz stworzenie monopolu medycznego – wszystko to pochodziło od Rotszyldów lub od ich europejskich pracowników. W dokumentach Johna D. Rockefellera nie możemy znaleźć wzmianki o tym, że to on był pomysłodawcą któregokolwiek z tych programów. Koncepcja fundacji charytatywnej zwolnionej z podatku powstała w 1865 roku z inicjatywy sługusa Rotszyldów, George'a Peabody'ego. Fundacja Edukacyjna Peabody'ego przekształciła się później w Fundację Rockefellera. Jest mało prawdopodobne, aby nawet diaboliczny umysł Johna D. Rockefellera mógł wymyślić ten przebiegły zwrot akcji. Historyk społeczny opisał główne wydarzenia końca XIX wieku, kiedy fundacje charytatywne i światowy komunizm stały się ważnymi ruchami, jako jeden z ciekawszych aspektów historii, być może porównywalny z odkryciem koła. To nowe odkrycie było koncepcją opracowaną przez szczury, które w końcu mają dość wysoko rozwiniętą inteligencję, że mogą łapać ludzi, kładąc w pułapkach małe kawałki sera. Od tego czasu historia ludzkości polega na tym, że szczury łapią ludzi w swoje pułapki. Socjalizm – a właściwie każdy program rządowy – to po prostu szczur, który wabi do pułapki odrobiną sera i łapie człowieka.

Kongresman Wright Putman, przewodniczący Komisji Bankowości i Waluty Izby Reprezentantów, zauważył na forum Kongresu, że utworzenie Fundacji Rockefellera skutecznie odizolowało Standard Oil od konkurencji. Akcje dające kontrolę zostały wycofane z manipulacji rynkowej lub ewentualnych wykupów przez konkurentów. Zwolniło to również Standard Oil z większości podatków, co następnie nałożyło ogromne dodatkowe obciążenie na indywidualnych amerykańskich podatników. Chociaż krewny Rockefellera przez małżeństwo, senator Nelson Aldrich, republikański lider większości w Senacie, przeforsował w Kongresie statut General Education Board, statut Fundacji Rockefellera okazał się trudniejszy.

Pojawiła się powszechna krytyka praktyk monopolistycznych Rockefellera, a jego starania o zabezpieczenie zysków przed opodatkowaniem lub przejęciem zostały dostrzeżone jako to, czym naprawdę były. Statut został ostatecznie przeforsowany w 1913 roku (znacząca dla masonerii liczba 13 – rok 1913 był również rokiem wprowadzenia progresywnego podatku dochodowego oraz uchwalenia ustawy o Rezerwie Federalnej). Senator Robert F. Wagner z Nowego Jorku, kolejny senator związany ze Standard Oil (a było ich całkiem sporo), przeforsował zatwierdzenie statutu przez Kongres. Statut został następnie podpisany przez Johna D. Rockefellera, Johna D. Rockefellera Jr., Henry'ego Pratta Judsona, rektora założonego przez Rockefellera Uniwersytetu Chicagowskiego, Simona Flexnera, dyrektora Instytutu Rockefellera, Starra Jamesona, opisanego w *Who's Who* jako „osobisty doradca Johna D. Rockefellera w sprawach dobroczynności", oraz Charlesa W. Eliota, rektora Uniwersytetu Harvarda.

Monopol naftowy Rockefellera ma obecnie 125 lat, jednak w 1911 roku Sąd Najwyższy, ulegając oburzeniu opinii publicznej, orzekł, że należy go rozbić. Powstałe w wyniku tego przedsiębiorstwa nie stanowiły żadnego problemu dla interesów Rockefellera. Rodzina zachowała dwuprocentowy udział w każdej z „nowych" spółek, podczas gdy fundacje Rockefellera przejęły trzyprocentowy pakiet akcji w każdej z nich.

Dało im to 5% udziałów w każdej spółce; 1% udziałów w korporacji zazwyczaj wystarcza do utrzymania kontroli nad jej działalnością.

Zaangażowanie Rockefellerów w promowanie światowej rewolucji komunistycznej wynikało również z ich interesów biznesowych. Nigdy nie było żadnego przywiązania do ideologii marksistowskiej; podobnie jak wszystko inne, miała ona służyć jako narzędzie. Na przełomie XIX i XX wieku Standard Oil zaciekle konkurował z Royal Dutch Shell o kontrolę nad lukratywnym rynkiem europejskim. Zeznania przed Kongresem ujawniły, że Rockefeller wysłał duże sumy Leninowi i Trockiemu, aby podżegali do rewolucji komunistycznej w 1905 roku. Jego bankier, Jacob Schiff, wcześniej finansował Japończyków w ich wojnie z Rosją i wysłał osobistego wysłannika, George'a Kennana, do

Rosji, aby spędził tam około dwudziestu lat na promowaniu działalności rewolucyjnej przeciwko carowi. Kiedy rewolucja z 1905 roku zakończyła się niepowodzeniem, Lenina „odłożono na bok" w Szwajcarii, gdzie pozostawał do 1917 roku. Trockiego sprowadzono do Stanów Zjednoczonych, gdzie mieszkał bezpłatnie na terenie należącym do Standard Oil w Bayonne w stanie New Jersey, w pobliżu zbiorników paliwowych. Kiedy car abdykował, Trockiego umieszczono na statku wraz z trzystoma komunistycznymi rewolucjonistami z Lower East Side w Nowym Jorku. Rockefeller uzyskał dla Trockiego specjalny paszport od Woodrowa Wilsona i wysłał z nim Lincolna Steffensa, aby upewnić się, że bezpiecznie powróci do Rosji. Na pokrycie kosztów podróży Rockefeller włożył do kieszeni Trockiego sakiewkę zawierającą 10 000 dolarów.

13 kwietnia 1917 r., kiedy statek zatrzymał się w Halifax, funkcjonariusze kanadyjskich służb specjalnych natychmiast aresztowali Trockiego i umieścili go w areszcie w Nowej Szkocji. Sprawa stała się międzynarodową *sensacją,* ponieważ czołowi urzędnicy rządowi z kilku krajów gorączkowo domagali się uwolnienia Trockiego. Służby specjalne otrzymały informację, że Trocki jest w drodze, aby wycofać Rosję z wojny, co pozwoliłoby niemieckim armiom zaatakować wojska kanadyjskie na froncie zachodnim. Premier Lloyd George pospiesznie wysłał telegram z Londynu do kanadyjskich służb specjalnych z rozkazem natychmiastowego uwolnienia Trockiego – zignorowali go. Trocki został ostatecznie uwolniony dzięki interwencji jednego z najwierniejszych popleczników Rockefellera, kanadyjskiego ministra Mackenziego Kinga, który od dawna był „specjalistą ds. pracy" dla Rockefellerów. King osobiście doprowadził do uwolnienia Trockiego i wysłał go w drogę jako wysłannika Rockefellerów, z zadaniem doprowadzenia do zwycięstwa rewolucji bolszewickiej. Tak więc dr Armand Hammer, który głośno głosi swoje wpływy w Rosji jako przyjaciel Lenina, ma znikome znaczenie w porównaniu z rolą Rockefellerów we wspieraniu światowego komunizmu. Chociaż komunizm, podobnie jak inne „izmy", wywodził się ze związków Marksa z rodem Rothschildów, zyskał on pełne poparcie Johna D. Rockefellera, ponieważ dostrzegł on w komunizmie to, czym on naprawdę jest – ostatecznym monopolem, kontrolującym nie tylko rząd, system monetarny i całą własność, ale także monopolem, który, podobnie jak naśladowane przez niego korporacje, sam się utrwala i jest wieczny. Było to logiczne następstwo jego monopolu Standard Oil.

Ważnym krokiem na drodze do światowego monopolu była najbardziej dalekosiężna korporacja wymyślona przez Rotszyldów. Był to międzynarodowy kartel farmaceutyczno-chemiczny I. G. Farben. Nazywany „państwem w państwie", został utworzony w 1925 roku jako Interessen Gemeinschaft Farbeindustrie Aktiengesellschaft, znany zazwyczaj jako I. G. Farben, co po prostu oznaczało „Kartel". Powstał on w 1904 roku, kiedy sześć największych niemieckich firm chemicznych rozpoczęło negocjacje w celu utworzenia ostatecznego kartelu, łącząc Badische Anilin, Bayer, Agfa, Hoechst, Weiler-ter-Meer i Greisheim-Electron. Siłą napędową, a także źródłem finansowania, byli Rothschildowie, których reprezentował niemiecki bankier Max Warburg z firmy M. M. Warburg Company w Hamburgu. Później stał on na czele niemieckich służb specjalnych podczas I wojny światowej i był osobistym doradcą finansowym cesarza. Kiedy cesarz został obalony po przegranej wojnie, Max Warburg nie został wraz z nim wygnany do Holandii; zamiast tego został doradcą finansowym nowego rządu. Monarchowie mogą przychodzić i odchodzić, ale prawdziwa władza pozostaje w rękach bankierów. Reprezentując Niemcy na konferencji pokojowej w Paryżu, Max Warburg spędzał miłe chwile, odnawiając więzi rodzinne ze swoim bratem, Paulem Warburgiem, który po sporządzeniu projektu ustawy o Rezerwie Federalnej na wyspie Jekyll Island stał na czele amerykańskiego systemu bankowego podczas wojny. Przebywał w Paryżu jako doradca finansowy Woodrowa Wilsona.

Wkrótce wartość netto koncernu I. G. Farben wyniosła sześć miliardów marek, a firma kontrolowała około pięciuset przedsiębiorstw. Jego pierwszym prezesem został profesor Carl Bosch. W okresie Republiki Weimarskiej kierownictwo I. G., dostrzegając nadchodzące zmiany, nawiązało ścisłą współpracę z Adolfem Hitlerem, zapewniając mu tak potrzebne fundusze i wsparcie polityczne. Sukces kartelu I. G. Farben wzbudził zainteresowanie innych przemysłowców. Henry Ford był pod wrażeniem i założył niemiecki oddział Ford Motor Company. Czterdzieści procent akcji zostało zakupionych przez I. G. Farben. Następnie I. G. Farben utworzyło amerykańską spółkę zależną, o nazwie American I. G., we współpracy ze Standard Oil of New Jersey. Wśród jej dyrektorów znaleźli się Walter Teagle, prezes Standard Oil, Paul Warburg z Kuhn, Loeb Company oraz Edsel Ford, reprezentujący interesy Forda. John Foster Dulles, reprezentujący kancelarię prawną Sullivan and Cromwell, został prawnikiem I. G. i często podróżował między Nowym Jorkiem a Berlinem w sprawach kartelu. Jego partner w kancelarii, Arthur Dean, jest obecnie dyrektorem wartej 40 milionów dolarów Fundacji Teagle'a, która została założona przed śmiercią Teagle'a. Podobnie jak inne fortuny, stała się ona częścią sieci. Podobnie jak John Foster Dulles, Arthur Dean przez wiele lat był dyrektorem American Banknote; jest to firma dostarczająca papier do produkcji naszych banknotów dolarowych. Dean był również aktywnym negocjatorem rządowym działającym za kulisami, pełniąc funkcję negocjatora ds. zbrojeń na konferencjach rozbrojeniowych. Dean był również dyrektorem firmy Rockefellera American Ag&Chem Company. Był dyrektorem American Solvay, American Metal i innych firm. Jako prawnik zamożnej rodziny Hochschildów, która była właścicielem Climax Molybdenum i American Metal, Dean został dyrektorem ich fundacji rodzinnej, Hochschild Foundation. Dean jest dyrektorem emerytowanym Rady Stosunków Zagranicznych, Fundacji Azji, International House, Fundacji Carnegie oraz Centrum Onkologii Sloan Kettering.

W 1930 roku Standard Oil ogłosiła, że nabyła monopol na alkohol w Niemczech, co było wynikiem umowy zawartej przez I. G. Farben. Po dojściu Hitlera do władzy John D. Rockefeller wyznaczył swojego osobistego rzecznika prasowego, Ivy Lee, do pracy przy Hitlerze jako pełnoetatowego doradcę ds. zbrojeń Niemiec, co było niezbędnym krokiem do wywołania II wojny światowej. Standard Oil zbudował wówczas w Niemczech duże rafinerie dla nazistów i kontynuował dostawy ropy do nich podczas II wojny światowej. W latach 30. XX wieku Standard Oil otrzymywał od Niemiec w ramach zapłaty duże dostawy instrumentów muzycznych oraz statków, które zostały zbudowane w niemieckich stoczniach.

Przerażająca Gestapo, nazistowska policja, została w rzeczywistości zbudowana w oparciu o światową sieć wywiadowczą, którą I. G. Farben utrzymywała od momentu powstania. Herman Schmitz, który zastąpił Carla Boscha na stanowisku szefa I. G., był osobistym doradcą kanclerza Breuninga; kiedy władzę przejął Hitler, Schmitz stał się jego najbardziej zaufanym tajnym doradcą. Związek między Hitlerem a Schmitzem był tak dobrze ukryty, że prasa otrzymała rozkaz, by nigdy nie fotografować ich razem. Schmitz został mianowany honorowym członkiem Reichstagu, a jego asystent, Carl Krauch, stał się głównym doradcą Goeringa w realizacji nazistowskiego Czteroletniego Planu. Partner biznesowy, Richard Krebs, zeznał później przed Komisją Izby Reprezentantów ds. Działalności Antyamerykańskiej: „Z własnego doświadczenia wiem, że firma I. G. Farbinindustrie już w 1934 roku była całkowicie w rękach gestapo". Było to nieprawdziwe stwierdzenie; firma I. G. Farben jedynie zawarła sojusz z gestapo.

W 1924 r. firma Krupp Industries znalazła się w poważnych kłopotach finansowych; uratowała ją pożyczka gotówkowa w wysokości 10 mln dolarów od Hallgarten & Company oraz Goldman Sachs, dwóch najbardziej znanych firm z Wall Street. Planowane ponowne uzbrojenie Niemiec mogło się rozpocząć dopiero po tym, jak firma Dillon Read wyemitowała w tym celu na Wall Street niemieckie obligacje o wartości 100 milionów dolarów. Nic dziwnego, że po zakończeniu II wojny światowej generał William Draper został mianowany „carem gospodarczym" Niemiec, obejmując stanowisko szefa Wydziału Gospodarczego alianckiego rządu wojskowego. Był on partnerem w firmie Dillon Read.

W 1939 roku Frank Howard, wiceprezes Standard Oil, odwiedził Niemcy. Później zeznał: „Zrobiliśmy wszystko, co w naszej mocy, aby opracować kompletne plany modus vivendi, które funkcjonowałyby przez cały okres wojny, niezależnie od tego, czy weźmiemy w niej udział, czy nie". W tym czasie w zarządzie American I. G. zasiadali Charles Mitchell, prezes National City Bank, banku Rockefellera, Carl Bosch, Paul Warburg, Herman Schmitz oraz bratanek Schmitza, Max Ilgner.

Chociaż jego nazwisko jest mało znane, Frank Howard przez wiele lat był kluczową postacią w działalności Standard Oil jako dyrektor ds. badań i umów międzynarodowych. W latach 30. był również przewodniczącym komisji badawczej w Sloan Kettering Institute; osoba przez niego mianowana w Sloan Kettering, Dusty Rhoads, kierowała eksperymentami nad rozwojem chemioterapii. Podczas II wojny światowej Rhoads kierował Służbą Wojny Chemicznej w Waszyngtonie w kwaterze głównej armii amerykańskiej. To właśnie Frank Howard przekonał w 1939 roku Alfreda Sloana i Charlesa Ketteringa z General Motors do przekazania swoich fortun na rzecz Centrum Onkologicznego, które następnie przyjęło ich nazwiska. Członek zamożnej rodziny Athertonów, Frank Howard (1890-1964), ożenił się po raz drugi, a jego drugą żoną została czołowa przedstawicielka brytyjskiej arystokracji, księżna Leeds. Pierwszym księciem Leeds został w 1694 r. sir Thomas Osborne, który był jednym z głównych konspiratorów w obaleniu króla Jakuba II i przejęciu tronu Anglii przez Wilhelma III w 1688 r. Osborne zawarł pokój z Holandią za panowania króla Karola II i samodzielnie doprowadził do małżeństwa Marii, córki księcia Yorku, z Wilhelmem Orańskim w 1677 r. W Słowniku biografii narodowych odnotowano, że Osborne „przez pięć lat kierował Izbą Gmin za pomocą korupcji i wzbogacił się". Został postawiony w stan oskarżenia przez króla Karola II za zdradzieckie negocjacje z królem Ludwikiem XIV i uwięziony w Tower of London w latach 1678–1684. Po uwolnieniu ponownie zaangażował się w spisek mający na celu wprowadzenie Wilhelma Orańskiego na tron Anglii i zapewnił mu kluczową prowincję York. Wilhelm nadał mu wówczas tytuł księcia Leeds. Wstąpienie Wilhelma na tron Anglii umożliwiło spiskowcom realizację kluczowego etapu ich planów, jakim było utworzenie Banku Anglii w 1694 roku. Pozwoliło to bankierom z Amsterdamu przejąć kontrolę nad bogactwem Imperium Brytyjskiego. W biografii Osborne'a odnotowano również, że został on później oskarżony o intrygi jakobinowskie i postawiony w stan oskarżenia za przyjęcie dużej łapówki w celu uzyskania statutu dla Kompanii Wschodnioindyjskiej w 1695 roku, ale „postępowanie nie zostało zakończone". Odnotowano również, że „pozostawił po sobie wielką fortunę".

Jedenasty książę Leeds był ministrem w Waszyngtonie w latach 1931–1935, a także ministrem przy Stolicy Apostolskiej w latach 1936–1947, czyli przez cały okres II wojny światowej. Jedna z gałęzi rodziny weszła w związek małżeński z rodziną Delano, stając się krewnymi Franklina Delano Roosevelta. Jego kuzyn, wicehrabia Chandos, był wybitnym brytyjskim urzędnikiem, pełniącym służbę w gabinecie wojennym pod przewodnictwem Churchilla w latach 1942–1945, a później dyrektorem firmy Rothschild, Alliance Assurance oraz Imperial Chemical Industries.

Frank Howard był kluczowym urzędnikiem w utrzymywaniu relacji między Standard Oil a I. G. Farben. Kierował pracami nad opracowaniem kauczuku syntetycznego, który miał kluczowe znaczenie dla niemieckiej firmy podczas II wojny światowej; później napisał książkę „Buna Rubber". Był również konsultantem firmy farmaceutycznej Rohm and Haas, reprezentując powiązania Rockefellera z tą firmą. W późniejszych latach mieszkał w Paryżu, ale nadal utrzymywał swoje biuro w 30 Rockefeller Center w Nowym Jorku.

Walter Teagle, prezes Standard Oil, posiadał 500 000 akcji American I. G., które stały się później podstawą Fundacji Teagle'a. Herman Metz, który był również dyrektorem American I. G., pełnił funkcję prezesa H. A. Metz Company w Nowym Jorku, firmy farmaceutycznej należącej w całości do niemieckiej I. G. Farben. Francis Garvan, który pełnił funkcję kuratora mienia obcokrajowców podczas I wojny światowej, znał wiele tajemnic działalności I. G. Farben. W 1929 r. został postawiony przed sądem, aby zmusić go do milczenia. Pozew został wniesiony przez Departament Sprawiedliwości za pośrednictwem prokuratora generalnego Mertona Lewisa, byłego radcy prawnego firmy Bosch. John Krim, były doradca prawny ambasady niemieckiej w Stanach Zjednoczonych, zeznał, że senator John King przez trzy lata znajdował się na liście płac Hamburg American Line, otrzymując wynagrodzenie w wysokości piętnastu tysięcy dolarów rocznie; mianował on Otto Kahna skarbnikiem swojego funduszu wyborczego. Homer Cummings, który przez sześć lat pełnił funkcję prokuratora generalnego, został następnie doradcą prawnym General Aniline and Film, otrzymując wynagrodzenie w wysokości 100 000 dolarów rocznie. Podczas II wojny światowej GAF rzekomo należała do szwajcarskiej firmy; wzbudziła ona poważne podejrzenia jako przedsiębiorstwo „wroga" i ostatecznie została przejęta przez rząd Stanów Zjednoczonych. John Foster Dulles był dyrektorem GAF w latach 1927–1934; był również dyrektorem International Nickel, która wchodziła w skład sieci firm I. G. Farben. Dulles był spokrewniony z rodziną Rockefellerów poprzez powiązania z Averym. Był prawnikiem nowej firmy inwestycyjnej, założonej przez Avery'ego Rockefellera w 1936 roku, która nosiła nazwę Schroder-Rockefeller Company. Łączyła ona działalność Schroder Banku, osobistego banku Hitlera, oraz interesy Rockefellerów. Baron Kurt van Schroder był jednym z najbliższych powierników Hitlera i czołowym oficerem SS. Był szefem Keppler Associates, która przekazywała pieniądze do SS w imieniu czołowych niemieckich korporacji. Keppler był urzędnikiem odpowiedzialnym za tłuszcze przemysłowe w ramach Czteroletniego Planu Goeringa, który został uruchomiony w 1936 roku.

Amerykańska firma I. G. zmieniła nazwę na General Aniline and Film podczas II wojny światowej, ale nadal była w całości własnością szwajcarskiej firmy I. G. Chemie, spółki zależnej niemieckiej firmy I. G. Farben. Na jej czele stał Gadow, szwagier Hermana Schmitza. Międzynarodowe porozumienia I. G. Farben miały bezpośredni wpływ na wysiłki wojenne Stanów Zjednoczonych, ponieważ nakładały ograniczenia na dostawy magnezu, kauczuku syntetycznego i kluczowych środków medycznych do USA. Dyrektor działu barwników I. G. Farben, baron George von Schnitzler, był spokrewniony z potężną rodziną von Rath, bankiem J. H. Stein Bankhaus, który prowadził konto Hitlera, oraz rodziną von Mallinckrodt, założycielami firmy farmaceutycznej w Stanach Zjednoczonych. Podobnie jak inni urzędnicy I. G. Farben, stał się on entuzjastycznym zwolennikiem reżimu Hitlera. W 1933 r. I. G. Farben przekazało Partii Nazistowskiej cztery i pół miliona marek niemieckich; do 1945 r. I. G. przekazało partii 40 milionów marek niemieckich, co stanowiło sumę równą wszystkim dotacjom I. G. dla wszystkich innych odbiorców w tym okresie. Jeden z badaczy okresu nazistowskiego, Anthony Sutton, skupił się głównie na niemieckich zwolennikach Hitlera, pomijając kluczową rolę, jaką w finansowaniu reżimu nazistowskiego odegrał Bank Anglii i jego prezes, sir Montague Norman. Na stanowisko Suttona w tej kwestii mógł wpłynąć fakt, że jest on Brytyjczykiem. Biorąc pod uwagę otwarte wypowiedzi Adolfa Hitlera na temat wpływów żydowskich w Niemczech, trudno byłoby wyjaśnić rolę I. G. Farben w epoce nazistowskiej. Wyczerpujące studium Petera Hayesa dotyczące I. G. Farben pokazuje, że w 1933 r. w zarządach tej firmy zasiadało dziesięciu Żydów. Wskazaliśmy już wcześniej, że I. G. od samego początku była przedsięwzięciem Rotszyldów, sformułowanym przez ród Rotszyldów i wdrożonym przez jego agentów, Maxa Warburga w Niemczech i Standard Oil w Stanach Zjednoczonych.

Książę Bernhard z Holandii wstąpił do SS na początku lat 30. Następnie dołączył do zarządu spółki zależnej I. G., Farben Bilder, od której wziął nazwę swojej powojennej, supertajnej grupy decyzyjnej, Bilderbergers. Kierownictwo firmy Farben odegrało ważną rolę w zorganizowaniu Kręgu Przyjaciół Heinricha Himmlera, choć początkowo znanego jako Krąg Przyjaciół Kepplera, gdzie Keppler był prezesem spółki zależnej I. G. Jego bratanek, Fritz J. Kranefuss, był osobistym asystentem Heinricha Himmlera. Spośród czterdziestu członków Circle of Friends, który zapewniał Himmlerowi znaczne fundusze, ośmiu było dyrektorami I. G. Farben lub jej spółek zależnych.

Pomimo niesamowitego zniszczenia większości niemieckich miast w wyniku bombardowań podczas II wojny światowej, budynek I. G. Farben we Frankfurcie, jeden z największych budynków w mieście, cudem przetrwał w nienaruszonym stanie. Duża rezydencja Rockefellera we Frankfurcie również pozostała nietknięta przez wojnę, pomimo intensywnych bombardowań. Frankfurt był miejscem narodzin rodziny Rothschildów. Nie było przypadkiem, że powojenny rząd Niemiec, Sojuszniczy Rząd Wojskowy, ulokował swoje biura we wspaniałym budynku I. G. Farben. Na czele tego rządu stał generał Lucius Clay, który później został partnerem bankierów z Lehman Brothers w Nowym Jorku. Na czele Wydziału Politycznego stał Robert Murphy, który przewodniczył procesom norymberskim, gdzie z powodzeniem zatuszował udział urzędników I. G. Farben i barona Kurta von Schrodera. Schroder był przez krótki czas przetrzymywany w obozie internowania, a następnie zwolniony, by powrócić do swojej działalności bankowej. Działem gospodarczym kierował Lewis Douglas, syn założyciela Memorial Cancer Center w Nowym Jorku, prezes Mutual Life i dyrektor General Motors. Douglas miał zostać wysokim komisarzem USA w Niemczech, ale zgodził się ustąpić na rzecz swojego szwagra, Johna J. McCloya. Ciekawym zbiegiem okoliczności Douglas, McCloy i kanclerz Niemiec Konrad Adenauer poślubili siostry, córki Johna Zinssera, partnera w firmie J. P. Morgan.

Jako czołowy kartel na świecie, I. G. Farben i firmy farmaceutyczne, które kontrolowała w Stanach Zjednoczonych poprzez udziały Rockefellera, były odpowiedzialne za wiele niewytłumaczalnych zmian w produkcji i dystrybucji leków. W latach 1908–1936 I. G. wstrzymywała się z ujawnieniem swojego odkrycia sulfanilamidu, który stałby się potężną bronią w arsenale medycznym. W 1920 roku I. G. podpisało umowy o współpracy z ważnymi firmami farmaceutycznymi ze Szwajcarii, Sandoz i Ciba-Geigy. W 1926 roku I. G. połączyło się z Dynamit-Nobel, niemieckim oddziałem firmy produkującej dynamit, podczas gdy angielski oddział przejęła firma angielska. Przedstawiciele I. G. rozpoczęli wówczas negocjacje z przedstawicielami Standard Oil w sprawie potencjalnej produkcji syntetycznego węgla, co stanowiłoby poważne zagrożenie dla monopolu Standard Oil. Osiągnięto kompromis, tworząc American I. G., w której obie firmy miały odgrywać aktywną rolę i dzielić się zyskami.

Książka Charlesa Highama „Trading with the Enemy" zawiera obszerne materiały dokumentujące działalność rodziny Rockefellerów w czasie II wojny światowej. Podczas gdy bombowce Hitlera zrzucały na Londyn tony materiałów wybuchowych, zgodnie z obowiązującymi umowami patentowymi płacili oni firmie Standard Oil tantiemy od każdego galona spalonego paliwa. Po II wojnie światowej, kiedy królowa Elżbieta odwiedziła Stany Zjednoczone, zatrzymała się tylko w jednym prywatnym domu – w posiadłości Williama Farisha z firmy Standard Oil w Kentucky. Nelson Rockefeller przeniósł się do Waszyngtonu po naszym zaangażowaniu w II wojnę światową, gdzie Roosevelt mianował go koordynatorem ds. stosunków międzyamerykańskich. Najwyraźniej jego głównym zadaniem było koordynowanie tankowania niemieckich statków w Ameryce Południowej ze zbiorników Standard Oil. Wykorzystał również to stanowisko do uzyskania ważnych koncesji w Ameryce Południowej dla swojej prywatnej firmy, International Basic Exonomy Corporation, w tym monopolu na kolumbijskim rynku kawy. Natychmiast podniósł cenę, co pozwoliło mu kupić nieruchomości w Ameryce Południowej o wartości siedmiu miliardów dolarów, a także dało początek stereotypowi „imperializmu jankeskiego". Atak na samochód wiceprezydenta Nixona podczas jego wizyty w Ameryce Południowej został wyjaśniony przez amerykańskich urzędników jako bezpośredni skutek grabieży dokonywanych przez Rockefellerów, które wywołały powszechne niepokoje przeciwko Amerykanom w Ameryce Łacińskiej.

Po II wojnie światowej zwycięzcy postawili przed sądem dwudziestu czterech niemieckich dyrektorów, wszystkich powiązanych z I. G. Farben, w tym jedenastu członków zarządu I. G. Osiem osób zostało uniewinnionych, w tym Max Ilgner, bratanek Harmana Schmitza. Schmitz otrzymał najsurowszy wyrok – osiem lat. Ilgner otrzymał trzy lata, ale czas ten został mu zaliczony na poczet czasu spędzonego w areszcie w oczekiwaniu na proces i został natychmiast zwolniony. Sędzią był C. G. Shake, a prokuratorem Al Minskoff.

Przetrwanie I. G. Farben znalazło się na pierwszych stronach Wall Street Journal 3 maja 1988 r. — NIEMCY WYPRZEDZAJĄ ŚWIAT W SPRZEDAŻY CHEMIKALIÓW Z KLASY. Reporter Thomas F. O'Boyle wymienił pięć największych światowych firm chemicznych w 1987 r. jako: 1. BASF – 25,8 mld dolarów, 2. Bayer – 23,6 mld dolarów, 3. Hoechst – 23,5 mld dolarów, 4. ICI – 20 mld dolarów, 5. DuPont – 17 mld dolarów (tylko ze sprzedaży chemikaliów).

Pierwsze trzy firmy powstały w wyniku „rozbicia" koncernu I. G. Farben w latach 1945–1952 przez aliancki rząd wojskowy, w procesie podejrzanie podobnym do „rozbicia" imperium Standard Oil na mocy orzeczenia sądowego z 1911 roku. Łączna sprzedaż w dolarach trzech spółek powstałych w wyniku podziału I. G. Farben, wynosząca około 72 mld dolarów, znacznie przewyższa wynik najbliższych konkurentów, ICI i DuPont, których łączna sprzedaż w 1987 r. wyniosła około połowy sprzedaży imperium Farben. Hoechst kupił Celanese Corp. w 1987 r. za 2,72 mld dolarów.

O'Boyle zauważa, że „Wielka Trójka (spółki wydzielone z Farben) nadal zachowuje się jak kartel. Każda z nich dominuje w określonych obszarach; bezpośrednia konkurencja jest ograniczona. Krytycy podejrzewają zmowę. Przynajmniej istnieje między nimi swego rodzaju zażyłość, której nie ma w amerykańskim przemyśle chemicznym".

Po wojnie Amerykanom powiedziano, że muszą poprzeć „altruistyczny" plan odbudowy zniszczonej Europy, nazwany Planem Marshalla, na cześć szefa sztabu George'a Marshalla, którego senator Joseph McCarthy nazwał na forum Senatu „żywym kłamstwem". Plan Marshalla okazał się jedynie kolejnym planem Rockefellera mającym na celu ograbienie amerykańskich podatników. 13 grudnia 1948 r. pułkownik Robert McCormick, redaktor naczelny *„Chicago Tribune"*, osobiście potępił grabież Planu Marshalla przez Esso w podpisanym artykule redakcyjnym. Plan Marshalla został przepchnięty przez Kongres przez potężną i głośną grupę, na czele której stał Winthrop Aldrich, prezes Chase Manhattan Bank i szwagier Nelsona Rockefellera, wspierany przez samego Nelsona Rockefellera oraz Williama Claytona, szefa Anderson, Clayton Company. Plan Marshalla okazał się tylko jednym z wielu lukratywnych powojennych oszustw, do których należały porozumienie z Bretton Woods, program pomocy i odbudowy ONZ oraz inne.

Po II wojnie światowej Rockefellerowie wykorzystali swoje zyski wojenne do zakupu znacznego udziału w Union Minière du Haut Katanga, afrykańskim złożu miedzi należącym do podmiotów belgijskich, w tym Société Générale, banku kontrolowanego przez jezuitów. Wkrótce po dokonaniu inwestycji Rockefellerowie podjęli śmiałą próbę przejęcia całkowitej kontroli nad kopalniami poprzez sponsorowanie lokalnej rewolucji, wykorzystując jako swojego agenta przedsiębiorstwo Grangesberg. Przedsięwzięcie to zostało pierwotnie opracowane przez sir Ernesta Cassela, doradcę finansowego króla Edwarda VII – córka Cassela poślubiła później lorda Mountbattena, członka brytyjskiej rodziny królewskiej, który był również spokrewniony z Rothschildami. Na czele Grangesberg stał wówczas Bo Hammarskjold, którego brat, Dag Hammarskjold, był wówczas sekretarzem generalnym ONZ – Bo Hammarskjold padł ofiarą rewolucji Rockefellerów, gdy jego samolot został zestrzelony podczas walk w Kongo. Od tego czasu krążą różne historie na temat tego, kto go zabił i dlaczego. Interwencja Rockefellerów w Kongo została przeprowadzona przez ich zdolnych zastępców, Deana Ruska i George'a Balla z Departamentu Stanu oraz przez Fowlera Hamiltona.

W Stanach Zjednoczonych interesy rodziny Rockefellerów nadal odgrywają kluczową rolę polityczną. Skarbnik starego Johna D. Rockefellera w Standard Oil, Charles Pratt, przekazał w spadku swoją nowojorską rezydencję Radzie Stosunków Zagranicznych (Council on Foreign Relations) na siedzibę główną tej organizacji. Jego wnuk, George Pratt Shultz, pełni obecnie funkcję sekretarza stanu. Rockefellerowie odgrywali również kluczową rolę poprzez finansowanie trockistowskiej grupy komunistycznej w Stanach Zjednoczonych, Ligi na rzecz Demokracji Przemysłowej (League for Industrial Democracy), wśród której dyrektorów znajdują się tacy zagorzali „antykomuniści" jak Jeane Kirkpatrick i Sidney Hook. Rockefellerowie byli również aktywni na froncie „prawicowym" poprzez sponsorowanie John Birch Society. Aby umożliwić Robertowi Welchowi, masonowi 32. stopnia, poświęcenie całego swojego czasu John Birch Society, Nelson Rockefeller kupił od niego jego rodzinną firmę, Welch Candy Company, za pokaźną cenę. Welch wybrał głównych funkcjonariuszy John Birch Society spośród swoich znajomych z Rady Stosunków Zagranicznych. Przez wiele lat amerykańscy patrioci byli zdziwieni ciągłą niezdolnością John Birch Society do realizacji któregokolwiek ze swoich szeroko reklamowanych „antykomunistycznych" celów. Fakt, że stowarzyszenie zostało założone na polecenie zwolenników światowej rewolucji komunistycznej, mógł odegrać pewną rolę w tym rozwoju sytuacji. Inni patrioci zastanawiali się, dlaczego większość amerykańskich pisarzy konserwatywnych, w tym autor niniejszego tekstu, była przez około trzydzieści lat konsekwentnie umieszczana na czarnej liście Towarzystwa Johna Bircha. Pomimo tysięcy próśb od potencjalnych nabywców książek, Towarzystwo Johna Bircha odmawiało recenzowania lub umieszczania na liście żadnej z moich książek. Po kilkudziesięciu latach bezowocnych wysiłków Towarzystwo zostało całkowicie zdyskredytowane przez własne osiągnięcia. W desperackiej próbie przywrócenia swojego wizerunku William Buckley, propagandysta CIA, rozpoczął „zaciekły" atak na John Birch Society na łamach swojego magazynu *„National Review"*. Ta darmowa kampania reklamowa również nie przyczyniła się do ożywienia umierającej organizacji.

Wpływ monopolu Rockefellera odbił się na niektórych z największych i najbogatszych kościołów w Nowym Jorku. Kościół Trinity na Wall Street, którego zasobami finansowymi kierował nikt inny jak J. P. Morgan, posiada około czterdziestu nieruchomości komercyjnych na Manhattanie oraz portfel akcji o wartości 50 milionów dolarów, który dzięki przemyślanym inwestycjom przynosi roczny zysk w wysokości 25 milionów dolarów! Tylko 2,6 miliona dolarów z tych dochodów przeznacza się na działalność charytatywną. Proboszcz, który otrzymuje pensję w wysokości 100 000 dolarów rocznie, mieszka na modnej Upper East Side. Mauzoleum kościoła Trinity sprzedaje miejsca pochówku za opłaty zaczynające się od 1250 dolarów i sięgające 20 000 dolarów. Kościół św. Bartłomieja przy Piątej Alei ma roczny budżet w wysokości 3,2 miliona dolarów, z czego tylko 100 000 dolarów przeznacza się na cele charytatywne. Jego proboszcz mieszka w trzynasto-pokojowym apartamencie przy Park Avenue.

W medycynie wpływ Rockefellera pozostaje głęboko zakorzeniony w jego medycznym monopolu. Wspomnieliśmy już o jego kontroli nad przemysłem onkologicznym poprzez Centrum Onkologiczne Sloana Ketteringa. Wymieniliśmy dyrektorów głównych firm farmaceutycznych, z których każdy ma swojego dyrektora z Chase Manhattan Bank, Standard Oil Company lub innych firm Rockefellera. Amerykańskie Kolegium Chirurgów utrzymuje monopolistyczną kontrolę nad szpitalami poprzez potężny Komitet ds. Badań Szpitalnych, którego członkowie Winthrop Aldrich i David McAlpine Pyle reprezentują kontrolę Rockefellera.

Stowarzyszenie medyczne znane jako „klub bogaczy", New York Academy of Medicine, otrzymało dotacje na budowę nowego budynku przy od Fundacji Rockefellera i Fundacji Carnegie, jej grupy zależnej. Te „środki początkowe" zostały następnie wykorzystane do sfinansowania publicznej kampanii, która przyniosła fundusze na wzniesienie nowego budynku. Na dyrektora nowego obiektu Rockefellerowie wybrali dr Lindsly'ego Williamsa, zięcia partnera zarządzającego w Kidder, Peabody, firmie silnie powiązanej z interesami J. P. Morgana (firma J. P. Morgan Company pierwotnie nosiła nazwę Peabody Company). Williams był żonaty z Grace Kidder Ford. Chociaż dr Williams był powszechnie znany jako niekompetentny lekarz, jego powiązania rodzinne były nienaganne. Stał się ważną postacią w kampanii wyborczej Franklina D. Roosevelta, kiedy publicznie poświadczył, że Roosevelt, kaleka poruszający się na wózku inwalidzkim, cierpiący na szereg uciążliwych dolegliwości, jest zarówno fizycznie, jak i psychicznie zdolny do pełnienia funkcji prezydenta Stanów Zjednoczonych. Opinia dr. Williamsa, opublikowana w artykule w szeroko rozpowszechnionym *magazynie „Collier's Magazine"*, rozwiała publiczne wątpliwości dotyczące stanu zdrowia Roosevelta. W rezultacie Williamsowi zaproponowano nowo utworzone stanowisko w gabinecie Roosevelta – sekretarza ds. zdrowia. Jednak minęło kolejne trzydzieści lat, zanim stanowisko sekretarza ds. zdrowia stało się stanowiskiem gabinetowym, co wynikało z politycznych rozgrywek Oscara Ewinga.

Rockefellerowie znacznie rozszerzyli swoje interesy biznesowe w zubożałych stanach południowych, powołując Komisję Sanitarną Rockefellera. Na jej czele stał dr Wickliffe Rose, wieloletni poplecznik Rockefellera, którego nazwisko widnieje w oryginalnym statucie Fundacji Rockefellera. Pomimo swoich filantropijnych celów, Komisja Sanitarna Rockefellera wymagała wkładu finansowego od każdego z jedenastu południowych stanów, w których działała, co doprowadziło do utworzenia stanowych departamentów zdrowia w tych stanach i otwarcia nowych, ważnych sfer wpływów dla ich kartelu farmaceutycznego. W Tennessee przedstawicielem Rockefellera był dr Olin West, który przeniósł się do Chicago, aby przez czterdzieści lat być siłą stojącą za kulisami Amerykańskiego Stowarzyszenia Medycznego, pełniąc funkcję sekretarza i dyrektora generalnego.

Instytut Badań Medycznych Rockefellera ostatecznie zrezygnował z części nazwy „Badania Medyczne"; jego prezes, dr Detlev Bronk, mieszkał w rezydencji wartej 600 000 dolarów, wyposażonej przez tę organizację charytatywną. Rada ds. Edukacji Ogólnej Rockefellera wydała ponad 100 milionów dolarów, aby przejąć kontrolę nad krajowymi szkołami medycznymi i przekształcić naszych lekarzy w lekarzy szkoły alopatycznej, poświęconych chirurgii i intensywnemu stosowaniu leków. Rada, która wyrosła z pierwotnej Fundacji Peabody'ego, wydała również około 66 milionów dolarów na edukację Murzynów.

Jednym z najbardziej dalekosiężnych skutków filozofii politycznej General Education Board było przyznanie w 1917 roku zaledwie sześciomilionowej dotacji Uniwersytetowi Columbia na utworzenie „postępowej" Lincoln School. To właśnie z tej szkoły wywodzi się ogólnokrajowa sieć postępowych pedagogów i socjologów, których zgubny wpływ ściśle pokrywał się z celami Partii Komunistycznej – kolejnego ulubionego odbiorcy milionów Rockefellera. Od samego początku Szkoła Lincolna była otwarcie opisywana jako rewolucyjna szkoła dla szkół podstawowych i średnich w całych Stanach Zjednoczonych. Natychmiast odrzuciła wszystkie teorie edukacyjne oparte na formalnych i ugruntowanych dyscyplinach, czyli edukację typu McGuffey Reader, która polegała na nauczaniu takich przedmiotów jak łacina i algebra, ucząc w ten sposób dzieci logicznego myślenia o problemach. Biograf Rockefellera, Jules Abel, chwali Lincoln School jako „latarnię morską w edukacji postępowej".

Stypendia finansowe Instytutu Rockefellera wykształciły wielu wybitnych pracowników naszych programów atomowych, takich jak J. Robert Oppenheimer, który został później usunięty z laboratoriów rządowych jako podejrzany o bycie agentem radzieckim. Chociaż większość jego przyjaciół i współpracowników była znanymi agentami radzieckimi, nazwano to „winą przez powiązania". Fundacja Rockefellera stworzyła szereg grup pochodnych, które obecnie nękają naród wieloma bolączkami, a jedną z nich jest Rada Badań Nauk Społecznych, która samodzielnie stworzyła ogólnokrajowy „przemysł ubóstwa" – biznes, który wydaje około 130 miliardów dolarów rocznie z funduszy podatników, przynosząc jednocześnie około 6 miliardów dolarów dochodu dla swoich praktyków. Pieniądze, które wystarczyłyby na wyżywienie i zakwaterowanie wszystkich „ubogich" w kraju, są rozpraszane przez rozległą sieć administracyjną, która przyznaje hojne koncesje rzeszy pasożytniczych „konsultantów".

Pomimo wieloletnich badań, autor niniejszego tekstu zdołał jedynie zarysować powierzchnię wpływów Rockefellera wymienionych tutaj. Na przykład ogromna firma farmaceutyczna Burroughs Wellcome jest w całości własnością „charytatywnego" Wellcome Trust. Fundacją tą kieruje lord Oliver Franks, kluczowy członek London Connection, która utrzymuje Stany Zjednoczone jako kolonię brytyjską. Franks był ambasadorem w Stanach Zjednoczonych w latach 1948–1952. Obecnie jest dyrektorem Fundacji Rockefellera, pełniąc funkcję jej głównego przedstawiciela w Anglii. Jest również dyrektorem banku Schroder, który obsługiwał osobiste konto bankowe Hitlera, dyrektorem fundacji Rhodes Trust odpowiedzialnym za zatwierdzanie stypendiów Rhodesa, profesorem wizytującym na Uniwersytecie Chicagowskim oraz prezesem banku Lloyd's, jednego z pięciu największych banków w Anglii.

Inne organizacje wywodzące się z Fundacji Rockefellera to wpływowy waszyngtoński think tank Brookings Institution, Narodowe Biuro Badań Ekonomicznych, którego ustalenia odgrywają kluczową rolę w manipulowaniu rynkiem akcji; Public Administration Clearing House, które indoktrynuje pracowników miejskich w całym kraju; Rada Rządów Stanowych, która kontroluje stanowe organy ustawodawcze; oraz Instytut Stosunków Pacyficznych, najbardziej znana przykrywka komunistyczna w Stanach Zjednoczonych. Rockefellerowie pojawili się jako dyrektorzy tej grupy, przekazując jej pieniądze za pośrednictwem swojego doradcy finansowego, Lewisa Lichtensteina Straussa z Kuhn, Loeb Company.

Rockefellerowie utrzymali pakiet kontrolny w Chase Manhattan Bank, posiadając pięć procent akcji. Powszechnie uważa się, że jeden procent daje faktyczną kontrolę nad bankiem. Dzięki temu jednemu aktywowi kontrolują aktywa o wartości 42,5 miliarda dolarów. Chase Manhattan jest ściśle powiązany z czterema największymi firmami ubezpieczeniowymi, z których trzy – Metropolitan, Equitable i New York Life – posiadały w 1969 roku aktywa o wartości 113 miliardów dolarów.

Wraz z nadejściem administracji Reagana w 1980 r. interesy Rockefellerów dążyły do zatuszowania ich długoletniego wsparcia dla światowego komunizmu poprzez sprowadzenie do Waszyngtonu głośno „antykomunistycznej" administracji. Reagan wkrótce zaczął zabawiać i częstować radzieckich premierów z takim samym entuzjazmem, jak jego poprzednik Jimmy Carter. Kampanią Reagana kierowało dwóch urzędników z Bechtel Corporation: jej prezes George Pratt Schultz, spadkobierca Standard Oil, oraz jego doradca Casper Weinberger. Shultz został mianowany sekretarzem stanu, a Weinberger sekretarzem obrony. Bechtel był finansowany przez Schroder-Rockefeller Company, sojusz zawarty w 1936 roku między Schroder Bank a spadkobiercami Rockefellera.

Wpływy Rockefellerów pozostają również znaczące w dziedzinie monetarnej. Od listopada 1910 r., kiedy to senator Nelson Aldrich przewodniczył tajnej konferencji na wyspie Jekyl, która zaowocowała uchwaleniem ustawy o Rezerwie Federalnej, Rockefellerowie utrzymywali nas w sferze wpływów London Connection. Podczas administracji Cartera David Rockefeller hojnie wysłał swojego osobistego asystenta, Paula Volckera, do Waszyngtonu, aby stanął na czele Rady Rezerwy Federalnej. W 1987 roku Reagan ostatecznie zastąpił go Alanem Greenspanem, partnerem w firmie J. P. Morgan. Ich wpływ na nasz system bankowy pozostawał niezmienny dzięki wielu finansowym posunięciom z ich strony, z których jednym z najbardziej dochodowych była konfiskata prywatnego złota od obywateli amerykańskich na mocy dekretu Roosevelta. Nasi obywatele musieli przekazać swoje złoto prywatnemu Systemowi Rezerwy Federalnej. Konstytucja zezwala na konfiskatę w celu wywłaszczenia, ale zabrania konfiskaty dla prywatnych korzyści. Nowi właściciele złota poddali je następnie rewaluacji z 20 dolarów za uncję do 35 dolarów, co przyniosło im ogromny zysk.

Analizując wszechobecny wpływ Rockefellerów i ich zagranicznych kontrolerów, Rotszyldów, na każdy aspekt życia Amerykanów, obywatel musi zadać sobie pytanie: „Co można zrobić?". Prawo może zwyciężyć tylko wtedy, gdy obywatel aktywnie dąży do sprawiedliwości.

Sprawiedliwość może zwyciężyć tylko wtedy, gdy każdy obywatel zda sobie sprawę, że wymierzanie sprawiedliwości jest jego nadanym przez Boga obowiązkiem. Historia udokumentowała wszystkie zbrodnie uzurpatorów naszej Konstytucji. Nauczyliśmy się bolesnej lekcji, że monopoliści z rodziny Rockefellerów sprawują swoją złowrogą władzę niemal wyłącznie poprzez agentów federalnych i stanowych. W chwili pisania tego tekstu były kongresman Ron Paul kandyduje na prezydenta Stanów Zjednoczonych, prowadząc niezwykle rozsądną i praktyczną kampanię – zniesienie Systemu Rezerwy Federalnej – zniesienie FBI – zniesienie Urzędu Skarbowego – oraz zniesienie CIA. Od lat wiadomo, że 90% działalności Federalnego Biura Śledczego, rzekomo utworzonego w celu „walki z przestępczością", polegało na nękaniu i izolowaniu dysydentów politycznych (w tym autora niniejszego tekstu, przez okres około trzydziestu trzech lat).

Syndykaliści przestępczy ograbiają obecnie naród amerykański z kwoty jednego biliona dolarów rocznie, z czego około jedna trzecia – ponad trzysta miliardów dolarów rocznie – stanowi zysk z grabieży dokonywanych przez kartel narkotykowy i jego medyczne spółki zależne. Zanim będzie można podjąć trwałe działania w celu zwalczania tych grabieży, Amerykanie muszą dołożyć wszelkich starań, aby odzyskać zdrowie. Jak zażądał Ezra Pound w jednej ze swoich słynnych audycji radiowych: „Zdrowie, do cholery!". Ameryka stała się największym i najbardziej produktywnym narodem na świecie, ponieważ mieliśmy najzdrowszych obywateli na świecie.

Kiedy w 1910 roku syndykat Rockefellera rozpoczął przejmowanie kontroli nad naszą branżą medyczną, stan zdrowia naszych obywateli gwałtownie się pogorszył. Dzisiaj cierpimy na szereg wyniszczających dolegliwości, zarówno psychicznych, jak i fizycznych, z których prawie wszystkie można bezpośrednio powiązać z działaniami monopolu chemicznego i farmaceutycznego i które stanowią największe zagrożenie dla naszego dalszego istnienia jako narodu. Zjednoczmy się teraz, aby przywrócić nasze narodowe zdrowie – rezultatem będzie przywrócenie naszej narodowej dumy, powrót do naszej roli wynalazców i producentów współczesnego świata oraz strażników światowych nadziei i marzeń o wolności i swobodzie.

INNE TYTUŁY

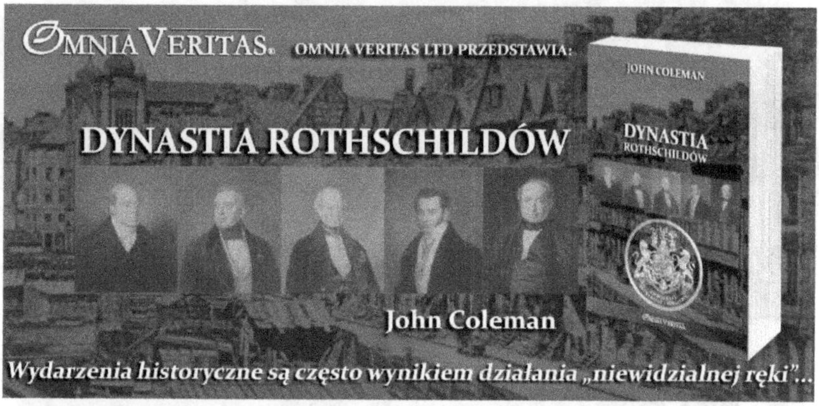
OMNIA VERITAS
OMNIA VERITAS LTD PRZEDSTAWIA:
JOHN COLEMAN
DYNASTIA ROTHSCHILDÓW
DYNASTIA ROTHSCHILDÓW
John Coleman
Wydarzenia historyczne są często wynikiem działania „niewidzialnej ręki"...

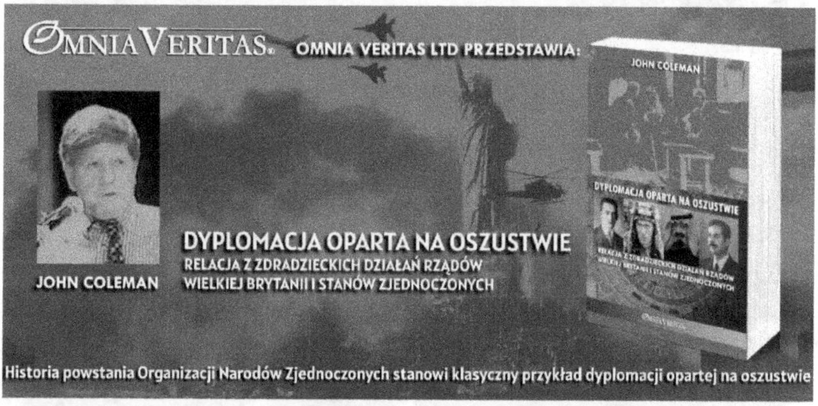
OMNIA VERITAS
OMNIA VERITAS LTD PRZEDSTAWIA:
JOHN COLEMAN
DYPLOMACJA OPARTA NA OSZUSTWIE
JOHN COLEMAN
DYPLOMACJA OPARTA NA OSZUSTWIE
RELACJA Z ZDRADZIECKICH DZIAŁAŃ RZĄDÓW WIELKIEJ BRYTANII I STANÓW ZJEDNOCZONYCH
Historia powstania Organizacji Narodów Zjednoczonych stanowi klasyczny przykład dyplomacji opartej na oszustwie

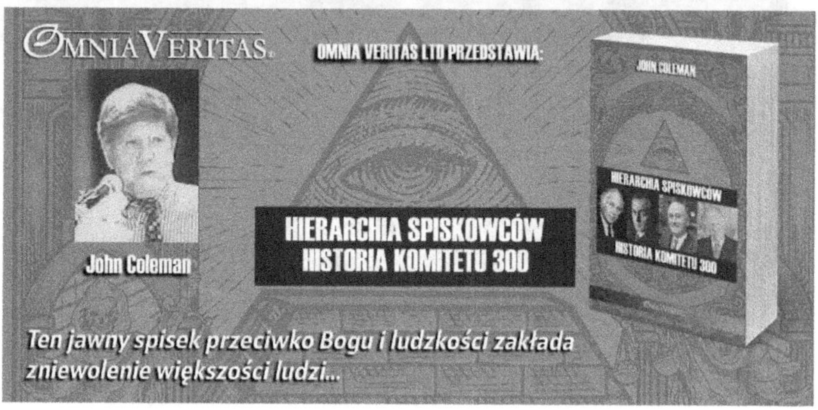
OMNIA VERITAS
OMNIA VERITAS LTD PRZEDSTAWIA:
JOHN COLEMAN
HIERARCHIA SPISKOWCÓW
HISTORIA KOMITETU 300
John Coleman
HIERARCHIA SPISKOWCÓW
HISTORIA KOMITETU 300
Ten jawny spisek przeciwko Bogu i ludzkości zakłada zniewolenie większości ludzi...

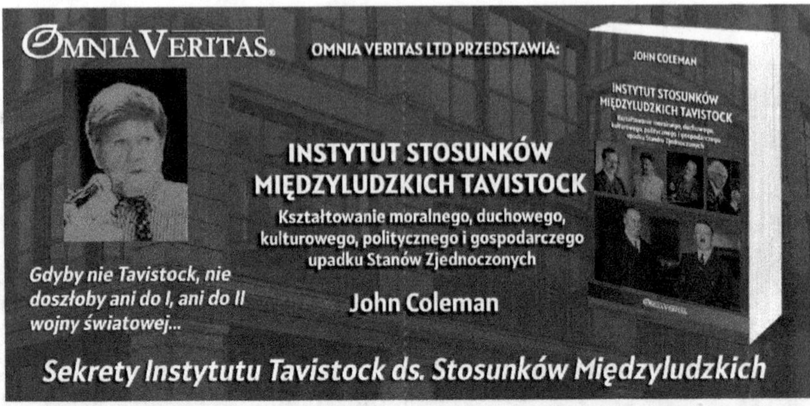
OMNIA VERITAS
OMNIA VERITAS LTD PRZEDSTAWIA:
JOHN COLEMAN
INSTYTUT STOSUNKÓW MIĘDZYLUDZKICH TAVISTOCK
INSTYTUT STOSUNKÓW
MIĘDZYLUDZKICH TAVISTOCK
Kształtowanie moralnego, duchowego, kulturowego, politycznego i gospodarczego upadku Stanów Zjednoczonych
Gdyby nie Tavistock, nie doszłoby ani do I, ani do II wojny światowej...
John Coleman
Sekrety Instytutu Tavistock ds. Stosunków Międzyludzkich

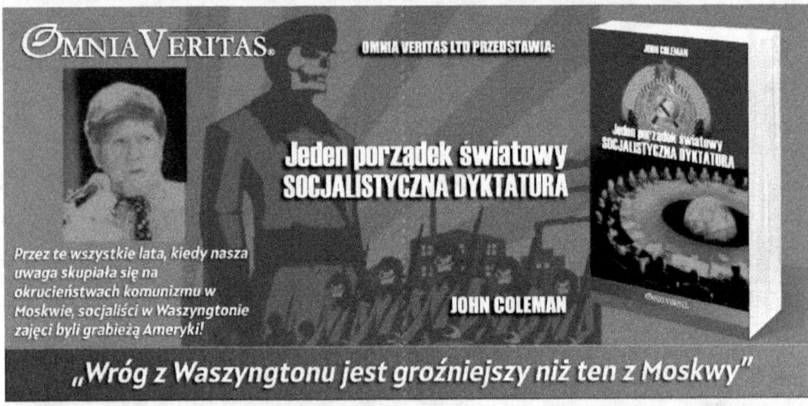
OMNIA VERITAS
OMNIA VERITAS LTD PRZEDSTAWIA:
Jeden porządek światowy SOCJALISTYCZNA DYKTATURA
Jeden porządek światowy
SOCJALISTYCZNA DYKTATURA
Przez te wszystkie lata, kiedy nasza uwaga skupiała się na okrucieństwach komunizmu w Moskwie, socjaliści w Waszyngtonie zajęci byli grabieżą Ameryki!
JOHN COLEMAN
„Wróg z Waszyngtonu jest groźniejszy niż ten z Moskwy"

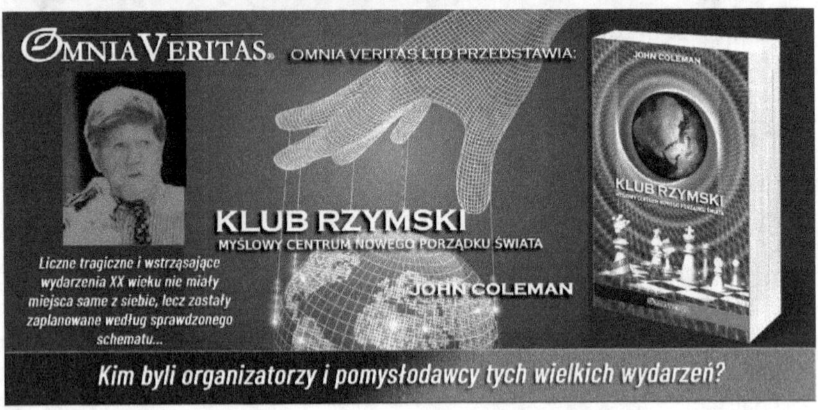
OMNIA VERITAS
OMNIA VERITAS LTD PRZEDSTAWIA:
JOHN COLEMAN
KLUB RZYMSKI
KLUB RZYMSKI
MYŚLOWY CENTRUM NOWEGO PORZĄDKU ŚWIATA
Liczne tragiczne i wstrząsające wydarzenia XX wieku nie miały miejsca same z siebie, lecz zostały zaplanowane według sprawdzonego schematu...
JOHN COLEMAN
Kim byli organizatorzy i pomysłodawcy tych wielkich wydarzeń?

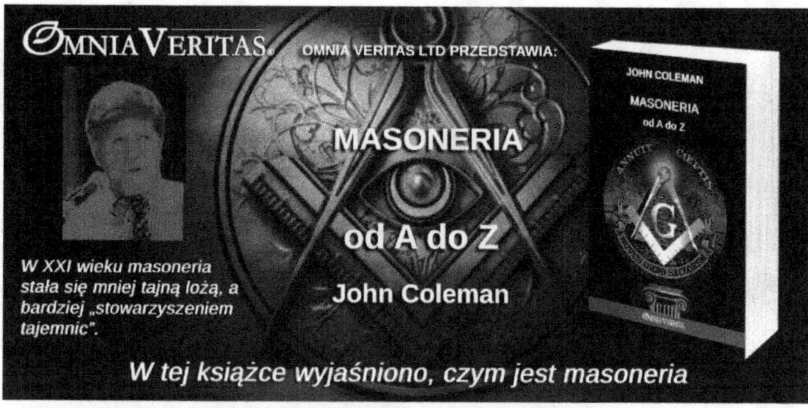
OMNIA VERITAS
OMNIA VERITAS LTD PRZEDSTAWIA:
MASONERIA
od A do Z
John Coleman
W XXI wieku masoneria stała się mniej tajną lożą, a bardziej „stowarzyszeniem tajemnic".
JOHN COLEMAN
MASONERIA
od A do Z
W tej książce wyjaśniono, czym jest masoneria

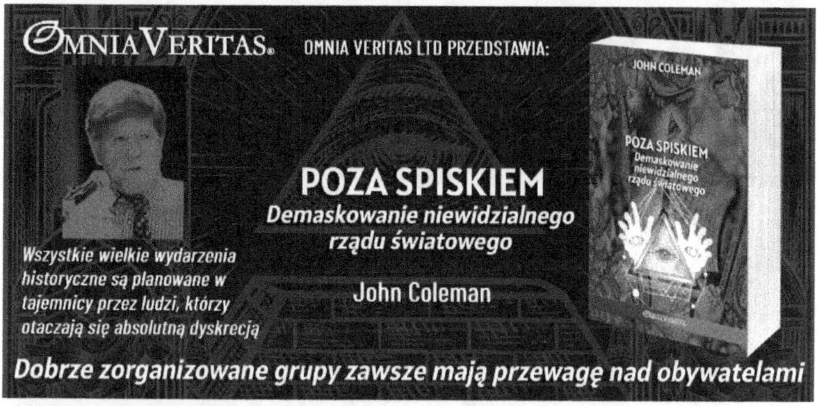
OMNIA VERITAS
OMNIA VERITAS LTD PRZEDSTAWIA:
POZA SPISKIEM
Demaskowanie niewidzialnego rządu światowego
John Coleman
Wszystkie wielkie wydarzenia historyczne są planowane w tajemnicy przez ludzi, którzy otaczają się absolutną dyskrecją
JOHN COLEMAN
POZA SPISKIEM
Demaskowanie niewidzialnego rządu światowego
Dobrze zorganizowane grupy zawsze mają przewagę nad obywatelami

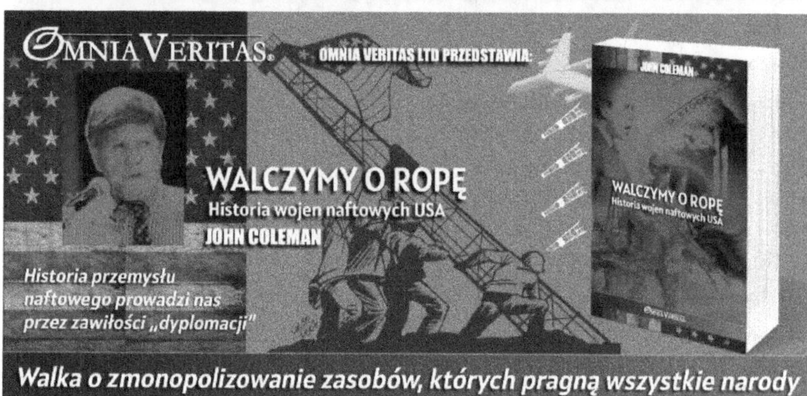
OMNIA VERITAS
OMNIA VERITAS LTD PRZEDSTAWIA:
WALCZYMY O ROPĘ
Historia wojen naftowych USA
JOHN COLEMAN
Historia przemysłu naftowego prowadzi nas przez zawiłości „dyplomacji"
WALCZYMY O ROPĘ
Historia wojen naftowych USA
Walka o zmonopolizowanie zasobów, których pragną wszystkie narody

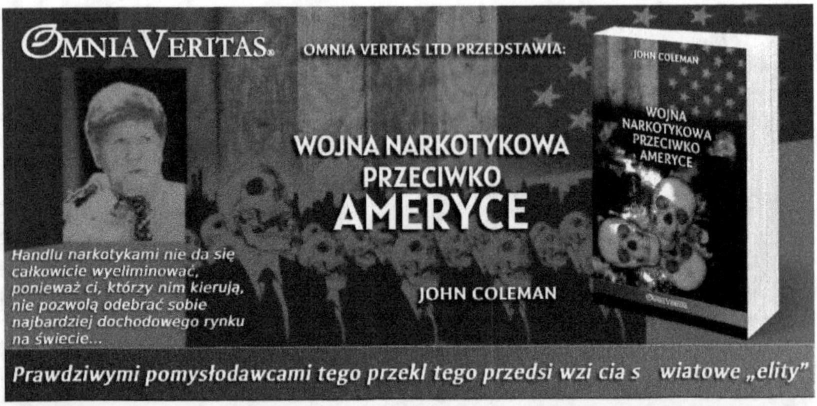
OMNIA VERITAS
OMNIA VERITAS LTD PRZEDSTAWIA:
WOJNA NARKOTYKOWA PRZECIWKO AMERYCE
JOHN COLEMAN
Handlu narkotykami nie da się całkowicie wyeliminować, ponieważ ci, którzy nim kierują, nie pozwolą odebrać sobie najbardziej dochodowego rynku na świecie...
JOHN COLEMAN
WOJNA NARKOTYKOWA PRZECIWKO AMERYCE
Prawdziwymi pomysłodawcami tego przekl tego przedsi wzi cia s wiatowe „elity”

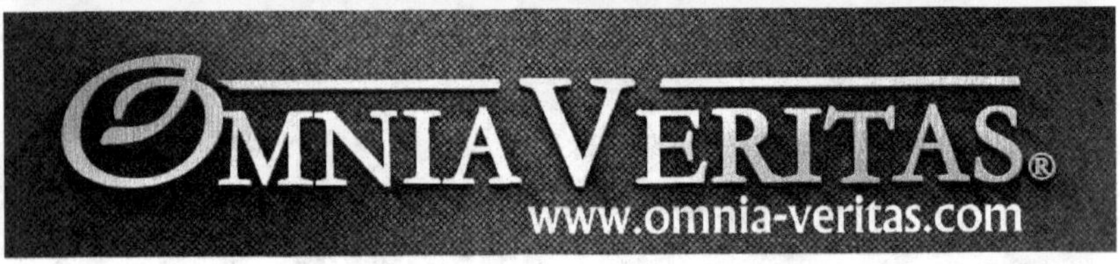
OMNIA VERITAS®
www.omnia-veritas.com

www.ingramcontent.com/pod-product-compliance
Lightning Source LLC
LaVergne TN
LVHW011310061026
849535LV00005B/1498